EL
PODER
— DE —
OCHO

Si este libro le ha interesado y desea que lo
mantengamos informado de nuestras publicaciones,
puede suscribirse a nuestro boletín de novedades en:
www.editorialsirio.com

Título original: The Power of Eight
Traducido del inglés por Francesc Prims Terradas
Diseño de portada: Editorial Sirio, S.A.
Maquetación y diseño interior: Toñi F. Castellón

©   de la edición original
     2016, Lynne McTaggart

     Publicado en español por acuerdo con el autor, a través de
     Baror International Inc., Armonk, New York, U.S.A.

©   de la presente edición
     EDITORIAL SIRIO, S.A.
     C/ Rosa de los Vientos, 64
     Pol. Ind. El Viso
     29006-Málaga
     España

www.editorialsirio.com
sirio@editorialsirio.com

I.S.B.N.: 978-84-17030-81-0
Depósito Legal: MA-222-2018

Impreso en Imagraf Impresores, S. A.
c/ Nabucco, 14 D - Pol. Alameda
29006 - Málaga

Impreso en España

Puedes seguirnos en Facebook, Twitter, YouTube e Instagram.

Lynne McTaggart

EL
PODER
— DE —
OCHO

**Cómo aprovechar las energías milagrosas
de pequeños grupos para sanar a los demás,
tu vida y el mundo**

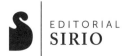

EDITORIAL
SIRIO

Para Caitlin y Kyle, y en recuerdo de Stella,
quien no necesitaba ver para creer.

Los milagros son de hecho el relato, en letra pequeña, de la misma historia que está escrita en todo el mundo en letra demasiado grande como para que algunos de nosotros podamos verla.

C. S. Lewis,
Dios en el banquillo

ÍNDICE

PRÓLOGO

Durante muchos años me resistí a escribir este libro porque no di crédito, ni por un momento, a las extrañas sanaciones que acontecían en mis talleres. Es decir, no podía aceptar que se estuviesen produciendo milagros.

Cuando escribo «milagros» y «sanaciones», no estoy empleando un lenguaje metafórico; me refiero a auténticos acontecimientos milagrosos del tipo «multiplicación de los panes y los peces»: una serie de situaciones extraordinarias e inusuales en las cuales hubo personas que se vieron inmediatamente liberadas de todo tipo de problemas físicos después de incorporarse a un grupo de pequeño tamaño y recibir un pensamiento de sanación colectivo. Estoy hablando de los tipos de milagros que desafían todas las creencias que sostenemos sobre la manera en que, supuestamente, funciona el mundo; unas creencias basadas en lo que nos han dicho.

La idea de reunirnos en pequeños grupos de unos ocho miembros comenzó como un puro capricho durante un taller que dirigí en 2008. Mi única intención era ver qué sucedía si los miembros de un grupo trataban de sanar a uno de sus integrantes a través del pensamiento colectivo. Bauticé a esos grupos como Poder de Ocho, pero también podría haberlos llamado Poder de Ocho Millones. Y esto a causa de lo potentes que resultaron ser y de la medida en que sacudieron todo lo que pensaba que sabía acerca de la naturaleza de los seres humanos.

Como escritora, me siento atraída por los grandes misterios de la vida y los mayores interrogantes de la existencia: la naturaleza de la conciencia, las experiencias extrasensoriales, la vida después de la muerte... Me atraen especialmente aquellas anomalías que ponen en tela de juicio la sabiduría convencional. Haciendo mía una metáfora que formuló el psicólogo William James, me gusta descubrir el único cuervo blanco que es necesario encontrar para demostrar que no todos los cuervos son negros.

Pero en todas mis incursiones en lo poco convencional sigo siendo, en esencia, una reportera muy rigurosa. Empecé como periodista de investigación, y hoy en día sigo buscando, constantemente, pruebas sólidas relacionadas con los temas que abordo. No soy dada a remitirme enigmáticamente a cuestiones como el misticismo y el aura, y tampoco a emplear términos como *cuántico* o *energía* según acepciones poco precisas. De hecho, no hay nada que deteste más que los escarceos infundados en este tipo de materias, porque lo único que se logra con ello es dotar de mala reputación al trabajo que estoy realizando.

No soy atea, ni siquiera agnóstica. Una parte profundamente espiritual que hay en mí sigue convencida de que los seres humanos somos más que un montón de sustancias químicas y señales eléctricas. Pero la razón por la que me siento atraída por la línea Maginot que separa lo material de lo inmaterial es que confío en la campana de Gauss y en los ensayos doble ciego para sustentar mi fe.

Mi propia opinión, relativamente convencional, sobre la naturaleza de la realidad, recibió un primer golpe a raíz de las investigaciones que llevé a cabo para mi libro *El campo*. Abordé su escritura para intentar comprender científicamente por qué son eficaces la homeopatía y la sanación espiritual, pero mi investigación no tardó en conducirme a un territorio nuevo y extraño, a una revolución científica que cuestiona muchas de nuestras creencias más arraigadas en relación con nuestro universo y su funcionamiento. Los científicos de vanguardia que conocí durante el curso de mi investigación —todos ellos con unas credenciales impecables vinculadas con prestigiosas instituciones— habían hecho descubrimientos asombrosos sobre el mundo subatómico que parecían derrocar las leyes vigentes de la bioquímica y la física. Habían encontrado indicios de que puede ser que toda la realidad esté conectada a través del *campo punto cero* —un campo de energía cuántica subyacente y una vasta red de intercambios energéticos—. Algunos biólogos pioneros habían realizado investigaciones que sugerían que el sistema primario de comunicación del cuerpo no son las reacciones químicas, sino la frecuencia cuántica y la carga energética subatómica. Habían llevado a cabo estudios que demostraban que la conciencia humana es capaz de acceder a información ubicada más allá de los límites convencionales del tiempo y el espacio. A través de innumerables experimentos habían mostrado que tal vez nuestros pensamientos no están encerrados dentro de nuestras cabezas, sino que son intrusos capaces de atravesar objetos y seres vivos e incluso influir en ellos. Cada uno de esos científicos había dado con una pieza del puzle de una nueva ciencia, que arrojaba una visión completamente nueva del mundo.

La escritura de *El campo* me sedujo a seguir indagando acerca de la naturaleza de esta visión de la realidad nueva y extraña.

Sentía especial curiosidad por la implicación de estos descubrimientos: que los pensamientos son *algo* real que tiene la capacidad de cambiar la materia física.

Esta idea siguió haciendo mella en mí. Se habían publicado varios *best sellers* sobre la ley de la atracción y el poder de la intención —la idea de que uno puede manifestar lo que más desea por medio de pensar en ello de una manera enfocada—, pero seguía manteniendo cierta incredulidad en relación con todo ello, abrumada por una serie de preguntas incómodas: ¿se trata de un verdadero poder? ¿Con qué tipo de propósitos funciona exactamente? ¿Qué se puede hacer con él? ¿Estamos hablando de curar el cáncer o de cambiar una partícula cuántica? Y lo que, en mi opinión, era lo más importante de todo: ¿qué sucede cuando mucha gente tiene el mismo pensamiento a la vez? ¿Amplifica esto su efecto?

Por lo que se desprendía de los estudios que había analizado para escribir *El campo*, estaba claro que la mente de alguna manera parecía estar inextricablemente conectada con la materia y, de hecho, parecía ser capaz de alterarla. Pero esto, que suscitaba muchas preguntas profundas sobre la naturaleza de la conciencia, había sido trivializado por las exposiciones populares de la idea de que uno podía hacerse rico solo a partir de pensarlo.

Quería ofrecer algo distinto de manifestar un coche o un anillo de diamantes, algo que no tuviese que ver con *conseguir más cosas*. Tenía en mente una empresa más audaz. La nueva ciencia parecía cambiar todo lo que pensábamos que sabíamos acerca de nuestras capacidades humanas innatas, y quise indagar cuáles eran los límites al respecto. Si realmente teníamos este potencial extraordinario, sugerí que debíamos actuar y vivir de manera diferente, de acuerdo con esa visión radicalmente nueva de nosotros mismos, como piezas de un todo más amplio. Quise examinar si esta capacidad era lo bastante potente como para sanar a los individuos, incluso al mundo. Y, como periodista escéptica del siglo XXI, busqué esencialmente una manera de diseccionar la magia.

Intenté hacer esto en mi siguiente libro, *El Experimento de la Intención*, por medio de compilar todos los estudios científicos serios relativos al poder de la mente sobre la materia. Pero en él también hacía una invitación. Se habían realizado muy pocas investigaciones sobre la intención grupal y mi plan era llenar ese vacío por medio de reclutar a los lectores; les proponía que fuesen los sujetos de un experimento científico continuado. Su papel iba a ser mandar intenciones. Después de la publicación del libro en 2007, reuní a un grupo de físicos, biólogos, psicólogos, estadísticos y neurocientíficos que tenían mucha experiencia en el campo de la investigación de la conciencia. Periódicamente invitaba a mi público de Internet, o al público presente cuando impartía una charla o un taller en algún lugar, a que enviase un pensamiento concreto (predeterminado) con el fin de afectar a un objetivo ubicado en un laboratorio. Ese objetivo lo había puesto ahí uno de los científicos con los que yo trabajaba, quien calculaba los resultados para ver si nuestros pensamientos habían tenido algún efecto.

Con el tiempo ese proyecto se convirtió en el laboratorio global más grande del mundo. Se implicaron en él varios cientos de miles de lectores de mis libros, a escala internacional, pertenecientes a más de cien países. Dichos lectores participaron en algunos de los primeros experimentos controlados sobre la capacidad que podía tener la intención masiva de afectar al mundo físico. Aunque algunos de los experimentos fueron bastante elementales, incluso el más simple de ellos se llevó a cabo bajo condiciones rigurosamente científicas, y se siguió el protocolo de forma escrupulosa. Todos los experimentos, menos uno, contaron con uno o más controles, y además se efectuaron «a ciegas» –los científicos implicados ignoraban cuál era el objetivo de nuestras intenciones hasta después de que el experimento había terminado y los resultados habían sido calculados.

Distaba mucho de estar convencida de que obtendríamos resultados positivos, pero estaba dispuesta a intentarlo. En *El Experimento de la Intención* insistí en la idea de que no importaba tanto el resultado de los experimentos como el solo hecho de estar dispuestos a efectuar esas exploraciones. Saqué el libro, lancé el primer experimento dos meses más tarde y tomé una profunda inhalación.

Resultó que los experimentos arrojaron resultados positivos. Muy positivos, de hecho. En los treinta experimentos que he realizado hasta la fecha, en veintiséis han tenido lugar cambios medibles, significativos la mayor parte de ellos; y en tres de los cuatro experimentos en los que no se obtuvo un resultado positivo ocurrió que hubo problemas técnicos. Para poner estos resultados en perspectiva, casi ningún fármaco producido por la industria farmacéutica presenta efectos beneficiosos en un grado tan elevado.

Fue un año después de haber iniciado los experimentos mundiales con grupos de miles de personas cuando decidí intentar replicar el mismo proceso a otra escala. Fue así como, en mis talleres, constituí grupos Poder de Ocho e hice que enviasen intenciones sanadoras. Para mí no fue más que otro experimento, más informal, pero igual de arriesgado que los demás... hasta que empezó a funcionar, y de una manera que superó con creces todo lo que había imaginado que sucedería. Personas con problemas de salud de larga duración informaron de curaciones inmediatas y casi milagrosas.

El Experimento de la Intención estimuló la imaginación del público. El autor superventas Dan Brown incluso se refirió a mí y a mi trabajo en uno de sus libros, *El símbolo perdido*. Pero los resultados de los experimentos son solo una parte de la historia. De hecho, no son la parte importante.

Ahora me doy cuenta de que durante la mayor parte del tiempo en que estuve llevando a cabo esos experimentos y trabajando con los grupos Poder de Ocho estuve haciendo las preguntas equivocadas.

Las cuestiones más importantes tenían más que ver con el proceso en sí, y con lo que este sugería en relación con la naturaleza de la conciencia, nuestra extraordinaria capacidad como humanos y el poder del colectivo.

Los resultados tanto de los grupos como de los experimentos, aunque eran sorprendentes, palidecían en comparación con lo que les ocurría a los participantes. El efecto más potente de la intención grupal tenía lugar sobre las mismas personas que lanzaban la intención. Este efecto ha sido ignorado por prácticamente todos los libros populares sobre el tema.

En algún momento empecé a reconocer que la experiencia de la intención grupal en sí estaba teniendo un gran impacto en los participantes: se producían cambios en las conciencias individuales, se erradicaba el sentimiento de separación e individualidad y los miembros de los grupos entraban en lo que solo puede describirse como un estado de unidad extática. En cada experimento, por grande o pequeño que fuera, tanto en los de alcance global como en los que tenían lugar en el contexto de los grupos Poder de Ocho, observé esta misma dinámica grupal, que era tan potente y transformadora que permitía que se produjesen milagros a escala individual. Grabé cientos, si no miles, de estos milagros instantáneos que acontecían en las vidas de los participantes. Se curaban de enfermedades graves de larga duración. Reparaban relaciones deterioradas. Descubrían un nuevo propósito de vida o rechazaban trabajos rutinarios en favor de una carrera profesional más emocionante o satisfactoria. Algunos incluso se transformaron delante de mis propios ojos. Y no había ningún chamán o gurú presente, ni tenía lugar ningún proceso de sanación complejo. De hecho, no era necesario que los participantes hubiesen tenido anteriormente ninguna experiencia previa de ese estilo. El instrumento que propiciaba todo aquello era el simple hecho de reunirse en grupo.

¿Qué diablos les había hecho yo? Al principio no di crédito a lo que estaba presenciando. Durante años atribuí lo que parecían ser efectos *rebote* a un exceso de imaginación por mi parte. Como no paraba de decirle a mi marido, necesitaba reunir más historias, realizar más experimentos, acumular *más pruebas contundentes*. Cuando las hube obtenido, me asusté, y busqué algún precedente histórico o científico.

Con el tiempo me di cuenta de que esos experimentos me proporcionaban, de la manera más visceral, una experiencia inmediata de lo que antes había entendido solo intelectualmente: que las historias que nos contamos a nosotros mismos acerca de cómo funcionan nuestras mentes están manifiestamente equivocadas. Aunque en *El campo* había escrito sobre la conciencia y sus efectos en el gran mundo visible, lo que estaba viendo sobrepasaba incluso la más insólita de esas ideas. Cada experimento que dirigía y cada grupo Poder de Ocho que se reunía demostraba que los pensamientos no están encerrados dentro de nuestros cráneos, sino que encuentran la manera de llegar a otras personas, e incluso a objetos ubicados a miles de kilómetros de distancia, y tienen la capacidad de cambiarlos. Se revelaba que los pensamientos no eran meras cosas, ni siquiera cosas que afectaban a otras cosas, sino que podían tener la capacidad de arreglar lo que fuera que estuviera mal en la vida humana.

Este libro es un intento de entender todos los milagros que ocurrieron en esos experimentos dentro del contexto más amplio de la ciencia y también de las prácticas esotéricas y religiosas llevadas a cabo en el transcurso de la historia. Es un intento de averiguar qué «les hice» a los participantes. Es la biografía de un accidente, de una actividad humana con la que tropecé, que parece contar con viejos precedentes, incluso en la Iglesia cristiana primitiva. En *El Poder de Ocho* también trato aspectos personales; hablo de lo que le ocurre a alguien como yo cuando las reglas del juego, aquellas por las que uno se ha regido toda la vida, de pronto dejan de ser válidas.

Los resultados de los experimentos de la intención grupales son extraordinarios, pero no son lo importante en esta historia. Lo importante es el poder milagroso que tienes dentro de ti para sanar tu propia vida, el cual se desata, paradójicamente, en el momento en que dejas de pensar en ti mismo.

EXPLICANDO
LOS MILAGROS

1 EL ESPACIO Y LAS POSIBILIDADES

Estaba sentada delante de mi ordenador con mi esposo, Bryan, una tarde de finales de abril de 2008. Estábamos tratando de averiguar cómo replicar a menor escala los grandes experimentos de la intención que yo había dirigido para ponerlos en práctica en los talleres que planeábamos celebrar en los Estados Unidos y en Londres el verano siguiente.

Había transcurrido un año desde que puse en marcha los grandes experimentos de la intención globales, en los que invitaba a lectores de todo el mundo a enviar una intención a un objetivo bien controlado ubicado en el laboratorio de uno de los científicos que habían aceptado trabajar conmigo. Habíamos llevado a cabo unos cuatro experimentos de este tipo en ese momento —en los que mandamos intenciones a objetivos simples, como semillas y plantas— y registrado algunos resultados francamente alentadores.

Ahora estaba tratando de reducir esos efectos a escala personal a algo que pudiese favorecer a la gente y que encajase bien en un taller de fin de semana. Pero no había dirigido muchos talleres antes, y todo lo que sabía en ese momento era lo que no quería, que era fingir que podía ayudar a la gente a manifestar milagros —justo lo que se anunciaba en muchos talleres similares dedicados a la intención—. También me preocupaban las limitaciones naturales del formato de los talleres. El poder del pensamiento para afectar a la vida de alguien seguramente se pondría de manifiesto en un período de semanas, meses o incluso años. ¿Cómo íbamos a demostrar alguna transformación significativa entre el viernes y la tarde del domingo?

Empecé a escribir nuestros pensamientos en una diapositiva de PowerPoint. Tecleé «Enfocado». Había entrevistado a muchos maestros de la intención (monjes budistas, maestros de *chi kung*, maestros sanadores), y todos me habían contado que habían entrado en un estado mental altamente energizado y enfocado.

—Concentrado —dijo Bryan. Tal vez una intención masiva amplificaba este poder. Es lo que parecía, ciertamente.

Enfocado.

Concentrado.

Todos los experimentos de la intención globales que estaba planeando estaban diseñados para sanar algo en el planeta, por lo que tenía sentido que siguiésemos centrándonos en la sanación en los talleres de fin de semana. Decidimos que en estos trataríamos de ayudar a sanar algún aspecto de la vida de los asistentes.

Entonces escribí: «Comunitario».

Un grupo pequeño.

—Probemos a ponerlos en pequeños grupos de unas ocho personas, y digámosles que envíen una intención de sanación colectiva a alguien que esté en el grupo que tenga un problema de salud —le dije a Bryan.

Quizá podríamos averiguar si las intenciones de un pequeño grupo tenían la misma potencia que las intenciones de los
grupos más grandes. ¿Cuál era el punto de inflexión en cuanto
a la cantidad de participantes? ¿Necesitábamos una masa crítica de personas de la magnitud de algunos de nuestros experimentos de mayor envergadura, o bastaría con un grupo de
ocho? No podemos recordar a quién de nosotros se le ocurrió
–probablemente a Bryan, que tiene un talento natural para los
títulos–, pero el caso es que bautizamos a los grupos como El
Poder de Ocho. Cuando llegamos a Chicago el 17 de mayo, teníamos un plan.

Había empezado a pensar en la idea de los pequeños grupos
después de lo que le había sucedido a Don Berry. Era un veterano del Ejército de los Estados Unidos de Tullahoma (Tennessee)
que había escrito en el foro de mi web de El Experimento de la
Intención en marzo de 2007, ofreciéndose para ser el primer
objetivo humano de los experimentos. Le habían diagnosticado
espondilitis anquilosante en 1981; las vértebras de su columna
se habían unido, lo cual le imposibilitaba ciertos movimientos.
Incluso sus costillas parecían totalmente inmovilizadas, y a causa de su problema, su torso llevaba veinte años sin experimentar
movimientos. Le habían reemplazado ambas caderas y padecía
un dolor constante. Tenía numerosas radiografías y otros informes de exámenes médicos, dijo, de modo que contaba con un
registro completo de su historial de salud, y eso le permitía medir cualquier cambio.

A través de su blog, Don motivó a los miembros de mi comunidad *online* a fijar dos intervalos de tiempo a la semana durante los cuales le enviarían una intención sanadora; él, a su vez,
empezó a llevar un diario sobre su enfermedad. «Mientras me
estaban enviando la intención, empecé a encontrarme mejor –me

escribió—. No experimenté una curación inmediata, pero me sentí mejor en general y el dolor se redujo».

Don me escribió ocho meses después. Cuando fue a su consulta semestral con el reumatólogo, por primera vez le pudo decir que se sentía fabulosamente bien, que solo experimentaba algún dolor ocasional.

—Aún tengo las vértebras unidas, pero puedo doblarme más y siento muchísimo menos dolor —le dijo—. No recuerdo haberme sentido tan bien antes.

El doctor sacó su estetoscopio para escuchar el corazón de Don y le hizo respirar hondo. Al final de la inspiración, estaba escuchando atentamente cuando de repente lo miró, con expresión de incredulidad, y exclamó:

—¡Tu pecho acaba de moverse!

Don me escribió que el doctor se quedó sentado con la boca abierta. «¡¡¡Mi pecho se mueve!!! ¡Vuelvo a sentirme como una persona normal! No tuve una curación espontánea, pero el experimento desencadenó la mejoría, y también me hizo reconocer cómo la forma en que pensaba afectaba a mi salud e incluso al mundo que me rodea».

Pensé que el efecto grupal que se produciría en nuestro taller de Chicago consistiría en alguna pequeña mejoría física de este estilo, causada por el efecto placebo, como cuando hacemos algo para sentirnos mejor —algo como que nos den un masaje o nos hagan un tratamiento facial—.

He dicho que el taller tuvo lugar en Chicago, pero no estábamos cerca de la ciudad. En realidad estábamos en Schaumburg, uno de los pueblos prototípicos del condado de Cook, ubicado en el Corredor Dorado del noroeste de Illinois. El nombre de Corredor Dorado se debe a la mina de oro de ganancias por parte de centros comerciales, parques industriales, grandes empresas y los restaurantes Hooters y Benihana que se encuentran junto a la autopista interestatal 90. Motorola había situado su sede corporativa en Schaumburg; el centro comercial Woodfield Mall, que estaba a un tiro de piedra de nuestro hotel, era el undécimo más grande de los Estados Unidos. Podríamos haber estado en cualquier parte del país, en uno de esos complejos hoteleros gigantescos ubicados junto a una autopista. En gran medida, nuestros organizadores habían elegido el hotel Renaissance Schaumburg Convention Center por su ubicación (se encontraba a veintiún kilómetros del aeropuerto O'Hare). Después de darse cuenta de las enormes posibilidades económicas que ofrecía convertir tierras agrícolas adormecidas en terrenos en los que llevar a cabo un desarrollo suburbano de lujo, la élite urbana había comprado unas dieciocho hectáreas más, junto al nudo viario que unía la interestatal 90 con la ruta 61, y las había transformado en el elegante hotel en el que estábamos en esos momentos.

La noche antes del taller nos sentamos en el enorme atrio alrededor de una chimenea eléctrica y nos quedamos mirando el pequeño canal de agua empequeñecido por el estanque gigantesco que nos separaba del nudo viario, que tenía forma de ocho. Aún me sentía demasiado verde en mi propio proceso de descubrimiento como para dirigir ese taller y estaba preocupada por lo que iba a suceder al día siguiente. ¿Debíamos formar círculos? ¿Debíamos tomarnos todos de la mano? ¿Dónde debería estar la persona a la que trataríamos de sanar, en el centro del círculo o en el mismo círculo? ¿Durante cuánto tiempo debía mantener el grupo la intención sanadora? Y ¿tenía que haber exactamente ocho personas en cada grupo, o podíamos obtener los mismos resultados con cualquier número de miembros?

En nuestros experimentos mundiales por Internet habíamos procedido con mucha precaución. Habíamos tenido cuidado de evitar el envío de intenciones a ningún ser humano, excepto en los pequeños grupos informales que se habían formado en la sección comunitaria de mi sitio web para mandar sanación a personas como Don Berry. La razón de ello era que no sabíamos si el hecho de que miles de individuos enfocaran sus pensamientos sobre alguien provocaría un efecto positivo o negativo. Por una vez estaríamos operando sin red de seguridad; no haríamos ensayos enmascarados ni procederíamos según el método científico. ¿Y si alguien sufriese algún daño? Solo tenía una certeza, aunque no era más que una sensación personal: convenía disponer a los grupos en círculo. Nos dijimos que al día siguiente averiguaríamos si esa intuición había sido correcta.

El sábado dividimos a los cien participantes en pequeños grupos de unos ocho miembros, y nos aseguramos de que la mayoría no se conociesen en absoluto. Le pedimos a alguien de cada grupo que tuviese algún tipo de problema físico o emocional que se ofreciese como objetivo de la intención de su grupo. Cada una de esas personas explicaría su problema a sus improvisados compañeros, después de lo cual el grupo formaría el círculo; sus miembros se tomarían de las manos y enviarían pensamientos de sanación, al unísono, a esa persona. Sostendrían la intención durante diez minutos. Esa era la cantidad de tiempo que habíamos usado en nuestros grandes experimentos, sobre todo porque parecía ser el período máximo durante el cual podían sostener un pensamiento enfocado las personas no ejercitadas.

Les enseñé a los participantes el programa de energización que había creado y publicado en *El Experimento de la Intención*. Este programa fue el resultado de seleccionar las prácticas más habituales de los maestros de la intención (maestros sanadores, maestros de *chi kung* y monjes budistas) y de adaptar dichas prácticas a las condiciones que han funcionado mejor en los estudios dedicados al poder de la mente sobre la materia realizados en laboratorios. Esta técnica empezaba con un pequeño ejercicio de respiración, seguido de una visualización y un ejercicio de compasión, con el fin de ayudar a los participantes a entrar en un estado de concentración, energía elevada y sinceridad de sentimiento.[*] También les mostré cómo elaborar una intención muy específica, ya que la concreción parecía funcionar mejor en los estudios de laboratorio. Todos los miembros de cada grupo debían tomarse de las manos formando un círculo, o bien la persona que iba a ser objeto de sanación debía estar en el centro del círculo; en este caso, los otros miembros del grupo ponían una mano sobre el sujeto, por lo que los brazos de todos daban lugar a una imagen semejante a los radios de una rueda. No tenía ni idea de cuál de ambas configuraciones era la preferible, pero sí parecía importante que se mantuviese una conexión física ininterrumpida entre todos los miembros de cada grupo.

—Esto que vamos a hacer no es más que un experimento —le dije a todo el mundo justo antes de empezar. Lo que no les dije era que se trataba de un viaje inaugural y que yo, esencialmente, iba a decidir la ruta a medida que avanzáramos—. Cualquier resultado es aceptable.

Pusimos la música que habíamos utilizado para nuestros grandes experimentos y observamos que los grupos parecían conectar bien, a un nivel profundo. Antes de que abandonaran la sala al final de la jornada, les pedimos a aquellos que habían recibido la intención que estuviesen preparados, a la mañana siguiente, para describir su experiencia y el estado mental, emocional y físico en que se encontraran.

---

[*] Encontrarás un resumen del programa de energización en el capítulo 22, «Reunir a los ocho», pág. 328.

—No inventéis ninguna mejoría que no se haya producido —les avisé.

El domingo por la mañana, les pedí que se acercasen y explicasen cómo se sentían. Unas diez personas se pusieron una al lado de la otra en la parte delantera de la sala y les entregamos el micrófono, por turnos.

Una de ellas, una mujer que había padecido insomnio con sudores nocturnos, había disfrutado de su primera buena noche de sueño en años. Otra mujer llevaba mucho tiempo sufriendo un dolor agudo en una pierna; aseguró que su dolor había aumentado durante la sesión del día anterior, pero que había disminuido tanto después de recibir la intención de su grupo que tenía el menor grado de dolor que había experimentado en nueve años —al menos no recordaba haber sentido tan poco dolor en todo ese tiempo—. Alguien con migraña crónica dijo que cuando se despertó su dolor de cabeza se había ido. El terrible dolor de estómago y el síndrome del intestino irritable de otra participante se habían esfumado. Una mujer que sufría de depresión sintió que se había librado de ella. Estuvimos escuchando este tipo de efectos durante una hora.

Estaba tan absolutamente sorprendida que no me atreví a mirar a Bryan. Parecía que *los cojos habrían podido caminar.* Yo, que detesto las proclamas pseudocientíficas típicas de la nueva era, tenía justo delante la mayor muestra de ese tipo de resultados. Albergué la esperanza de que no se debieran solamente al poder de la sugestión. El caso es que las intenciones del grupo parecían ser más efectivas a medida que transcurría la jornada.

De nuevo en casa, no sabía qué hacer con toda esa experiencia. Deseché la posibilidad de que hubiesen tenido lugar sanaciones instantáneas y milagrosas. Pensé que tal vez lo acontecido se debía, de alguna manera, a las expectativas de los sujetos que habían recibido las intenciones; dichas expectativas los habrían llevado a concederse permiso para movilizar sus propios recursos curativos.

Pero a lo largo del año siguiente, sin que importase en qué parte del mundo estuviésemos, en todos los talleres que hicimos, grandes o pequeños, cada vez que formábamos grupos de unas ocho personas, les dábamos unas pocas instrucciones y les pedíamos que enviasen una intención a un miembro del grupo, éramos los atónitos testigos de la misma realidad: todas las historias, una tras otra, eran de mejorías extraordinarias y de transformaciones físicas y psíquicas.

La esclerosis múltiple de Marekje había hecho que le resultase difícil caminar sin ayuda. La mañana siguiente a la intención que había recibido, llegó al taller sin sus muletas.

Marcia sufría de una opacidad tipo catarata que le dificultaba la visión en un ojo. Al día siguiente, después de la intención sanadora de su grupo, afirmó que podía ver casi completamente bien con ese ojo.

En Maarssen (Países Bajos) una de las participantes fue Heddy, quien padecía artrosis de rodilla.

—No podía doblar la rodilla más de noventa grados. No paraba de dolerme, y me costaba subir y bajar escaleras —dijo—. Generalmente tenía que bajarlas con mucho cuidado, parándome en cada escalón.

Los miembros de su grupo Poder de Ocho la habían situado en medio del círculo y se habían sentado cerca de ella; dos de los participantes le habían puesto una mano sobre la rodilla.

—Al principio no sentí nada. Luego experimenté calor, y a continuación mis músculos empezaron a temblar. Todas las personas del grupo se pusieron a temblar también. Sentí cómo el dolor iba remitiendo, hasta que, al cabo de unos minutos, hubo desaparecido —relató.

Esa noche Heddy fue capaz de subir y bajar escaleras con facilidad y fue a la sauna del hotel. A la mañana siguiente, el dolor seguía sin hacer acto de presencia.

—Me levanté de la cama y fui a la ducha olvidando que tenía que ir paso a paso. Sencillamente, bajé las escaleras con toda normalidad.

Al taller de Denver acudió la madre de Laura, que tenía escoliosis. Después de su turno como objetivo de la intención, afirmó que su dolor había desaparecido. Varios meses más tarde, Laura me escribió para decirme que la columna vertebral de su madre se había modificado tanto que había tenido que mover el espejo retrovisor de su automóvil para acomodarlo a su nueva postura, enderezada.

En Miami participó Paul, quien padecía una tendinitis tan acentuada en la mano izquierda que debía llevarla sujeta en todo momento, hasta que recibió la intención de su grupo Poder de Ocho. Al día siguiente, de pie delante de todos, mostró que podía mover la mano perfectamente.

Diane tenía tanto dolor en la cadera, a causa de la escoliosis, que había tenido que dejar de hacer ejercicio y había perdido dos centímetros y medio de altura en el último año. Mientras estaba recibiendo la intención sintió un calor intenso y su espalda respondió rápidamente con temblores. Al día siguiente, declaró:

—Es como si tuviera una nueva cadera.

Gloria sintió como si le estiraran y alargaran la columna por ambos extremos durante la intención que recibió. Después de esto, el dolor constante que había estado sintiendo en las vértebras lumbares había desaparecido por completo.

Daniel, de Madrid, sufría una enfermedad poco común que interfería en la capacidad de su cuerpo de procesar la vitamina D, hasta el punto de que su columna vertebral había desarrollado una seria curvatura hacia adelante, lo cual limitaba su capacidad respiratoria. Durante la intención, sintió dolor en la espalda, calor en las caderas y frío en las extremidades. Experimentó un incremento del dolor y la sensación de que su espalda se extendía, como si se estuviera alargando. Por un momento le pareció que estaba a punto de romperse. Después de la intención, Daniel dijo que era capaz de respirar normalmente por primera vez en años, y su postura era notablemente más recta.

Hubo centenares de casos más, incluso miles, y en cada ocasión yo estaba ahí de pie, viendo cómo esos cambios acontecían delante de mis narices. Debería haberme sentido bien debido a esas transformaciones asombrosas, pero en esos momentos las veía más bien como un inconveniente. Creía que iban a socavar mi credibilidad respecto a lo que consideraba que era mi trabajo «real»: los experimentos globales a gran escala.

Esta es la razón por la cual, durante muchos años, ignoré lo que estaba sucediendo. No le di la debida importancia. No supe valorar totalmente lo que personas como Rosa habían tratado de revelarme. Rosa dijo sobre el momento en que su grupo le había enviado la intención sanadora para ayudarla con su hipotiroidismo:

—Sentí una abertura en un túnel y que me conectaba con el universo. Y que si recibía eso sería capaz de sanar. Sentí como si estuviera dando y recibiendo sanación, como si me estuviera curando a mí misma.

2 LOS PRIMEROS EXPERIMENTOS GLOBALES

Un buen reportero es un disruptor del orden social, y su armamento es el registro meticuloso de fenómenos observables. Empieza con lo conocido y construye sobre ello, teniendo en cuenta todos los hechos, uno por uno, como un científico o un detective. Los científicos también pueden ser precursores de verdades incómodas, ya que a los mejores de ellos, según me han confesado, les gusta ser rebatidos.

Tanto los reporteros como los científicos empezamos por hacer ciertas suposiciones. Construimos nuestra hipótesis, diseñamos una forma de demostrarla y después vemos los resultados. A veces descubrimos que hemos estado siguiendo un rumbo equivocado y hemos llegado a un territorio inexplorado. Si uno es un verdadero explorador, está encantado de encontrarse ahí, porque a menudo es cuando una hipótesis es incorrecta cuando se aprende algo radicalmente nuevo sobre la forma en que opera el mundo.

Pero ¿cómo se puede demostrar algo que pone en entredicho todas y cada una de las leyes que nos han enseñado? ¿Qué ocurre si la totalidad de los postulados se encuentran más allá de los límites de lo que es conocido u observable? ¿Qué ocurre si se intenta obtener la ecuación matemática de un milagro?

Cuando emprendí los primeros experimentos de la intención globales en marzo de 2007, quince meses antes de ese primer taller, íbamos totalmente a ciegas. No teníamos mapas a los que recurrir o precedentes en los que basarnos, puesto que prácticamente nadie se había aventurado en mi área de investigación: las intenciones grupales.

Una gran cantidad de investigaciones científicas sólidas habían demostrado que los pensamientos humanos podían cambiar la realidad física en relación con toda clase de objetivos, desde equipos eléctricos hasta seres humanos. Por ejemplo, Robert Jahn —decano emérito de la Facultad de Ingeniería de la Universidad de Princeton— y su colega, la psicóloga Brenda Dunne —quien dirigía el Laboratorio de Investigación de Anomalías de la Ingeniería de Princeton (PEAR, por sus siglas en inglés)—, se habían pasado treinta años acumulando meticulosamente algunas de las pruebas más convincentes sobre el poder de los pensamientos dirigidos a afectar maquinaria electrónica. Habían ideado muchos generadores de eventos aleatorios (unos dispositivos ingeniosos que bautizaron como máquinas REG); entre ellos, programas informáticos especiales que hacían aparecer aleatoriamente dos imágenes, cada una de las cuales se mostraba el 50% de las veces. Y procedían del siguiente modo: si, por ejemplo, las imágenes mostraban indios y vaqueros, Jahn y Dunne ponían a los participantes delante de pantallas de ordenador y les pedían que intentasen influir en la máquina para que generase más indios, y luego más vaqueros. En el transcurso de más de dos millones y medio de ensayos, demostraron sin lugar a dudas que la intención humana puede influir en los dispositivos REG a partir de una instrucción específica, y sus resultados fueron replicados de forma independiente por sesenta y ocho investigadores.[1]

El desaparecido William Braud, psicólogo y director de investigaciones de la Fundación Ciencia de la Mente en San Antonio (Texas) y, posteriormente, del Instituto de Psicología Transpersonal, había realizado un gran número de investigaciones que mostraban que los pensamientos pueden afectar al movimiento de los animales y tener efectos potentes sobre el sistema nervioso autónomo (los mecanismos de lucha o huida) y los estados de estrés de los seres humanos.[2]

En los años ochenta, durante el auge de la epidemia de sida, la también desaparecida doctora Elisabeth Targ ideó un par de estudios ingeniosos y sujetos a un control estricto en los que se demostró que unos cuarenta sanadores estadounidenses que operaban a distancia mejoraron la salud y la supervivencia de pacientes de sida terminales. Los sanadores no conocían a esos pacientes ni establecieron ningún contacto con ellos; se limitaron a enviarles pensamientos curativos.[3]

Muchos grupos formales e informales de meditación de gran tamaño también habían obtenido resultados positivos a la hora de reducir la violencia. La organización Meditación Trascendental, fundada por el fallecido Maharishi Mahesh Yogi, había llevado a cabo una serie de estudios con grandes grupos de meditadores y había ofrecido indicios de que si el 1% de la población practicaba la meditación trascendental ordinaria y la raíz cuadrada de ese 1% practicaba la meditación trascendental *sidhi* —un tipo de meditación más avanzada—, disminuía todo tipo de violencia, desde los asesinatos hasta los accidentes de tráfico.[4]

Pero casi no se habían realizado experimentos sobre el efecto de un pensamiento grupal, es decir, de un pensamiento enviado por varias personas al mismo objetivo al mismo tiempo.

Sin precedentes en los que basarnos en cuanto a los experimentos grupales, nos encontrábamos ante muchas incógnitas. ¿Cuál era la mejor fórmula discursiva para expresar una intención? ¿Debíamos manifestar una declaración específica o hacer una petición general; la de que el objetivo se viese afectado de cierta manera, y dejar que el universo decidiese exactamente cómo operar? Quienes enviaban la intención ¿tenían que estar todos juntos en la misma sala o podía estar cada uno de ellos en su casa, frente a la pantalla del ordenador? Si llevábamos a cabo el experimento a través de Internet, como habíamos planeado hacer, ¿debían tener alguna conexión «en vivo» con el objetivo los que mandaban la intención, como, por ejemplo, ver imágenes del laboratorio en directo? ¿Era importante la distancia y se reduciría el poder de la intención cuanto más lejos se estuviese del objetivo? ¿Cuál es el intervalo de tiempo óptimo durante el cual sostener el pensamiento para que tenga efecto? ¿Sirve cualquier momento, o debe «estar de humor» el universo? Y ¿es necesario un número determinado de participantes para producir un efecto medible? ¿Necesitábamos una masa crítica de personas similar a la de los estudios de Meditación Trascendental para lograr un efecto?

Debíamos experimentar para hallar la respuesta a estas preguntas, procediendo de forma meticulosa. Posiblemente la pregunta más importante de todas era quién, entre los científicos de buena reputación, estaría dispuesto a ponerla en juego para participar conmigo en este trabajo de forma gratuita. Afortunadamente hay algunos científicos que, como yo, tienen una espiritualidad «de baja intensidad» que se infiltra en sus vidas e influye en las investigaciones que quieren llevar a cabo, y no tardé en encontrar un voluntario para los primeros experimentos: el doctor Gary Schwartz, psicólogo y director del Laboratorio para Avances en la Conciencia y la Salud (LACH, por sus siglas en inglés), de la Universidad de Arizona. Gary tiene unas credenciales impecables: se licenció con honores en la Universidad de Cornell, obtuvo un doctorado en Harvard, fue profesor asistente en Harvard, fue profesor titular en Yale y director del Centro de Psicofisiología de Yale y de la Clínica de la Medicina del Comportamiento de Yale. A pesar de este currículum impresionante, en 1988 se sintió restringido por el rancio entorno académico de la costa este y lo dejó en favor de los espacios abiertos y la apertura mental de la Universidad de Arizona, donde, como profesor de psicología, medicina, neurología y cirugía, enseñaba con la libertad adicional de poder llevar a cabo, esencialmente, cualquier investigación que deseara. Esta libertad pasó a ser mayor en 2002, cuando Gary recibió una subvención de un millón ochocientos mil dólares por parte del Centro Nacional de Medicina Complementaria y Alternativa, perteneciente a los Institutos Nacionales de la Salud, para crear el Centro para la Medicina de Vanguardia y la Ciencia del Biocampo. Para entonces ya había llevado a cabo una gran cantidad de experimentos en el ámbito de la medicina energética y tenía a su disposición un laboratorio completo, actualmente el LACH, totalmente dedicado a la investigación sobre la naturaleza de la sanación.

Gary es un hombre fornido y entusiasta que en esos momentos tenía sesenta y pocos años. Da la impresión de estar siempre apremiado y se las ha arreglado para incorporar al currículo de su universidad materias que le apasionan como asignaturas de estudio de posgrado y de pregrado.

Cuando entré en contacto con él por primera vez, estaba entusiasmado con los límites más externos de la mente humana.

Mucho antes de que accediera a involucrarse en mi trabajo, había llevado a cabo una gran cantidad de estudios destinados a examinar la sanación energética y la naturaleza de la conciencia, incluidos los *experimentos sobre la vida después de la muerte*: una serie de estudios controlados, cuidadosamente diseñados para descartar las trampas y el fraude, para comprobar si los médiums podían comunicarse realmente con los difuntos. Los médiums que participaron en los experimentos mostraron una tasa de exactitud del 83%; generaron más de ochenta informes sobre familiares fallecidos, en los que constaban desde sus nombres y rarezas personales hasta detalles relativos a la forma en que habían muerto.[5] Por lo general, Gary está dispuesto a investigar casi cualquier cosa, siempre y cuando se pueda evaluar científicamente. No es un profesional que vaya a dejarse intimidar por la idea de intentar arreglar un problema mundial por medio del poder del pensamiento positivo.

De todos modos, al igual que la mayoría de los científicos, tenía un instinto de precaución, e insistió en que procediéramos paso a paso en nuestros experimentos de la intención globales. En ciencia, se empieza por el punto de partida más básico. En nuestro caso comenzaríamos con el reino vegetal y proseguiríamos con el mineral y el animal, con modelos experimentales que serían muy simples inicialmente e irían ganando en complejidad con el tiempo. Primero usaríamos plantas como objetivos de las intenciones, luego tal vez agua y finalmente seres humanos.

Me sentí abatida ante el hecho de tener que empezar con plantas. Cuando lancé el Experimento de la Intención en 2007, tenía grandes planes. Quería salvar a la gente de los edificios en llamas. Había imaginado grandes intenciones colectivas orientadas a curar el cáncer, y a continuación enfocadas en reparar la capa de ozono, antes de pasar a poner fin a la violencia en zonas de conflicto de todo el mundo.

Cada vez que le exponía estas grandes ideas, Gary citaba unas palabras de la escena inicial de la película *Contact*, en la que Ted Arroway está aconsejando a su impulsiva hija Ellie, que está frente a su equipo de radio tratando de conseguir que alguien sintonice. Ellie alberga en secreto la esperanza de que ese alguien proceda del espacio exterior.

—Poco a poco, Ellie —me decía una y otra vez Gary—. Poco a poco.

Me recordaba que estábamos trabajando con un formato experimental que nunca se había utilizado antes. Primero teníamos que establecer que los pensamientos de un grupo de personas podían tener un efecto —cualquier efecto—. Solamente después de que hubiésemos sido capaces de demostrar esto podíamos plantearnos objetivos más grandes e inusuales. Debíamos proceder siguiendo pequeños pasos.

Aunque valoraba su deseo de ser riguroso, todas las decisiones venían precedidas por un forcejeo entre mis fantasías idílicas y sus precauciones científicas.

—Veamos si podemos reducir el calentamiento global —le decía a Gary durante una de nuestras sesiones de lluvia de ideas, que llevábamos a cabo periódicamente por teléfono.

—¿Qué tal si empezamos con una hoja? —respondía él—. Y cuando hayamos terminado, pasaremos a las semillas.

Gary acabó por convencerme de que si elegíamos como objetivos sistemas biológicos más simples, como una hoja o unas semillas, limitaríamos las infinitas variables presentes en un organismo vivo —la miríada de procesos químicos y eléctricos que tienen lugar simultáneamente a cada momento—. Solo partiendo de los sistemas biológicos más elementales podríamos demostrar que cualquier cambio era causado por el poder de la intención y no por un amplio abanico de otras posibilidades.

Las plantas presentaban una ventaja más: no daban problemas. El hecho de utilizar una planta o cualquier objetivo no humano significaba que no tendríamos que someter nuestra propuesta de estudio a una comisión de la universidad que evaluase nuestro proceder ético con sujetos humanos —lo cual podría, fácilmente, conllevar una demora de meses para el experimento—.

En condiciones normales, solamente podríamos contar con los equipos de medición que buenamente pudiésemos conseguir. Afortunadamente, el laboratorio de Gary, alojado en un imponente bloque moderno de estuco rosado de una sola planta en la universidad, era una enorme cueva de Aladino que contenía sofisticados equipos capaces de registrar el más mínimo cambio en un organismo vivo. Gary se había visto muy influenciado por el trabajo del físico alemán Fritz-Albert Popp, quien, al investigar una cura para el cáncer, descubrió que todos los seres vivos, desde las algas hasta los seres humanos, emiten una pequeña corriente de luz. Popp denominó a su descubrimiento *emisiones de biofotones* y se pasó el resto de su vida tratando de convencer al *establishment* científico de que esa débil luz representaba el medio principal de comunicación de un organismo vivo dentro de sí mismo y también con el mundo exterior.[6] Llegó a creer que esa luz era nada menos que el director de la orquesta del organismo, responsable de coordinar millones de reacciones moleculares dentro del cuerpo, y el medio fundamental que tenía este de orientarse en su entorno a través de un sistema de comunicación bidireccional. En el momento de su muerte, en 2014, el Gobierno alemán y más de cincuenta científicos de todo el mundo habían acabado por estar de acuerdo con él.

Popp había construido y desarrollado varios fotomultiplicadores para registrar esa débil luz, y Gary quería ir un paso más allá y utilizar aparatos que le permitiesen fotografiarla. Ya había conseguido que un profesor de radiología le diera acceso a un sistema de cámaras digitales de transferencia de carga (CCD, por sus siglas en inglés), cuyo coste era de cien mil dólares; se utilizaba habitualmente en el campo de la astronomía y era capaz de fotografiar la luz más tenue procedente de galaxias distantes. Gary se había dado cuenta de que este dispositivo le permitiría crear fotografías digitales de las sutiles emisiones lumínicas de los organismos vivos y contarlas, píxel por píxel. Incluso antes de que empezásemos a trabajar juntos había invertido cuarenta mil dólares de su bolsillo en comprar su propia versión de ese dispositivo, una versión más barata pero que nos permitiría empezar a experimentar desde la base. Gary me aseguró que medir si el poder de los pensamientos tiene algún efecto a la hora de modificar esa corriente de luz diminuta sería mucho más sutil que, pongamos por caso, examinar el efecto que podíamos ejercer sobre la tasa de crecimiento de una planta; y me dijo que un equipo dotado de tanta sensibilidad nos permitiría captar cualquier diferencia minúscula en las emisiones de luz de cualquier elemento vivo.

Cuando los científicos ponen en marcha un nuevo experimento, el primer paso que suelen dar es apoyarse en quienes se han aventurado en ese terreno con anterioridad, por lo que les gusta repetir lo que ya se ha demostrado en experimentos anteriores antes de investigar algo nuevo. En nuestro caso, nos propusimos replicar el estudio piloto que habíamos realizado con Popp, acerca del cual escribí en *El Experimento de la Intención*.[7] En ese experimento, dieciséis meditadores experimentados y yo nos reunimos en Londres y enviamos una intención sanadora a cuatro objetivos situados en el laboratorio de Popp, ubicado en Neuss (Alemania). Esos cuatro objetivos fueron dos tipos de algas, una planta de jade y una mujer. Los cuatro padecían algún tipo de estrés. Las mediciones de todos los objetivos demostraron que se había producido un fuerte impacto sobre las pequeñas emisiones de luz durante los momentos en que habíamos enviado la intención sanadora.

En ese primer experimento de la intención, sin embargo, no contamos con algo con lo que se insiste que deben contar los verdaderos experimentos científicos: un conjunto de controles pareados —sujetos similares a los objetivos que, a diferencia de estos, no son objeto de ninguna influencia—. Nuestro «control» no habían sido más que los períodos de media hora en los que estábamos descansando y no proyectábamos la intención, y también el hecho de que no les decíamos a los científicos cuándo estábamos haciendo qué. En esta ocasión Gary y yo tendríamos dos objetivos casi idénticos sometidos a las mismas condiciones; elegiríamos aleatoriamente uno de ellos para enviarle la intención y utilizaríamos el otro como control. Una vez más, los estudios estarían «cegados»: los científicos no sabrían cuál era el objetivo que habíamos elegido hasta después de haber calculado los efectos, de modo que ningún sesgo inconsciente pudiese influir en los resultados de ninguna manera.

Después de barajar una serie de posibilidades para ese primer gran experimento de la intención, finalmente decidimos que nuestro primer objetivo fuese una hoja de geranio, recogida de una planta saludable que había en el laboratorio de Gary, en Arizona. Apuntamos en una lista a los asistentes que acudieron a una conferencia organizada por mi empresa el 11 de marzo de 2007 y les pedimos que enviaran la intención de atenuar el «brillo» de una de las dos hojas de geranio que habíamos seleccionado al azar, la cual sería constantemente fotografiada por una *webcam*; los participantes podrían verla en una pantalla gigante.

Una de las principales razones por las que Gary fue tan precavido a la hora de elegir nuestro primer objetivo tenía que ver con la forma en que hay que proceder para probar algo científicamente. Para mostrar que se ha seguido el protocolo científico estándar es necesario evidenciar la significación estadística, lo cual constituye una demostración matemática de que los resultados no se han obtenido accidentalmente, sino como consecuencia de lo que sea que se esté haciendo de forma intencional. Con este fin, se necesita alcanzar cierta masa crítica en relación con lo que se está estudiando. La ciencia está de acuerdo en que la significación es ligeramente inferior a p < 0,05, lo que indica una probabilidad menor de uno sobre veinte de que los resultados no se han alcanzado por casualidad.

Para que nuestros resultados lograran una verdadera significación estadística, necesitábamos más de treinta puntos de comparación entre las dos hojas, o lo que los científicos llaman *puntos de datos*. Gestionar esto incluso en un experimento elemental como el nuestro requeriría que el joven técnico de laboratorio de Gary, Mark Boccuzzi, siguiese un meticuloso protocolo de cincuenta pasos. Mark seleccionaría dos hojas de geranio idénticas en tamaño y en cantidad de emisiones de luz y luego pincharía cada hoja dieciséis veces en una rejilla de 4 x 4 centímetros, un proceso que requeriría varias horas de preparación. El plan era que Mark colocara ambas hojas bajo las cámaras digitales, enviara las imágenes a Peter —el *webmaster* de nuestro primer experimento de la intención— y luego esperara la señal de que el envío de la intención grupal había finalizado; entonces fotografiaría ambas hojas con la cámara CCD.

Originalmente planeamos que nuestros participantes intentaran reducir las emisiones de luz, como habíamos hecho en el experimento Popp. Pero la luz saludable de un organismo vivo desafía el sentido común; cuanto más bajo es el nivel de luz en general, más saludable está el organismo. Al acercarse el 11 de marzo, empecé a pensar que nuestros participantes sentirían el impulso natural de *incrementar* las emisiones de luz. Justo antes del experimento, Gary y yo decidimos invertir la instrucción e indicar a los participantes que se trataba de aumentar las emisiones de luz de la hoja. Este protocolo experimental no me entusiasmaba, porque cuando estimulas deliberadamente la luz de algo, en realidad lo estresas. Esencialmente, nuestro experimento constituiría una práctica en la que infligiríamos daño a un ser vivo, aunque solamente se tratase de una hoja que estaba a punto de caer de una planta.

El día de la conferencia lanzamos una moneda para decidir cuál de las dos hojas sería nuestro objetivo; la otra haría las veces de control.

Gary y yo también decidimos que los participantes debían concentrar sus mentes en la intención durante diez minutos, un lapso arbitrario que habíamos elegido porque pensábamos que les costaría mantenerse concentrados durante más tiempo. Pero una hora antes del inicio del experimento había empezado a preocuparme el hecho de que pedirles a los asistentes que enfocaran sus pensamientos durante ese período les podría resultar difícil si no contaban con algún tipo de ancla mental. Le pedí a mi marido, Bryan, que consultara con Mel Carlile, quien estaba al cargo del estand de Mind-Body-Spirit en nuestra conferencia, si le podía recomendar una música de meditación para que pudiésemos ponerla durante el experimento.

—Prueba con la primera pieza de este, «*Cho Ku Rei*» —le dijo Mel, mientras le entregaba un CD del álbum *Reiki Chants*, de Jonathan Goldman.

Justo antes de comenzar, Gary tomó el micrófono para desearle buena suerte al público. Y añadió:

—¡Recordad que estáis haciendo algo histórico en el campo de la ciencia!

Una imagen gigante de nuestra hoja apareció en la pantalla. Le expliqué al público la técnica de energización que había creado y publicado en *El Experimento de la Intención*.

—Haced que esta pequeña hoja brille cada vez más —les pedí—. *Imaginad* que brilla.

Mantuvieron su intención mientras la hipnótica música meditativa de Goldman sonaba de fondo, durante diez minutos. Más tarde me sorprendí al descubrir que *cho ku rei* esencialmente significa fortalecer el poder, el flujo y el enfoque de la energía sanadora —una intención similar a la de mi técnica de energización—. Es posible que las casualidades no existan...

En esos momentos, sin embargo, me sentía ridícula de pie allí en ese escenario. En mis días de reportera de investigación, me había resultado fastidiosa la práctica periodística estándar de que al menos dos fuentes independientes coincidiesen en lo mismo como requisito mínimo para considerar algo como un hecho. Era una regla que me tomaba tan en serio que una noche de 1979, durante la redacción de mi primer libro, *The Baby Brokers* [Los brókeres de bebés] —sobre el mercado de la adopción privada—, me pasé toda una noche en vela examinando con atención la información de la que disponía sobre un tipo que había establecido una cadena de agencias de adopción en varios estados y países. Sus prácticas me parecían muy dudosas, e incluso me había amenazado veladamente durante una entrevista telefónica, pero me abrumaba el hecho de ser consciente de que un desliz por mi parte podría arruinar injustamente la vida de esa persona, aunque, aparentemente, era alguien que traficaba con seres humanos. Al no tener pruebas definitivas, finalmente tomé una decisión, a las seis de la mañana, sobre una acusación que había estado preparando: *no podía confirmar eso como un hecho*. Aunque mis entrañas argumentaban con fuerza en sentido opuesto, suavicé la historia.

Y ahora allí estaba yo, muchos años más tarde, guiando a mi público a rezarle a una hoja. Todo lo que estaba haciendo en ese experimento contradecía mi propia regla de las dos fuentes. De hecho, contradecía totalmente el aspecto de mí misma devoto de recabar hechos de forma pertinaz.

Después del período de diez minutos de envío de la intención, Mark colocó ambas hojas en el sistema de toma de imágenes por emisión de biofotones y las fotografió durante dos horas. La conferencia terminó, todos regresaron a sus respectivos países y esperamos a escuchar lo que había ocurrido en el otro lado del mundo, en un pequeño laboratorio en Arizona.

—No lo vas a creer —me dijo Gary por teléfono, excitado, unos días más tarde, después de que hube revelado qué hoja había sido el objetivo—. La hoja a la que se mandó la intención brillaba tanto en comparación con la otra que era como si la hoja de control hubiese sufrido una especie de «efecto de negligencia».

Los cambios motivados por la intención de que la hoja brillase habían sido tan pronunciados que eran visibles en las imágenes digitales creadas por la cámara CCD. Desde el punto de vista numérico, el efecto del incremento biofotónico también era muy significativo estadísticamente. De hecho, dijo Gary, todos los agujeros que se habían practicado en la hoja elegida se habían llenado de luz, mientras que los de la hoja de control eran notablemente menos brillantes.

Una semana más tarde, le envió un correo electrónico a Mark con copia a mí: «ESPERA A VER LO BONITOS QUE SON LOS DATOS [...] las imágenes, los gráficos y las tablas [...]». En nuestro comunicado de prensa oficial sobre el evento, su tono fue más comedido: «Para un primer experimento de este tipo —escribió—, los resultados no podrían ser más alentadores».

Animados por los contundentes efectos obtenidos, hicimos planes para nuestro primer gran evento *online*, el cual programamos para el 24 de marzo. Uno de los pilares de nuestras primeras hipótesis era que el experimento solo funcionaría si el público tenía algún tipo de conexión en tiempo real con el objetivo. Para lograr esto habíamos decidido que dos cámaras web transmitiesen imágenes del objetivo en directo y llevar a cabo controles todo el rato. Pero en el último momento, Peter, nuestro *webmaster*, nos advirtió de que no usáramos imágenes de *webcam*, como habíamos hecho en el experimento de la conferencia, porque podrían hacer que el sitio web se bloqueara si entraban miles de participantes en él —en las fechas próximas al evento se vio clara la probabilidad de que nuestra web sería muy visitada—. «Las retransmisiones por Internet siempre fallan o al menos son muy impredecibles», escribió.

Mark había establecido la siguiente mejor posibilidad: dos cámaras digitales que mostrarían en nuestro sitio web una imagen continuamente renovada de ambas hojas cada quince segundos. En lugar de una filmación en directo de las hojas, mostraríamos imágenes en vivo para que el servidor no colapsase.

Mi hija menor, que entonces tenía diez años, tiró una moneda para elegir la hoja número uno o la número dos. Nos habíamos pasado a un servidor enorme que contaba con memoria RAM extra y habíamos desactivado todos nuestros otros sitios web para maximizar la potencia. Y luego aguardamos una vez más, esperando seguir haciendo historia en el campo de la ciencia.

Pero en lugar de ello, como miles de personas más, pasé la siguiente hora imbuida por la frustración: intenté entrar en mi sitio web una y otra vez, pero no pude pasar de la primera página.

Los recelos de Peter habían resultado no ser infundados: había tantas personas —unas diez mil— intentando acceder al sitio simultáneamente que la web se había caído.

Lo único que pudimos hacer fue anunciar lo que había sucedido y prometer a los participantes que volveríamos a intentarlo tan pronto como pudiéramos, aunque en privado nos comprometimos a no promocionar tan exhaustivamente estos experimentos en el futuro, para que el volumen de participantes no volviese a colapsar el servidor. Demostrar el poder de la intención parecía ser la parte fácil; lo difícil era establecer una configuración técnica *online* que permitiera a miles de personas ver el mismo objetivo en vivo al mismo tiempo.

Para evitar otro colapso cibernético, reclutamos un nuevo equipo informático y le alquilamos un gigantesco servidor a una empresa que suministraba los servidores de *Pop Idol* —el equivalente británico de *American Idol*—; se enlazaron nueve servidores para soportar la carga. Nuestro nuevo *webmaster*, Tony Wood, de Vision with Technology, y su equipo, que habían gestionado las necesidades informáticas de grandes entidades como el *Financial Times*, estaban seguros de que podían hacer algo para evitar que el sitio web se cayera. En esta ocasión desconectamos la página de inicio durante el experimento, creamos una página HTML que solo podían ver los participantes registrados y ubicamos el encuentro fuera del sitio principal del Experimento de la Intención. Para asegurarse del todo, Tony quiso hacer un simulacro una semana antes del evento programado.

El 21 de abril, el día de la prueba, todas menos un puñado de las más de siete mil personas que se habían inscrito para el experimento entraron en el sitio y pudieron participar en nuestro experimento del «brillo». Esta vez el objetivo eran semillas de judías verdes. Nuevamente, el estudio funcionó. Como en el caso de nuestro experimento del mes de marzo con el público presencial, obtuvimos un efecto positivo, aunque no significativo en términos científicos. Esto se debió probablemente a las limitaciones de la cámara CCD, que nos permitió fotografiar solamente doce semillas –un requisito mínimo para la significación estadística es tener por lo menos veinte puntos de datos para comparar–. Aunque en el primer experimento solamente se habían utilizado dos hojas, Mark las había perforado treinta veces cada una para tener puntos de datos más que suficientes, por medio de comparar las emisiones de luz procedentes de cada punción. En esta ocasión, con doce semillas, teníamos solo doce puntos de datos para examinar nuestras emisiones de luz. Como me escribió Gary sobre el último experimento, «si hubiese sido posible captar imágenes del doble de semillas, los resultados habrían alcanzado significación estadística».

Pero cuando realizamos el que denominamos el experimento «real» el día 28 de abril, de nuevo con hojas de geranio, solo quinientas personas lograron entrar en el sitio, y los resultados no fueron concluyentes. En agosto decidimos volver a lo básico y repetir nuestro primer experimento de la hoja en una conferencia en Los Ángeles, en la que conseguimos los mismos resultados que con el experimento inicial.

A pesar de estos comienzos titubeantes, habíamos contestado la mayor pregunta de todas: ¿iba a funcionar realmente alguno de los experimentos? Aunque habíamos obtenido dos resultados no concluyentes cuando los participantes potenciales no pudieron acceder a nuestro portal web, en las tres ocasiones en las que la mayoría de los participantes lograron acceder a una imagen del objetivo habíamos logrado resultados positivos: el experimento del 11 de marzo con el público de mi conferencia de Londres, el experimento de las semillas del 21 de abril a través de Internet y la repetición de nuestro primer experimento de la hoja en la conferencia de Los Ángeles. Los efectos habían sido contundentes en los tres casos.

Se empieza por hacer ciertas suposiciones, se elabora una hipótesis y se espera que aparezcan unas claves. Había habido más experimentos que habían funcionado que experimentos fallidos, pero más allá de eso, no teníamos mucha más información para continuar. Los fracasos ¿se debieron solamente a los problemas técnicos? En el caso del experimento del 21 de abril, ¿se debió solamente a la baja asistencia? Aunque el sitio web no había aguantado en el experimento abortado del 24 de marzo, una serie de personas que no pudieron entrar en el sitio enviaron sin embargo su intención a una imagen mental de una hoja de geranio, y la cámara CCD y el equipamiento de Gary, muy sensibles, habían registrado algún tipo de efecto en la línea de los datos que se habían obtenido en la conferencia.

¿Qué significaba eso? ¿Se trataba de una pura coincidencia? La falta de significación ¿se debió a que los participantes no habían visto una imagen del objetivo, a los obstáculos técnicos o al hecho de que quienes enviaron las intenciones estaban dispersos por todo el mundo en lugar de encontrarse en la misma sala, como sí había ocurrido en el experimento del 11 de marzo en Londres? ¿Era más efectiva la intención grupal cuando la llevaba a cabo un grupo ubicado en el mismo espacio físico, como había sido el caso en la conferencia de marzo? ¿O había que «ver» el objetivo para afectarlo?

El experimento del 28 de abril ¿fracasó porque no teníamos una masa crítica de participantes suficiente, o a causa de problemas técnicos? ¿O acaso tuvo lugar, como postuló Gary, «un efecto de aburrimiento» porque mi público se había cansado de participar en lo que era, esencialmente, el mismo experimento?

Llegados a ese punto, no teníamos la respuesta a ninguna de estas preguntas. En ciencia, si nos encontramos con algo desfavorable, nos consolamos con la idea de que podemos realizar el experimento de nuevo, y si vuelve a ocurrir lo mismo, podemos localizar al agente del cambio y restablecer el orden, la certeza y un arco predecible de causas y efectos.

Solo había una cosa de la que estábamos seguros: tendríamos que abandonar la idea de una conexión en vivo con nuestros objetivos. No podía permitirme el lujo de alquilar un servidor con una capacidad gigantesca cada vez que quisiésemos efectuar un experimento. Los científicos siempre habían donado su tiempo generosamente, pero cuando se me ocurrió el Experimento de la Intención no tuve en cuenta todos los costes técnicos. Para poder realizar el experimento del 21 de abril, media hora de servidor nos costó unos nueve mil dólares, y la creación de páginas web especiales muchos miles más; demasiado para que yo o mi empresa pudiésemos afrontar esos gastos con regularidad. Teníamos que encontrar otro modo de llevar a cabo los experimentos y diseñarlos de tal manera que fuesen fácilmente replicables, para que nuestros resultados tuviesen cierta validez científica.

Básicamente, tenía que encontrar lo imposible: un servidor extraordinariamente potente, una forma de llevar a cabo los experimentos a bajo coste y una plataforma capaz de aguantar la presión de miles de visitantes simultáneos.

Pero resultó que las imágenes en vivo no importaban en absoluto. Cuando una serie de pequeños grupos comenzó a formarse espontáneamente en mi sitio de Internet y a obtener sus propios efectos sobre sus miembros, me di cuenta de que todos nosotros, cada uno desde nuestra propia pantalla de ordenador, ya habíamos establecido la conexión.

3 ENTRELAZAMIENTO VIRTUAL

ás tarde, los médicos le dirían a Daniel que había tenido
suerte, que podría haberle ocurrido en la cara. Se había
producido una horrible explosión de gas en su lugar de
trabajo, y sus manos habían quedado tan quemadas que, una vez
en el hospital, los médicos le dijeron a su esposa que necesitaría
injertos de piel y semanas de cuidados intensivos. Sintiéndose
indefensa y angustiada, se puso en contacto con un pequeño grupo de intención que ella y Daniel habían creado en mi sitio web.

En 2008, después de los primeros experimentos, económi-
camente costosos, de las hojas y las semillas, habíamos decidido
alojar los futuros experimentos a gran escala en Ning, una plataforma *online* que permite crear redes sociales personalizadas.
Ning ofrecía dos cosas que necesitábamos: cientos de servidores
distribuidos, capaces de soportar un ancho de banda ilimitado y
el acceso de un número ilimitado de participantes, y lo más importante: una plataforma gratuita. Además, ofrecía un sitio web

comunitario al que podían unirse nuestros participantes; allí podían crear pequeños círculos de intención por su cuenta.

Daniel y algunos otros miembros de la comunidad habían creado un pequeño grupo en Ning y habían estado experimentando con enviarse intenciones entre ellos. Al enterarse de la difícil situación en la que se encontraba Daniel, el grupo tuvo un objetivo real. Comenzaron a enviarle una intención diaria, siempre a la misma hora.

Cinco días después, Daniel salió del hospital. Había comenzado a sanar semanas antes de lo normal y echó por tierra todas las expectativas al no necesitar injertos de piel. Sus doctores quisieron estudiarlo como un milagro médico. A modo de comparación, uno de sus compañeros de trabajo, que había sufrido lesiones casi idénticas, pero que había seguido los métodos de curación ortodoxos, permaneció en cuidados intensivos durante dos semanas más y a continuación tuvieron que ponerle injertos de piel.

Yo estaba delante del público en Dallas en abril de 2008, explicando las tablas y los gráficos de un PowerPoint relativos a los resultados de nuestro experimento, cuando Daniel levantó la mano, todavía cubierta por lo que parecía ser un guante de gasa, para contar su historia:

—Ya que éramos dos con lesiones casi idénticas, puedes considerar mi experiencia como un experimento controlado —me dijo con una carcajada.

Regresé a mis semillas, hojas y gráficos, pero estaba anonadada. Mi parte racional sabía que no podríamos comparar a Daniel y a su compañero a menos que controláramos todo tipo de variables biológicas, pero ¿y si tenía razón? Las grandes diferencias ¿se debían solamente al poder de creer que tenía Daniel —a sus expectativas en cuanto a su curación— o había un poder mayor, potenciado por un grupo cuyos miembros no estaban en el mismo lugar, si bien enviaban una intención por un medio virtual? El caso es que había tres hechos incontestables:

1. *Daniel y su colega sufrieron lesiones similares.*
2. *Daniel era el único que había recibido una intención sanadora por parte de un grupo.*
3. *Solamente Daniel desafió todos los pronósticos y pasó a ser, como lo llamaban sus doctores, un «milagro médico».*

En el caso de los milagros, no intentamos entenderlos empezando desde el principio, sino que comenzamos por el final, por el hecho tal cual es, como cuando alguien entra en una habitación y descubre un cadáver. Tratamos de regresar al punto en que los acontecimientos se desvían del curso de la posibilidad conocida, como los detectives que buscan las escasas fibras de tela que el asesino pudo dejar en el sofá. Indagamos cualquier pista, por pequeña que sea, que nos permita deducir una causa plausible.

No se puede aislar un solo agente del cambio; solo se puede intentar crear un entorno favorable para tratar de forzar su reaparición. Llegué a casa y durante ese verano decidí trabajar un poco más con los grupos. La experiencia de Daniel y la de la mejoría de la columna de Don Berry me habían dado una idea: tal vez podríamos dirigir intenciones grupales de forma regular; podríamos llamar a cada una de ellas la *intención de la semana*. Podíamos abordar esa experiencia como un experimento informal más, como una versión más grande de los grupos Poder de Ocho que organizaba en mis talleres.

Invité a mi comunidad virtual a participar en una intención semanal que alojaríamos en nuestro sitio web. Por lo general, trataríamos de sanar a una persona que tuviese un problema de salud o aliviar las dificultades económicas por las que pudiese atravesar alguien a raíz de la crisis que se desencadenó en otoño de 2008. Le pedimos a la comunidad que propusiese una intención de la semana y publicamos en nuestro sitio web el nombre y la fotografía de la persona elegida, junto a la exposición de su problema. El objetivo era enviarle una intención sanadora todos los domingos a la una de la tarde, según el huso horario de nuestra franja este.

En poco tiempo estaba recibiendo docenas de solicitudes cada semana: personas con cáncer o una lesión traumática, niños con daño cerebral o defectos de nacimiento, individuos abocados a la ruina o a la pérdida del puesto de trabajo, familias enemistadas y animales domésticos heridos... El sitio web se estaba convirtiendo en el equivalente cibernético de un grupo de oración semanal.

Nuestras intenciones no lograron siempre el objetivo. Nos llegaron muchas solicitudes de pacientes que se encontraban a escasas semanas de la muerte, y el envío de la intención no siempre funcionó en los grupos Poder de Ocho que establecí en los talleres. En la mayoría de los casos, no teníamos informes de médicos u otros profesionales de la salud que nos permitiesen verificar independientemente los efectos alegados por los familiares del destinatario de la intención. A veces los efectos eran enormes —dos lectores afirmaron que su cáncer había remitido espontáneamente— y otras veces eran fugaces, pero había suficientes testimonios de mejorías extraordinarias como para invitarme a pensar que algo estaba sucediendo.

Brian sufría parálisis y seguía inconsciente tras un accidente grave que había sufrido recientemente, y su familia envió una petición para que fuera uno de nuestros objetivos. Inmediatamente después del envío de la intención sanadora, su madre empezó a notar que se estaba volviendo más consciente de su entorno y que estaba prestando más atención; su conciencia en general se había incrementado. Comenzó a contestar preguntas con mayor frecuencia que anteriormente e incluso iniciaba conversaciones.

Dos días después de la intención dedicada a él, Brian acudió a realizar terapia física, y por primera vez caminó dieciocho metros con el terapeuta y su andador, y luego otros doce metros sin el soporte ortopédico de la pierna derecha. También comenzó a usar más su brazo derecho y en terapia, pudo empezar a montar en una bicicleta reclinada. Había recuperado el movimiento meses antes de lo que sus médicos habían predicho. Margaret, una amiga de la familia, que fue quien lo había propuesto como el objetivo de la intención de la semana, escribió acerca de los avances. La familia de Brian estaba «asombrada por sus progresos», dijo. Para los familiares, la intención grupal había desencadenado algún tipo de «intervención divina».

Milagroso. Asombroso. Divino. Contra todas las expectativas.

Cuanto más escuchaba palabras como estas e historias como la de Brian, más intranquila estaba, y traté de que los experimentos globales a gran escala que seguí organizando en colaboración a lo largo de 2007 y 2008 contasen con un control más estricto. Gary y yo decidimos volver a las semillas, pero esta vez quisimos que estos experimentos tuviesen alguna aplicación en la vida real: trataríamos de afectar a su ritmo de crecimiento y su salud. Decidimos que el objetivo fuesen semillas de cebada, porque constituyen tanto un tipo de grano con el que se suele alimentar al ganado como un cereal saludable para los seres humanos. Íbamos a poner sobre la mesa una cuestión que tenía unas implicaciones prácticas enormes: ¿puede una fuente de alimento crecer más rápidamente y ser más saludable si se le envían buenos pensamientos?

En esta ocasión, unos cuantos científicos habían llevado a cabo experimentos de este tipo antes que nosotros. Contábamos pues con varios estudios similares que mostraban que las semillas que recibían la intención de un sanador o que eran regadas con agua que había recibido la influencia de un sanador eran más saludables y germinaban y crecían con mayor rapidez.[1] Esos pequeños estudios eran fascinantes, pero todos se habían realizado con individuos que enviaban intenciones a semillas que tenían justo delante de ellos. Con nuestro experimento íbamos a investigar si podíamos obtener el mismo resultado —o incluso superior— con un grupo heterogéneo de personas que mandarían sus pensamientos intencionados desde miles de kilómetros de distancia del objetivo.

Para cada uno de estos experimentos, Gary y su equipo de laboratorio prepararon cuatro bandejas con treinta semillas de cebada cada una. Una de ellas sería el objetivo y las otras tres harían las funciones de «grupo de control» para descartar los efectos fortuitos. En esta ocasión lo mejor que podíamos ofrecerle a nuestro público para que conectase con el objetivo era una fotografía, aunque no estábamos nada seguros de que fuese a funcionar. Mark decidió que haría algo tan sencillo como fotografiar los cuatro conjuntos de semillas con una cámara normal y que me enviaría las fotos la noche anterior al experimento.

Tenía planeado dar conferencias en varias partes del mundo durante ese período, lo que constituía una oportunidad ideal para comprobar si el experimento iba a tener éxito en distintos contextos y sin que debiésemos preocuparnos por si nuestro sitio web aguantaría. El primer lugar en el que aterricé fue Australia, donde impartí una charla de cuatro horas delante de setecientas personas en una conferencia en la que recibí un trato muy cortés: los organizadores me reservaron un asiento en primera clase en el avión y enviaron mi foto a todos los empleados del hotel para que me trataran como a una estrella.

La noche antes del primer experimento, Mark me envió las fotografías de los cuatro conjuntos de treinta semillas. Cada conjunto estaba dispuesto en un pequeño semicírculo en un semillero, etiquetado con la letra A, B, C o D. Incorporé cada imagen en una diapositiva en mi PowerPoint. Durante la conferencia del día siguiente, le pedí a una persona del público que eligiese el objetivo entre los cuatro conjuntos. A continuación proyecté la fotografía de las semillas escogidas y orienté al público para que enviase la intención de que gozasen de un mayor crecimiento y una mejor salud. Volvió a sonar la pieza *Cho Ku Rei*» la hemos puesto en cada experimento, desde el primero que realizamos en la conferencia de Londres de 2007, con el fin de mantener una coherencia.

Cuando acabamos, llamé a Mark para decirle que habíamos terminado. Él procedió a sembrar los cuatro conjuntos de semillas. Al cabo de cinco días, recogió las plántulas y midió sus longitudes en milímetros. Tuve que esperar pacientemente durante semanas a que Gary hiciese sus cálculos, los cuales debía intercalar entre su labor docente y el tiempo que dedicaba a la escritura; llevaba un ritmo frenético.

Gary puso el nombre de *estudios de la intención* al de Australia y los subsiguientes del mismo estilo. Y para excluir la posibilidad de que nuestros resultados fuesen fruto de la casualidad o que se debiesen a algo distinto de la intención del público, también llevó a cabo una serie de experimentos, a modo de «grupo de control», después de cada uno de envío de la intención. Los científicos suelen efectuar experimentos de control que imitan el experimento real en todos los aspectos sin usar ningún tipo de agente de cambio a fin de erradicar la posibilidad de que cualquier efecto observado en el experimento real sea causado por algo distinto del agente en cuestión. En estos experimentos de control, Mark procedía de manera idéntica a cuando efectuábamos los estudios de la intención: seleccionaba y preparaba otras ciento veinte semillas repartidas en cuatro grupos y elegía aleatoriamente uno de ellos como el «objetivo de la intención», pero esta vez no habría nadie que enviase ninguna intención a ese objetivo. Después de un determinado período, como en el caso de los experimentos reales, plantaba los cuatro conjuntos de semillas, y al cabo de cinco días recogía las plántulas y las medía.

Si esos experimentos de control mostraban que había pocas diferencias, o ninguna, en el crecimiento de las semillas en comparación con lo que ocurría en los estudios de la intención, esto confirmaría que la intención había sido la única causa del cambio. Y además ofrecían un segundo tipo de control: permitían contar con el doble de semillas para efectuar comparaciones —mil cuatrocientas cuarenta en total—, lo cual daba la posibilidad de una mayor significación estadística.

En el verano de 2007 realizamos dos experimentos más con semillas de cebada, uno con un público poco cuantioso de Internet y otro con las cien personas que tuve de auditorio en el Instituto Omega —un centro de retiros ubicado en Rhinebeck (Nueva York) que ofrece cursos para estimular el potencial humano—.

Después del experimento de Rhinebeck, Gary analizó los tres estudios. Los resultados fueron curiosos: los del primer experimento y el segundo fueron significativos, mientras que los del tercero fueron espectaculares. Me envió un primer gráfico que mostraba la diferencia entre las semillas a las que se habían enviado las intenciones y las semillas de control: 4 milímetros. Puede parecer insignificante, pero es lo suficientemente grande como para ser considerada significativa en un estudio científico. Gary me escribió: «Emocionante, ¿no?».

El tercer experimento que llevamos a cabo con nuestro grupo de Rhinebeck –aquel en el que participó un público menos numeroso–, fue el que dio lugar a los resultados más prometedores. Por lógica, cuanto mayor es el grupo mayor debería ser el efecto, pero parecía ser que no necesitábamos contar con una masa crítica determinada para afectar al objetivo. ¿Fueron responsables de ello las instrucciones de crecimiento específicas que se les dieron a los participantes o lo fue la experiencia del público, compuesto en su mayor parte por meditadores muy motivados y experimentados? ¿O se debieron los resultados, tal vez, al contexto de retiro, que ofrece la posibilidad de un mayor grado de concentración del que se puede alcanzar cuando nos tomamos tiempo para enviar intenciones en medio de la vida cotidiana?

Como diría cualquier científico, un solo resultado experimental carece de sentido. Puede ser el fruto de la pura casualidad –un *artefacto*,* en la jerga científica–. Es solamente cuando el mismo experimento arroja muchas veces el mismo resultado cuando se puede decir con cierto grado de certeza que se ha descubierto un verdadero efecto. Lo único que debíamos hacer era repetir el experimento unas cuantas veces más para demostrar que habíamos encontrado algo real.

---

* El término «artefacto», es utilizado en ciencia, medicina y procesamiento de datos, para indicar cualquier distorsión percibida o cualquier otro error de datos que puede provocar una mala interpretación o unos resultados no válidos.

Realizamos otros tres experimentos de germinación: con quinientos sanadores del Toque Sanador en Hilton Head (Carolina del Sur), con los ciento treinta participantes de un taller que impartí en un congreso que celebró la Asociación para el Nuevo Pensamiento Global en Palm Springs (California) y con los ciento veinte asistentes a un taller-retiro que conduje en el centro The Crossings en Austin (Texas).

Después de llevar a cabo el sexto experimento, Gary analizó formalmente los resultados a través de una serie de análisis complejos: comparó en primer lugar el crecimiento de las semillas a las que se había dirigido la intención con el crecimiento del resto de las semillas en los estudios de la intención; en segundo lugar, todos los objetivos reales con los «objetivos» de control y por último el crecimiento de todas las semillas de los estudios de la intención con el crecimiento de todas las semillas de los estudios de control. Utilizó dos tipos de estadísticas, en gran medida para compensar el hecho de que algunas semillas no brotaron en absoluto y otras crecieron mucho más de lo habitual. «Los resultados son, en una palabra, IMPRESIONANTES», me escribió el 16 de marzo.

En promedio, las semillas a las que se había enviado la intención crecieron significativamente más que las de control en los estudios de la intención: 56 mm frente a 48 mm. En los estudios de control, no hubo diferencias entre las semillas-objetivo y las otras; de hecho, las que fueron etiquetadas como «semillas de la intención» en dichos estudios crecieron 45 mm (es decir, 3 mm menos que las semillas que no habían recibido la intención. Aun así, crecieron más que los otros conjuntos de semillas de todos los experimentos de control). El efecto logrado en los estudios de la intención alcanzó significación estadística; las posibilidades de que el resultado obtenido se debiese a la casualidad eran solamente del 0,7%.

Para que te hagas una idea de lo significativo que era el resultado, imagina que lanzas una moneda al aire una y otra vez con la intención de que te salga «cara» unas cuantas veces seguidas. Con el índice de probabilidades de nuestros experimentos, tendrías que lanzar esa moneda ciento cuarenta y tres veces para obtener el mismo resultado por casualidad. Las semillas-objetivo de los estudios de la intención crecieron significativamente más que los falsos objetivos de los estudios de control, y las posibilidades de que esto se debiera al azar eran del 0,3% –era como si hubieses tenido que lanzar trescientas treinta y tres veces la moneda–.

Pero el efecto más espectacular de todos se reveló al comparar los resultados del crecimiento del conjunto de las plántulas de los estudios de la intención con el crecimiento del conjunto de las plántulas de los estudios de control. Los días que enviamos la intención, *todas* las plántulas de los experimentos de la intención crecieron más que todas las plántulas de los experimentos de control, si bien aquellas a las que se envió la intención fueron las que crecieron más. Era como si hubiese tenido lugar algún tipo de comunicación entre la totalidad de las semillas de los estudios de la intención. Este efecto era alucinante: había una posibilidad entre diez millones de que eso fuese fruto de la casualidad.

¿Qué significaba eso? ¿Acaso tiene un efecto expansivo la intención? ¿Acaso todos los seres vivos de un entorno se ven afectados por la energía del pensamiento humano, y no solo aquellos en los que proyectamos la comunicación? Pensé en un experimento del psicólogo holandés Eduard van Wijk, quien había realizado numerosos estudios sobre las misteriosas emisiones de luz descubiertas por Fritz-Albert Popp. Van Wijk colocó un frasco con algas cerca de un sanador y su paciente y midió las emisiones de fotones de las algas durante las sesiones de sanación y los períodos de descanso. Después de analizar los datos, descubrió notables alteraciones en el cómputo de los fotones de las algas. La calidad y los ritmos de las emisiones habían cambiado significativamente durante las sesiones de sanación; era como si las algas también se hubiesen visto afectadas por la intención curativa.[2]

Gary reflejó por escrito los resultados de todos nuestros experimentos con las semillas de cebada, los presentó en el encuentro anual de la Sociedad para la Exploración Científica, en junio de 2008, y publicó el resumen en las actas del encuentro. Fue el primer intento que hicimos, en la iniciativa Experimento de la Intención, de establecer formalmente la validez de nuestros datos, y nuestra conclusión fue inequívoca: «La intención grupal puede afectar selectivamente al aumento del crecimiento de las semillas».[3]

Lidié para mis adentros con las implicaciones de estos experimentos, pequeños pero perfectos. Dentro del lenguaje neutral y contenido de nuestro modesto informe subyacen hallazgos profundos sobre la naturaleza de la conciencia. Habíamos demostrado repetidamente que la mente humana tiene la capacidad de desplazarse más allá del tiempo y el espacio, de conectarse con otras mentes y de actuar sobre la materia a distancia. Esencialmente, habíamos demostrado algo extraordinario y de gran calado: que las mentes humanas tienen la capacidad de operar de manera no local.

La no localidad, también conocida, de forma más poética, como *entrelazamiento*, es una extraña característica de las partículas cuánticas. Albert Einstein la denominó *acción fantasmal a distancia*. Una vez que las partículas subatómicas, como los electrones o los fotones, entran en contacto, se influyen mutuamente para siempre, sin ninguna razón aparente, sin que importen el tiempo ni la distancia y aunque no actúe ninguna fuerza física de atracción o repulsión —es decir, sin que esté presente nada de lo que los físicos convencionales entienden que es necesario para que una cosa afecte a otra—.

Cuando las partículas están entrelazadas, las acciones de una siempre influyen en la otra, por grande que sea la distancia que las separe. Una vez que se han conectado, la medición de una partícula subatómica afecta instantáneamente a la posición de la segunda. Ambas partículas siguen hablando entre sí, y lo que le suceda a una será idéntico, o exactamente opuesto, a lo que le ocurra a la otra.[4]

Aunque los físicos modernos aceptan fácilmente que la no localidad es una característica del mundo cuántico, sostienen que esta propiedad extraña e ilógica del universo subatómico no atañe a nada más grande que el electrón. Afirman que en los niveles físicos del mundo en el que vivimos el universo se comporta según las leyes predecibles y medibles que formuló Newton. Algunos estudios llevados a cabo con cristales y algas han apuntado al hecho de que la no localidad existe en el gran mundo medible y que incluso puede ser el principio que impulse la fotosíntesis;[5] aun así, los científicos siguen considerando que esta propiedad pertenece exclusivamente al ámbito de lo diminuto, de lo cuántico, y que no tiene que ver con la conciencia humana.

Sin embargo, nuestros pequeños experimentos con las semillas demostraron que se puede crear no localidad en el gran mundo visible, no solo entre las mentes de individuos sino también con un objetivo remoto. Un grupo de personas de Sídney (Australia) habían afectado a semillas ubicadas en los laboratorios de la Universidad de Arizona, en Tucson. Es decir, bastó el poder de un solo pensamiento enfocado para influir sobre un objetivo que se encontraba a unos trece mil kilómetros de

distancia. Y los sujetos que mandaron la intención ni siquiera tenían que estar en el mismo lugar; un grupo de personas dispersas
por el mundo produjeron el mismo efecto que un grupo reunido
en la misma sala. De alguna manera, como si fuesen un par de
electrones entrelazados, nuestras mentes individuales, distantes
unas de otras, habían establecido una conexión invisible que fue
capaz de actuar colectivamente para modificar un conjunto de
semillas, ubicadas también a distancia.

Comencé a reflexionar sobre la posibilidad de que la conciencia humana posea la capacidad de crear una especie de *internet psíquico* que nos permita estar en contacto con todo a cada
momento. Y tal vez todo lo que necesitamos para conectar con
este «internet» es enfocar la atención.

4
INTRUSOS MENTALES

Los grupos Poder de Ocho también podían crear un internet psíquico. Lo descubrí en el curso de una intención para John, quien había sido víctima de un grave accidente de motocicleta. Su madre asistió a uno de nuestros talleres poco después del accidente y nos dijo que había sufrido una lesión grave en el cuello y en varias vértebras. Los médicos le habían dicho a ella que la lesión de la médula espinal era tan grave que incluso podría quedarse tetrapléjico.

Ese fin de semana la madre de John le pidió a su grupo Poder de Ocho que le enviara una intención especial a su hijo. Dos meses más tarde me escribió para informarme de los progresos. Después de nuestra intención y de las intenciones de seguimiento por parte de sus familiares, John comenzó a mover la parte superior del cuerpo e incluso fue capaz de mover los dedos de los pies: «Está experimentando una recuperación increíble. Ha recuperado la normalidad en un 85%, probablemente. Los médicos pensaban que necesitaría entre seis meses y un año para ello, ino seis semanas!».

Si el extraordinario progreso de John tenía algo que ver con el grupo Poder de Ocho, el efecto se había conseguido sin establecer ningún vínculo con él: sin que se hubiese llevado a cabo ninguna conexión en vivo o con alguna foto, sin saber nada de él ni de dónde estaba. El único elemento de conexión era su madre y los pensamientos de ella en relación con su hijo.

Empecé a considerar que un círculo grupal «de oración» podía dar lugar a un entorno sanador más potente. Un grupo tiene la capacidad de establecer algún tipo de conexión invisible, el mismo tipo de conexión extraordinaria que habíamos estado presenciando en los experimentos de la intención globales.

Decidí explorar esa conexión en nuestros experimentos globales con algo más que semillas y plantas. De modo que opté por trabajar con otro científico para demostrar que los resultados que habíamos conseguido en los experimentos con las hojas y las semillas no eran un artefacto producido por un solo laboratorio. Me dirigí al físico ruso Konstantin Korotkov, profesor de la Universidad ITMO –la Universidad Nacional Rusa de Tecnología de la Información, Mecánica y Óptica (anteriormente, Universidad Estatal de San Petersburgo)–. Korotkov había hecho progresos a partir de las ideas y la tecnología de Popp tras averiguar que podía medir esa luz tenue con mucha más facilidad cuando pasaba un campo electromagnético a través de ella, lo cual la estimulaba cientos de miles de veces.

A los veinticuatro años de edad, Korotkov, que ya se estaba forjando una buena reputación como físico cuántico, se había interesado por el trabajo de Semión Davidovich Kirlian. Se trataba de un ingeniero ruso que había descubierto que cuando cualquier elemento conductor de la energía, incluido el tejido humano, se coloca en una placa hecha de un material aislante –vidrio, por ejemplo– y se expone a una electricidad de alto voltaje, de alta frecuencia, la corriente de baja intensidad resultante crea un halo de luz coloreada alrededor del objeto que puede ser fotografiado. Kirlian defendió esa luz con vehemencia; sostuvo que sus fotografías revelaban nada menos que el campo energético de un elemento vivo o de un ser vivo y que el estado de ese campo –o aura, como lo denominó– reflejaba el estado de salud de dicho elemento o ser vivo.[1]

Con el tiempo, Korotkov encontró un medio para mejorar ese sistema rudimentario y captar esa misteriosa luz en tiempo real por medio de estimular los fotones de un sistema viviente; logró excitarlos hasta el punto de hacer que brillasen millones de veces más intensamente de lo normal. Desarrolló el dispositivo de visualización por descarga de gas (GDV, por sus siglas en inglés), que utiliza elementos ópticos de última generación, matrices de televisión digitalizadas, un ordenador potente, una mezcla de fotografías, mediciones de intensidad lumínica y un reconocimiento de patrones computarizado. Un programa informático extrapola a partir de todo eso una imagen en tiempo real del biocampo que rodea al organismo y deduce de ello el estado de salud de ese ser vivo.

Cuando entramos en contacto por primera vez, Korotkov tenía cincuenta y cinco años y era una figura pública muy conocida que había prestado un aire de legitimidad a la fotografía kirliana y al concepto de campos de energía humanos. Había escrito cinco libros sobre el tema[2] y atraído la atención del Ministerio de Salud ruso, que reconoció la importancia de su invento en la evaluación de la salud y el diagnóstico de enfermedades. En 2007, el dispositivo GDV se estaba utilizando ampliamente como una herramienta de diagnóstico general y como un medio para evaluar la evolución de un paciente después de someterse a una operación quirúrgica, y el Ministerio del Deporte ruso había comenzado a interesarse por Korotkov y su aparato; incluso lo estaba empleando para evaluar el estado de los deportistas que se estaban entrenando para participar en los juegos olímpicos.[3] Fuera de Rusia, miles de médicos estaban utilizando su máquina, un hecho que no pasó inadvertido a los Institutos Nacionales de la Salud de Estados Unidos;[4] de hecho, Gary Schwartz debía utilizar parte de la subvención que había recibido para investigar el biocampo usando el equipo de Korotkov.

Korotkov encarna una paradoja interesante: con su cuerpo compacto y esbelto y su cabeza rapada, es taciturno y metódico en su trabajo, pero efusivo en su vida privada. Aunque se muestra humilde en relación con sus célebres inventos, le atrae la exhibición —en una ocasión llegó a un evento formal en Japón vestido con un kimono japonés tradicional y blandiendo una espada de samurái—. Mientras que disfruta de la notoriedad que ha logrado con las aplicaciones prácticas mencionadas,[5] su pasión privada es el efecto que tiene la conciencia humana sobre el mundo físico, y está imbuido por un fuerte sentido de la espiritualidad, el cual desarrolló después de una serie de asombrosos hallazgos que efectuó en el curso de su trabajo. Aunque fue educado como ateo de acuerdo con la cultura de la Rusia soviética de la Guerra Fría en los años cincuenta y sesenta, cada vez se sintió más atraído por los grandes interrogantes concernientes a la conciencia, especialmente el relativo a cuánto tiempo persiste esta misteriosa luz en el cuerpo después de la muerte.

En una serie de experimentos llevados a cabo a finales de la década de los noventa, Korotkov y un equipo de asistentes habían efectuado lecturas de docenas de hombres y mujeres recién fallecidos, y encontraron que durante muchas horas no había una gran diferencia entre el resplandor de la descarga de gas de individuos vivos y el de los cadáveres. Además, la luz siguió patrones claramente diferentes en el caso de los difuntos, que parecían reflejar la naturaleza de sus muertes: cuando las personas habían muerto de forma apacible, su luz se desvanecía con suavidad, pero cuando lo habían hecho de forma más violenta, su luz experimentaba transiciones más abruptas. La luz de quienes habían tenido una muerte natural presentaba oscilaciones más pronunciadas durante las primeras cincuenta y cinco horas después del fallecimiento, y después se suavizaba.

Aunque los materialistas argumentarían que esa luz no reflejaba más que la actividad fisiológica residual de los tejidos musculares al transformarse en el proceso de descomposición, la literatura médica forense dejaba claro que las características electrofisiológicas de un cuerpo recién fallecido cambian abruptamente en las primeras horas y después permanecen constantes o bien dan lugar a curvas suaves. Los datos de Korotkov no apoyaban eso en absoluto. La única conclusión a la que se podía llegar era que esa luz seguía estando ahí después de que la vida había terminado, lo cual constituía la prueba de que tenía lugar algún tipo de transición. Korotkov escribió un libro sobre sus descubrimientos[6] y se volvió intensamente espiritual; consideraba que esa «estructura que informaba acerca de la energía» era análoga a lo que se suele denominar alma, la cual estaría conectada al cuerpo pero sería, en última instancia, independiente de este. Mientras llevaba a cabo su trabajo para los diversos ministerios rusos, cada vez se sentía más atraído por el examen de la naturaleza de la conciencia, más concretamente por el efecto que tienen nuestros pensamientos sobre los demás.

Cuando me dirigí a Korotkov por primera vez para que trabajase conmigo, decidimos que nuestro primer experimento sería elemental: trataríamos de afectar al agua con nuestros pensamientos de alguna manera sutil. Uno de los cambios más sutiles, sugirió, sería medir cualquier modificación en la configuración de las moléculas del agua, las cuales, como sabemos actualmente, tienen la peculiaridad de comportarse como un equipo. Dos físicos italianos del Instituto de Física Nuclear de Milán, Giuliano Preparata y su colega Emilio Del Giudice, ambos ya fallecidos, habían demostrado que el agua tiene una propiedad increíble: cuando están muy juntas, sus moléculas manifiestan un comportamiento colectivo; forman lo que ellos denominaron «dominios coherentes», una especie de luz láser potente. Estos grupos de moléculas de agua tienden a verse «informados» en presencia de otras moléculas; se polarizan alrededor de cualquier molécula cargada y almacenan y transportan su frecuencia para que pueda leerse a distancia.[7]

En cierto sentido, el agua es como una grabadora: registra y transporta la información tanto si la molécula original sigue estando ahí como si no. Como han observado algunos científicos rusos, el agua tiene la capacidad de conservar el recuerdo de los campos electromagnéticos que se le han aplicado durante horas, incluso días.[8] Y varios científicos italianos –de la Universidad Sapienza de Roma y de la Segunda Universidad de Nápoles–, y más recientemente Luc Montagnier, galardonado con el Premio Nobel y codescubridor del VIH, han confirmado los hallazgos de Preparata y Del Giudice: ciertas señales de resonancia electrónicas generan cambios permanentes en las diversas propiedades del agua.[9] El equipo de Roma y Nápoles también confirmó que las moléculas de agua se organizan para formar un patrón en el que se puede imprimir la información aportada por ondas. Parece ser que el agua envía la señal y también la amplifica.

Al igual que sucede con las plantas, los animales y los seres humanos, los líquidos como el agua «brillan». La máquina GDV es lo suficientemente sensible como para medir diversas dinámicas energéticas del agua y puede detectar cualquier cambio en la emisión de luz que tenga lugar en la superficie del líquido, lo cual, a su vez, depende de cómo se agrupan las moléculas. Numerosos experimentos llevados a cabo por el equipo de Korotkov con una gran variedad de líquidos biológicos demuestran que la tecnología GDV es altamente sensible a cambios que se producen en el contenido físico y químico de líquidos que no se detectan con los análisis químicos convencionales. Por ejemplo, el dispositivo GDV ha podido distinguir las diferencias infinitesimales existentes entre muestras de sangre de personas sanas y pacientes enfermos, entre aceites esenciales naturales y sintéticos con la misma composición química e incluso entre el agua ordinaria y aquella que había alojado remedios homeopáticos extremadamente diluidos.[10]

Para nuestro primer experimento, Korotkov llenó totalmente un tubo de ensayo con agua destilada e introdujo en ella un electrodo conectado a un aparato GDV estándar. El plan era medir y comparar las señales emitidas por el agua antes, durante y después del experimento. Le pedimos al público de mi sitio web del Experimento de la Intención, a los destinatarios de mi boletín electrónico y a quienes visitaban determinadas páginas de medios sociales el envío de amor a una foto de esa muestra de agua, en un intento de demostrar las afirmaciones del naturópata japonés el doctor Masaru Emoto de que las emociones pueden cambiar la estructura del agua.

El doctor Emoto se había hecho famoso por una serie de experimentos informales, publicados en *Mensajes del agua: la belleza oculta del agua*[11] y otros libros, en los que sugería que nuestros pensamientos quedan embebidos en el agua. Había pedido a voluntarios que enviasen pensamientos positivos o negativos a muestras de agua; luego las congeló y fotografió los cristales de hielo. Esos cristales a los que se habían enviado intenciones positivas dieron lugar a hermosas formas simétricas, afirmó Emoto, mientras que aquellas muestras que habían sido expuestas a intenciones negativas (miedo, odio, ira) formaron cristales turbios y asimétricos. Por más extraño que pareciese su trabajo, fue replicado con éxito en dos ocasiones por el destacado parapsicólogo Dean Radin, director científico del Instituto de Ciencias Noéticas, ubicado en Petaluma (California).[12]

Todavía un poco escarmentada por algunos de los fracasos tecnológicos iniciales que habíamos tenido con los experimentos de las hojas, me limité a publicitar los experimentos entre nuestra comunidad electrónica, para no saturar el sistema Ning. A pesar de no hacer mucha promoción, para el siguiente experimento se inscribieron miles de personas de ochenta países de todo el mundo, pertenecientes a todos los continentes excepto la Antártida. La noticia de los experimentos corrió como la pólvora y llegó al mismísimo Emoto, quien me envió un correo electrónico para desearnos buena suerte.

En la noche del día señalado, Korotkov nos envió una foto del tubo de ensayo experimental, que publicamos en nuestro sitio web, aunque solo podían verlo quienes se habían registrado para el experimento. Luego puso en marcha su dispositivo GDV y un CD de Rajmáninov para que le hiciese compañía, y esperó.

Horas más tarde, tras el experimento, revisó las mediciones que había registrado su máquina y descubrió un cambio muy significativo. Las emisiones de luz en el agua habían ganado en intensidad, y también se había producido un efecto importante en el área total de las emisiones lumínicas. Sin embargo, estas variaciones tuvieron lugar *antes* de que el experimento comenzara, cesaron seis minutos antes del tiempo previsto para mandar la intención y no volvieron a producirse hasta después de que hubiésemos terminado. Cuando comparamos el período de nuestra intención con lo que arrojaban los datos veinte minutos antes de enviarla, la significación de estos datos desapareció.

Tal vez nuestra intención había sido demasiado pasiva o difusa y acaso tendría un mayor efecto si nos centrásemos en algo más específico, como habíamos hecho con los experimentos de germinación. Después de todo, la idea de una emoción imprecisa como el amor es altamente individual, sobre todo cuando se está enviando a un vaso de agua. Y cierta cantidad de participantes habían logrado entrar en el sitio antes de la hora, lo que pudo haber dado lugar a un sesgo en los resultados.

Decidimos repetir el experimento el 22 de enero de 2008, pero con tres diferencias importantes: utilizaríamos una intención muy específica con nuestra muestra experimental –les pediríamos a los participantes que hiciesen que el agua «brillase cada vez más»–, habría una muestra de agua de control –un vaso de precipitado idéntico con agua destilada de la misma fuente, también unido al dispositivo GDV– y extenderíamos el tiempo total de la toma de lecturas.

En esa ocasión registramos una diferencia estadística muy significativa en la propagación de la luz y su intensidad durante el período de la intención y el período posterior, en comparación con las mediciones del vaso de control. Más interesante fue el hecho de que el gran cambio tuvo lugar justo durante el lapso de diez minutos de envío de la intención, en comparación con los momentos anteriores o posteriores. Aunque los participantes fueron menos que la primera vez, obtuvimos un efecto mucho mayor. Nuevamente, el tamaño del grupo no implicó ninguna diferencia en el resultado.

Se empieza por hacer ciertas suposiciones, se elabora una hipótesis meticulosa, se diseña una forma de demostrarla y luego el investigador espera a ver los resultados, a raíz de los cuales descubre que algunos de los supuestos que daba casi por seguros en relación con el universo quedan hechos añicos.

Entre los once experimentos que habíamos podido ejecutar con éxito, habíamos obtenido un resultado positivo en diez —es decir, en todos menos uno, que era estadísticamente significativo—, pero en el proceso habían contradicho cada uno de nuestros supuestos iniciales en cuanto a cómo podía ser que operase la intención grupal.

Traté de descifrar lo que habíamos aprendido sobre lo que estaba sucediendo. Habíamos sido capaces de cambiar el agua y las plantas con nuestros pensamientos, tanto estando juntos en la misma sala como encontrándonos todos en lugares dispares, incluso a miles de kilómetros de distancia del objetivo. Y nuestros pensamientos afectaron a los objetivos aunque nunca les hubiésemos enviado la intención directamente, es decir, aunque hubiésemos enviado la intención a un *símbolo* de esos objetivos: una fotografía de ellos —ya que, por supuesto, estaban ubicados en un laboratorio lejano—.

Aunque el único punto de contacto fuese una fotografía ubicada en un sitio de Internet, los participantes establecieron fácilmente una conexión profunda entre sí y con el objetivo. El hecho de pensar en grupo pareció crear un internet psíquico no local de conexión instantánea en el que la distancia entre los participantes no era importante, incluso aunque no trabajásemos con intenciones y objetivos reales, sino solo con la representación fotográfica de estos; en cierto sentido, era como trabajar con muñecos de vudú.

Cuando empezamos a llevar a cabo los experimentos de la intención de alcance global, Gary y yo procedimos a partir del supuesto de que era importante que los participantes tuviesen alguna conexión en vivo con el objetivo; por eso insistimos, en los primeros estudios, en que una cámara web filmase el objetivo en directo. Pero tanto en el curso de los experimentos de germinación como en el curso de los experimentos con el agua descubrimos que la conciencia humana puede conectar con un *objetivo virtual* y afectarlo, y que esta conexión es igual de potente. Como han sostenido los psíquicos y otros clarividentes durante años, la representación simbólica de algo, como las coordenadas de un mapa, permite fácilmente que la conciencia se concentre en un objetivo.

La cantidad de participantes tampoco se había revelado importante; un pequeño grupo de cien personas reunido en una sala de Rhinebeck, a mil seiscientos kilómetros de distancia del objetivo, había resultado igual de eficaz que grupos cinco veces más grandes. El segundo experimento del agua de Korotkov había contado con menos participantes pero el efecto había sido mayor. La distancia respecto del objetivo tampoco había influido en el resultado. Mi público de Australia, ubicado a casi trece mil kilómetros de distancia del objetivo, situado en Tucson, había logrado un efecto igual de potente que un grupo de participantes que se encontraban en el vecino estado de California. Al enviar pensamientos a algo, más sujetos y una mayor cercanía no implicaban necesariamente un mejor resultado.

Otro efecto extraño fue que la intención parecía influir en todo lo que estaba en su camino: cuando las semillas formaban parte de un experimento de envío de intención, todas se veían afectadas de alguna manera, fuesen o no el objetivo. Esto también implicaba algo muy importante: sugería que los seres vivos registran información de todo el entorno, y no solo la que circula entre dos entidades.

Lo que parecía contar más era la experiencia. Los resultados más impresionantes los habíamos obtenido con el envío del pensamiento enfocado por parte de meditadores o sanadores experimentados. En nuestros experimentos de germinación de mayor éxito, en los que las plántulas a las que habíamos enviado la intención habían crecido el doble que las de control, había participado mi público de Hilton Head, que incluía a quinientos practicantes del Toque Sanador. Y también habíamos aprendido, tanto de los experimentos de germinación como de los experimentos con el agua, que la intención funcionaba mejor cuanto más específica era.

Estos primeros experimentos habían sido elementales, incluso un poco toscos, pero sus implicaciones eran enormes. Desafiaban ciertas leyes newtonianas que conforman la columna vertebral de la física clásica. Newton describió un universo de objetos separados que se comporta de acuerdo con unas leyes fijas en el tiempo y el espacio, siendo la primera de ellas una de las más fundamentales: la idea de que cualquier objeto dado permanece en reposo o no deja de moverse a una velocidad constante a menos que haya una fuerza externa que actúe sobre él. En esta ley está implícita la piedra angular de muchos supuestos en los que confiamos acerca de la manera en que funciona el mundo: la noción de que todo se mantiene estático, separado e intacto a menos que se ejerza algún tipo de fuerza física sobre ello —un empujón, un «puñetazo», una «patada»—. De hecho, todas las leyes de Newton describen elementos que existen independientemente unos de otros y requieren que se aplique sobre ellos cierta energía física, mensurable, para cambiar, incluso para moverse.[13]

Había muy poco en nuestros experimentos que reflejase algo que pudiésemos considerar una visión newtoniana del mundo. No estábamos *haciéndole* nada a un objeto; estábamos *pensando* en ese objeto. Los efectos que estábamos registrando se asemejaban más al comportamiento «rebelde» de la física cuántica tal como la definieron por primera vez Niels Bohr y su discípulo, el físico alemán Werner Heisenberg. Ambos reconocieron algunos aspectos fundamentales del universo cuántico. En el mundo de lo diminuto, las cosas no son cosas todavía, sino solo una pequeña nube de probabilidades, un potencial de cualquiera de sus manifestaciones futuras —o lo que los físicos conocen como una *superposición* o suma de todas las probabilidades—.

Hoy día, el *establishment* científico acepta que en el mundo hermético de lo cuántico la materia física no es sólida y estable —de hecho, aún no es nada— y que lo que hace que esta pequeña nube de probabilidades se convierta en algo concreto y mensurable es la participación de un observador. Una vez que los científicos observan o miden una partícula subatómica, la pequeña nube de potencial puro «colapsa» en un estado específico, identificable.

Las implicaciones de estos primeros hallazgos experimentales de la física cuántica, que hoy día se conocen como *efecto observador*, han sido siempre profundas: la conciencia viva es de alguna manera la influencia que convierte el potencial de algo en algo real. En el momento en que observamos un electrón o efectuamos una medición, *contribuimos a determinar su estado final*. Este hecho siempre ha tenido varias implicaciones incómodas, la mayor de las cuales es que el ingrediente más esencial en la creación del universo es la conciencia que lo observa. Según esto, nada en el universo existe como una «cosa» real, independiente de nuestra percepción de ella.

Los científicos siempre se han apartado de esta idea tan incómoda y han abrazado una visión del mundo más agradable, aunque improbable: la perspectiva de que hay un conjunto de leyes para lo grande y lo visible y otra para lo microscópico; y que una vez que esos elementos subatómicos y anárquicos empiezan a «reconocer», de alguna manera, que forman parte de algo grande y visible, comienzan a comportarse de nuevo de acuerdo con las leyes lógicas y fiables de Newton.

Algunos de los supuestos de esa visión confiada del mundo —la inviolabilidad del tiempo y el espacio, la primera ley de Newton, incluso la idea de que hay conjuntos separados de reglas para el gran mundo visible y las partículas invisibles— habían sido ligeramente cuestionados por nuestros primeros experimentos.

Tanto los círculos Poder de Ocho como los experimentos globales revelaban algo más, algo central acerca de la conciencia humana y su capacidad de traspasar los límites de los objetos y las otras personas, incluso las fronteras del espacio y el tiempo: habíamos demostrado de forma repetida que la mente humana tiene la capacidad de operar no localmente, de traspasar paredes y «volar» sobre mares y continentes y de cambiar la materia ubicada a miles de kilómetros de distancia. Los científicos se enfrentan con la idea, propuesta por primera vez por el filósofo alemán Immanuel Kant, de que el mundo no es posible sin nosotros, pero quizá lo que significa realmente el *efecto observador* es que creamos a medida que prestamos atención a un objeto en particular, centrándonos en el objeto al unísono y articulando juntos una petición muy específica.

Nuestras experiencias no avalan las teorías de Meditación Trascendental de que cuando se intenta obtener un resultado específico a través del poder del pensamiento se necesita contar con una masa crítica. Un grupo enfocado y cohesionado integrado por cien personas reunidas en una sola sala tuvo el mismo efecto que miles de personas repartidas por todo el mundo y conectadas virtualmente. Conseguimos idénticos resultados sobre el objetivo tanto con un público reunido en un único espacio como con participantes dispersos por todo el mundo pero unidos por el mismo pensamiento y la misma página de Internet.

De hecho, estaba empezando a darme cuenta de que el envío de intenciones también era efectivo con un grupo de solo ocho personas. Solamente puedo suponer que las intenciones tuvieron éxito porque en esos momentos estábamos todos en el mismo espacio físico.

Lo único que importaba, lo único que parecía ser necesario, era cualquier tipo de grupo.

5

EL PODER
DE DOCE

Los efectos que estaba presenciando en las intenciones de la semana tal vez no eran efectos placebo. Había bebés, incluso fetos, que sanaban. Se obtenían resultados en personas que estaban inconscientes o a las que no se les había dicho que eran el objeto de la intención. La bebé Isabella nació en Spokane (Washington) a las veinticuatro semanas de gestación pesando poco más de medio kilo, con los intestinos separados, una infección estreptocócica en el estómago y los pulmones débiles. Dos días después de que los médicos le intervinieran quirúrgicamente los intestinos en un intento de conectarlos, contrajo una infección y tuvieron que operarle los pulmones por segunda vez. La sometieron a distintos antibióticos y un especialista determinó que su infección era resistente a ellos. Los doctores le colocaron una bolsa de colostomía. Parecía que casi no había esperanzas.

Su madre acudió a nosotros para proponer que su bebé fuese el objeto de una intención de la semana. Siete días después de que enviamos nuestra intención, volvieron a operar a Isabella, y la intervención fue increíblemente bien. Aunque a los médicos les preocupaba que la infección por estreptococos hubiese regresado y tuviesen que operar de nuevo, los niveles sanguíneos de Isabella —la causa de la alarma— recuperaron pronto la normalidad, para su asombro. Comenzó a tener un desarrollo normal y la dieron de alta ocho meses más tarde, completamente curada. Su madre dijo que había sido un «milagro».

En mayo de 2009, Jeuline, de Gotemburgo (Suecia), debía dar a luz, pero le diagnosticaron a su bebé un defecto cardíaco raro y grave que seguramente afectaría a la funcionalidad de su corazón y sus pulmones. Los médicos temían que no pudiese respirar por sí solo cuando naciera porque era probable que sus pulmones estuviesen dañados. Y aunque pudiera respirar, tendría que ser lo suficientemente fuerte como para pasar por lo menos por tres operaciones de los vasos sanguíneos del corazón.

Antes de la fecha estimada para el parto, Jeuline pidió estar en el círculo de intenciones de la semana. Después de nuestra intención grupal, su hijo nació en condiciones mucho mejores de lo que habían predicho los médicos. Les sorprendió el hecho de que fuese capaz de respirar sin asistencia y de que su saturación de oxígeno aumentase después de la lactancia, ya que a los niños con problemas cardíacos les suele ocurrir lo contrario. Continuó ganando peso y se mantuvo lo bastante bien como para ser operado dos meses y medio más tarde, y después siguió mejorando. «Los médicos están sorprendidos por lo sano que está y el aspecto tan saludable que tiene —nos escribió su madre—. Goza de mejor salud que otros bebés con problemas cardíacos similares. Es un niño tranquilo y feliz».

Hubo el caso de una adolescente que volvió con sus padres. Juracy, de México, nos escribió para hablarnos de su hija de dieciséis años, que se había ido de casa. Llevaba mal las matemáticas, pasaba todo su tiempo libre en fiestas que no terminaban hasta altas horas de la madrugada y socializaba con amigos a quienes su madre desaprobaba. Nuestra comunidad envió la intención de que la hija y la madre fuesen más cariñosas, se comunicasen con mayor honestidad y respetasen sus diferencias. Unas semanas más tarde recibí una efusiva nota de Juracy en la que decía que su hija había regresado a casa tres semanas después del inicio de las intenciones y que habían comenzado a tener conversaciones honestas y sinceras. La hija también dio un vuelco a las páginas que tenía en los medios sociales, que habían sido muy tétricas y desafiantes.

No sabía lo que estábamos presenciando, si éxitos de sanación o puras coincidencias. El hecho de que el proceso estuviera resultando eficaz en bebés —e incluso en fetos— y también entre personas que estaban inconscientes o que no sabían que se les estaba dedicando ese esfuerzo sugería que cabía descartar el «efecto expectativa». ¿Tenían algo que ver los efectos con algún tipo de poder que se veía amplificado por la intención grupal?

Solo estoy informando sobre esto.
No pretendo entender lo que es «esto».
Estoy aprendiendo contigo.

Durante años, estos fueron mis descargos de responsabilidad habituales durante los talleres Poder de Ocho, mi tarjeta de salir de la cárcel (del Monopoly). *No soy una sanadora. Solo estoy haciendo de periodista.* Después de haber presenciado tantos cambios milagrosos, por un tiempo incluso me volví indiferente. *Vaya, otra curación milagrosa. Mira por dónde.*

Al mismo tiempo me obsesioné con tratar de encontrar un precedente para esos efectos de sanación colectiva. *Alguien tenía que haber pensado en esto antes que yo.* Ciertamente, los círculos de oración son, hoy en día, una parte integral de la mayoría de las iglesias cristianas modernas. Pero en algunos casos, mis grupos Poder de Ocho y de intención de la semana estaban dando lugar a sanaciones inmediatas. ¿Qué información había sobre grupos de personas que, teniendo un solo pensamiento al mismo tiempo, hubiesen obtenido unos efectos tan contundentes? Este ritual debió de descubrirse y utilizarse en el seno de una civilización anterior.

Empecé a buscar círculos antiguos que se utilizasen con finalidades sanadoras y empecé con el más famoso de todos: Stonehenge, el gigantesco anillo prehistórico de piedras dispuestas verticalmente en la llanura de Salisbury, en Inglaterra.

Los arqueólogos siguen desconcertados por el verdadero propósito de Stonehenge y por lo que habría motivado a una civilización neolítica a trasladar hasta allí ochenta y dos rocas basálticas desde Carn Meyn, ubicado a unos doscientos cincuenta kilómetros de Stonehenge —en las colinas de Preseli, en el suroeste de Gales—. Cada una de las rocas pesa unas tres toneladas, lo cual requirió que hasta treinta hombres cargasen con ellas o las trasladasen usando cuerdas de cuero hasta embarcaciones que navegaron por el río Avon, desde donde se emprendió el trayecto final. Muchos investigadores se muestran de acuerdo con la idea del primer arqueólogo de Stonehenge, William Stukeley, quien concluyó que esta estructura mesolítica era un lugar de culto. A principios de la década de 1720 escribió: «Cuando entras en la construcción y miras alrededor, a las ruinas bostezantes, entras en un ensueño extático, que nadie puede describir».[1] Otros están convencidos de que el círculo de piedra actúa como un enorme calendario, ya que las posiciones de las piedras permiten identificar con precisión los solsticios de verano e invierno, lo cual habría sido esencial para la siembra y la cosecha en una época en la que no existía otro medio de marcar las estaciones.

Pero en el mes anterior a nuestro primer taller, como descubrí más tarde, los profesores Timothy Darvill y Geoff Wainwright, dos de los arqueólogos más eminentes de Gran Bretaña, habían abordado el misterio de Stonehenge de una forma distinta a sus colegas: habían emprendido un proyecto de excavación de tres años y unido sus hallazgos con la enorme cantidad de huesos que habían encontrado en excavaciones anteriores, los cuales mostraban indicios de algún tipo de lesión traumática. «Stonehenge era un Lourdes prehistórico; esta era su función —afirmó Wainwright—. La gente venía aquí para ponerse bien». Y Darvill añadió: «Al principio parece que era un lugar destinado a los muertos; había cremaciones y monumentos. Pero después del año 2300 a. de C., aproximadamente, la orientación cambió y pasó a ser un centro para los vivos, un lugar donde los curanderos especializados y los profesionales de la salud de la época cuidaban de los cuerpos y las almas de los enfermos».[2]

Darvill y Wainwright se centraron en las rocas en sí y en la antigua creencia de que estaban imbuidas de poderes curativos místicos, en gran parte gracias al agua procedente de los manantiales y pozos de Gales que había caído sobre ellas. Pero me pregunté sobre el poder de su disposición. Su colocación no había sido accidental. La avenida estaba alineada con el amanecer del solsticio; las piedras formaban un círculo dentro de lo que es actualmente una disposición en herradura de dos anillos de rocas.

Los arqueólogos han descubierto manchas de tierra que sugieren que pudo haber otras piedras presentes. Tal vez la gente de la época pensaba que la curación se debía no solo a las rocas en sí, sino también a la colocación de los sanadores en círculo, al suponer que la disposición en círculo, por sí misma, tenía poder curativo. Como hay centenares de antiguos círculos de piedra y madera por todo Gran Bretaña, Darvill no duda de que los círculos desempeñaron un papel importante en la curación, pero no ha encontrado ninguna evidencia que demuestre que las personas que estaban en el círculo formaban parte tan integral del proceso de curación como las propias piedras.

A lo largo de los siglos, los pequeños círculos de personas han tenido un significado especial en muchas culturas y religiones, desde la pagana *wicca* hasta el cristianismo místico. Se decía que la leyenda artúrica de la mesa redonda y la hermandad medieval de los rosacruces incorporaban tanto las prácticas artúricas como las de los antiguos esenios —la primera secta mística de ascetas que supuestamente habían educado a Jesús—.[3]

Me puse en contacto con Klaas-Jan Bakker, el gran maestro emérito de la Orden Rosacruz AMORC, quien me explicó que los rosacruces creen que emplean métodos de sanación utilizados por primera vez por los esenios y que le fueron enseñados a Jesús. Lo que guardaba un mayor paralelismo con mis círculos Poder de Ocho era el Consejo de Solaz, cuyos miembros se eligen específicamente para sanar a otros. Los miembros de este consejo suelen conectar con una persona enferma para asegurarse de que está receptiva y a continuación le envían pensamientos de sanación en determinados momentos del día; lo hacen por medio de entrar en un estado mental enfocado y visualizar a esa persona. Además de las sanaciones individuales, en los templos rosacruces tiene lugar todos los días, al mediodía, una ceremonia ritual del Consejo de Solaz, en la cual los rosacruces deben enviar una intención sanadora positiva para los necesitados y para el planeta. Había también otras prácticas que presentaban algunos paralelismos con el internet psíquico que había descubierto en nuestros experimentos y círculos.[4]

Como los rosacruces afirmaron haber heredado sus prácticas de las del cristianismo místico, empecé a explorar usos religiosos más tradicionales del círculo.

Muchos libros de la Biblia, como los Hechos de los Apóstoles y los libros de Esdras y Jonás, hablan del poder de la oración en grupo para conjurar la guía y la protección divina y prevenir los desastres,[5] y santa Teresa de Jesús, supuestamente, fue pionera en el uso de pequeños grupos de oración en la Iglesia católica.[6] Los musulmanes hacen la peregrinación *hach* a La Meca, donde forman círculos concéntricos para orar alrededor de la *Kaaba*, el centro sagrado del islam. En el judaísmo, todas las sinagogas hacen uso de los minianes, un grupo de al menos diez individuos —diez hombres, en el caso de las congregaciones ortodoxas—, una de cuyas funciones es orar juntos por la sanación de un miembro de la congregación. Cuando los miembros de la congregación recitan la oración de acción de gracias judía *birkat hagomel* para agradecer el hecho de haber sobrevivido a una experiencia traumática o a una enfermedad potencialmente mortal, debe estar presente un minián. *Minián* procede del término hebreo *maneh*, que está relacionado con la palabra aramea *mene*, o número, que denota la necesidad de cierta masa crítica de personas. Está claro que los grupos de oración han estado muy presentes en la mayor parte de las religiones.

Al estudiar los usos de la oración grupal en el cristianismo, me encontré con un viejo sermón de Charles Spurgeon, predicador baptista británico del siglo XIX, acerca del significado de ciertos pasajes de los Hechos de los Apóstoles —el relato de cómo los apóstoles construyeron la Iglesia cristiana primitiva—.[7] Spurgeon se centró en Hechos, 1, 12-14, pasaje que relata la historia de cómo los doce apóstoles llevaron a cabo, esencialmente, su primer encuentro para rezar. Habían regresado de estar cerca del monte de los Olivos, ubicado junto a la antigua ciudad de Jerusalén, y se dirigían a una estancia superior (algunos historiadores religiosos creen que esa estancia es el cenáculo del monte Sión de Jerusalén, el lugar de la última cena), donde todos se pusieron a orar.

Muchos eruditos bíblicos han llegado a la conclusión de que el Nuevo Testamento fue escrito en griego helénico y, según Spurgeon, san Lucas, médico helénico y presunto autor de los Hechos, quien tal vez estuvo presente en algunos de los eventos, eligió usar la palabra griega *homothumadon* para describir el método de oración grupal de los apóstoles.

Homothumadon aparece doce veces en la Biblia, principalmente en los Hechos, siempre para describir la naturaleza de la oración de los apóstoles. La versión autorizada del rey Jacobo de la Biblia traduce este vocablo como «con un acuerdo»,[8] pero Spurgeon sostiene que *homothumadon*, un adverbio, es en realidad un término musical, que significa «golpear las mismas notas juntas». En todos los otros lugares se ha traducido con el significado de «con una mente y con una pasión», y Spurgeon estima que esto indica que los apóstoles oraron «unánime, armoniosa y continuamente».[9]

Cuando busqué la definición de *homothumadon*, descubrí que ni siquiera esta última definición transmite la profundidad del término original. La palabra griega en sí es un compuesto de dos vocablos: *homou*, que literalmente se traduce como «al unísono» o «juntos en el mismo lugar al mismo tiempo», y *thumous*, que significa «estallido de pasión» o incluso «apresurarse» y a menudo indica algún tipo de intensidad: acalorarse, respirar violentamente, incluso manifestar cólera. Cuando se combinan, las dos palabras evocan la imagen musical de una sinfonía de Beethoven, pongamos por caso, en que las notas se suceden apasionadamente en líneas melódicas que transcurren en paralelo, si bien se combinan tonalmente en una armonía perfecta, hasta culminar en un punto álgido. Es así como la palabra *homothumadon* pone el énfasis en el hecho de que los apóstoles oraban apasionadamente unidos, con una sola voz: «He aquí un secreto de la Iglesia primitiva que ha sido pasado por alto —señala Spurgeon—. Una y otra vez, Lucas subraya que lo que hicieron, lo hicieron juntos. Todos ellos. Unidos y de forma unánime».

Según el predicador británico, Jesús consideraba que la oración era un acto comunitario. Quería que sus apóstoles oraran juntos, con los mismos pensamientos y las mismas palabras —era como si hubiesen establecido juntos una misma intención—. Muchos otros estudiosos de la Biblia han coincidido con él. El pastor presbiteriano estadounidense y erudito bíblico Albert Barnes, del siglo XIX, indicó que *homothumadon* enfatiza el hecho de que los apóstoles operaban «con una sola mente. Esta palabra denota la total armonía que había entre sus puntos de vista y sus sentimientos. No había cismas entre ellos, ni intereses separados, ni propósitos discordantes».[10]

El hecho de orar de esta manera incluso pudo haber acercado a los apóstoles, haberles proporcionado una sensación de indivisibilidad; tanto en la vida como en la oración, estaban «unidos por un lazo más fuerte que la muerte», según los comentaristas bíblicos decimonónicos Robert Jamieson, A. R. Fausset y David Brown.[11] Tal vez Jesús sugirió esta actitud, sabedor de que los apóstoles estaban a punto de afrontar un desafío enorme, consistente, esencialmente, en impulsar una revolución religiosa. El teólogo inglés inconformista Matthew Poole, del siglo XVII, creía que el uso de la palabra *homothumadon* indica el firme sentido de la unidad de los apóstoles frente a las dificultades, que los condujo a mantener una «gran resolución, a pesar de toda la oposición y todas las discrepancias con las que se encontraron» a la hora de establecer la Iglesia primitiva.[12]

Muchos de los eruditos de la Iglesia están convencidos de que Jesús usó este tipo de oración en grupos pequeños específicamente como plan para ayudar a los apóstoles a enseñar a los miembros de la Iglesia primitiva la nueva forma de orar que era preferible y como signo de comunión cristiana. Frederic William Farrar, clérigo británico, decano de Canterbury y arzobispo de Westminster, sugiere que Jesús les enseñó a orar de esta manera deliberadamente para que se alejasen de la «mera súplica individual»:

Mucho antes, los discípulos habían hecho la petición «Señor, enséñanos a orar» (Lucas, 11, 1), y durante los tres años que estuvieron con Jesús, la forma de proceder que les dio como ejemplo pudo muy bien haber adquirido las proporciones adecuadas para el culto general.[13]

Esto sugeriría que el plan era que los miembros de la Iglesia naciente orasen como un grupo, con una sola mente y un solo corazón. Más recientemente, Peter Pett, ministro baptista y profesor universitario jubilado, argumentó que esta técnica de orar apasionadamente unidos se supone que era la que debía adoptar toda la Iglesia:

Se enfatiza la unidad total de la Iglesia naciente. Los discípulos, tanto hombres como mujeres, comparten una igualdad que generalmente no se conoce fuera de los círculos cristianos. Rezan juntos como uno. Probablemente, la mayor parte de la actividad de la oración se efectuaba en el templo sobre todo, donde se reunían diariamente con otros discípulos de Jesús (Lucas, 24, 53).[14]

Lloyd John Ogilvie, ministro presbiteriano y excapellán del Senado de los Estados Unidos, cree que el nuevo «movimiento» cristiano iba a hacer uso de un nuevo tipo de oración comunitaria: «En su meta inicial de construir la Iglesia, se pusieron a orar juntos. Más que una proximidad física, esto conllevó una unidad espiritual».[15]

La oración, escribe Ogilvie, debe efectuarse en el ámbito de las relaciones:

Si queremos contar con poder procedente del Espíritu Santo como individuos, necesitamos hacer inventario en cuanto a las relaciones: ¿hemos perdonado a todo el mundo? ¿Debemos restablecer alguna relación? ¿Hay alguien a quien enviar sanación? Como congregaciones no podemos vernos empoderados hasta que tengamos una sola mente y un solo corazón, hasta que nos amemos unos a otros como Cristo nos amó y hasta que sanemos todas nuestras relaciones rotas.[16]

Algunos eruditos sostienen que tanto los cuatro Evangelios como los Hechos fueron escritos originalmente en arameo, la lengua materna de Jesús. Si esto es así, una palabra que aparece es *kahda*, un adverbio que significa tanto «juntos» como «al mismo tiempo».[17]

Los pequeños círculos de oración fueron una parte esencial de los inicios de la formación de la Iglesia cristiana. De hecho, es posible que Jesucristo emplease círculos pequeños que mantenían una intención; tal vez incluso inventó este tipo de círculos.

Muchas de las referencias que hay en la Biblia relativas a que los apóstoles estaban «de acuerdo» mencionan un acto de sanación grupal. En Lucas, 9, 1, Jesús les dio «poder y autoridad [...] para curar enfermedades» y los envió en su primer viaje juntos como misioneros de pueblo en pueblo, en Galilea, «para predicar el reino de Dios y sanar a los enfermos», y san Mateo también señala quc los apóstoles enviados a «las ovejas perdidas de la casa de Israel» debían «curar a los enfermos».[18] En los Hechos, una «multitud procedente de las ciudades» viajó a Jerusalén «trayendo a enfermos», todos los cuales «fueron curados».[19] Adam Clarke, analista bíblico metodista británico del siglo XVIII, también señaló acerca de *homothumadon*: «Cuando una asamblea del pueblo de Dios se reúne en el mismo espíritu, esas personas pueden esperar todas las bendiciones que necesiten».[20]

Pensé en las palabras de Clarke, que escribió esto sobre el término *homothumadon*:

> Este vocablo es muy expresivo: significa que todas sus mentes, afectos y deseos estaban concentrados en un objeto, y que cada hombre tenía la misma finalidad en mente; y que, teniendo un solo deseo, no tenían sino una oración dirigida a Dios, y todo corazón la pronunciaba. No había nadie desinteresado, despreocupado ni tibio; todos oraban en serio, y el Espíritu de Dios bajó para encontrarse con su fe y su oración unidas.[21]

Cuando sus pensamientos estaban enfocados y concentrados y eran comunitarios.

Puede ser que *homothumadon* fuese la actitud necesaria para los círculos que se reunían en la Iglesia cristiana con el fin de enviar intenciones sanadoras, una práctica colectiva cuyo poder no era plenamente comprendido. Todo esto sugiere que Jesús sí entendió el poder de la oración grupal y transmitió esta idea a sus discípulos. O tal vez, como creo, solo estaba tratando de decir que Dios está dentro de cada uno de nosotros, pero que el poder que de Él emana se ve amplificado en un contexto grupal.

Busqué la palabra griega *ekklésia*, que aparece en la Biblia unas ciento quince veces, pero que aparentemente está mal traducida, en la versión del rey Jacobo, como «iglesia». Una traducción más precisa es «asamblea o congregación de personas que se reúnen con un propósito específico; un grupo con un propósito unificado, unido en un solo cuerpo».[22] En esos tiempos, *iglesia* no significaba el edificio en sí y tampoco una vasta organización, sino solo una pequeña asamblea, como la de los apóstoles, que «eran llamados» a reunirse y orar apasionadamente unidos.[23]

La idea original de Jesús de lo que era una iglesia tal vez era semejante al «poder de doce»: se trataba de empezar con doce, de aprender a orar juntos, y a continuación de difundir la palabra. En el primer capítulo de Hechos, los doce apóstoles, después de orar juntos, rezan con un grupo de ciento veinte, que incluye a la madre de Jesús, María, y a los hermanos de Jesús; este grupo va ganando adeptos, a quienes se les enseña a hacer lo mismo.

En ese mismo capítulo de Hechos (1, 15-26), la primera actividad de los apóstoles, después de la resurrección, fue elegir un sustituto de Judas. Se suele suponer que Jesús eligió a doce apóstoles para representar a las doce tribus de Israel, pero tal vez hubo una razón adicional por la que conservar un grupo de doce, incluso si el miembro más reciente no había sido testigo directo de las enseñanzas de Jesús.

Es posible que la cantidad de apóstoles, doce, fuese tan importante como la oración misma.

Esta «asamblea requerida» concuerda exactamente con mi definición de *círculo de sanación*. De hecho, me di cuenta de que *homothumadon* y *ekklésia* son metáforas perfectas de los grupos

Poder de Ocho: un conjunto de individuos que oran apasionadamente juntos como una sola entidad, manteniendo el mismo pensamiento curativo en el mismo momento. Cuando las personas se involucran en una actividad apasionada como es un círculo de sanación, la solitaria voz de cada una se transforma en una estruendosa sinfonía.

6 EL EXPERIMENTO DE LA INTENCIÓN PARA LA PAZ

En el verano de 2008 estaba completamente harta de semillas, de hojas y de avanzar pasito a pasito en mis experimentos globales y lista para dar un gran salto. Si un pequeño grupo cuyos miembros oraban juntos con una sola voz unificada y apasionada daba lugar a una especie de entidad virtuosa, ¿podríamos llevar esta fuerza sanadora a otra escala? ¿Hasta qué nivel? Me sentía inspirada por mi amiga Barbara Fields, directora de la Asociación para el Nuevo Pensamiento Global, que había establecido el Proyecto de la Paz, el cual alentaba la creación de grupos para la paz en distintas ciudades; y también me sentía inspirada por el plan de incidir en el Día Internacional de la Paz, en septiembre de 2008. Llamé a Gary Schwartz y le expuse que ya era hora de probar si la mente grupal que estábamos midiendo en los experimentos globales tenía la capacidad de resolver algún problema importante en el mundo real.

—Hagamos algo grande —le dije—. Veamos si podemos reducir la violencia y restablecer la paz en una zona de guerra.

Después de todo, la gente de Meditación Trascendental ha realizado más de quinientos estudios para examinar si los grupos de meditadores pueden tener un efecto mitigador de los conflictos, y algunos de los resultados han sido interesantes.

—Si intentas afectar a algo tan grande, no puedes enviar una intención de diez minutos una sola vez y esperar que funcione —comentó Gary.

Entonces, ¿cómo podíamos proceder? Como cualquier buen científico, el impulso de Gary es siempre comenzar por replicar cualquier diseño experimental que hubiese funcionado en ese ámbito anteriormente. Señaló que debíamos basarnos en el trabajo de la organización Meditación Trascendental. Un estudio llevado a cabo en veinticuatro ciudades demostró que cuando el 1% de la población meditó regularmente, la tasa de delincuencia descendió casi en un 25%. Cuando Meditación Trascendental lanzó el estudio a otras cuarenta y ocho ciudades, se obtuvieron resultados similares.[1] También pudieron demostrar que cuando una masa crítica de meditadores avanzados dirigieron su meditación a Washington D. C. en 1993 durante un período de auge de la violencia criminal, la tasa de criminalidad descendió.[2]

La organización incluso había experimentado con intentar reducir los conflictos en Oriente Medio en 1983 y descubrió que cuanto mayor era la cantidad de personas que meditaban sobre el conflicto entre árabes e israelíes en Palestina, menor era el número de muertes y menos violencia había tanto en Israel como en el vecino Líbano.[3]

A lo largo de los años, la organización se ha visto acosada por rumores relativos a que ha estado manipulando los datos, pero parece que sus investigaciones se han llevado a cabo de forma minuciosa y bien controlada, teniendo en cuenta muchos factores, desde el clima y las estaciones del año hasta los esfuerzos policiales. Podíamos aprender mucho de ellos. Todos sus estudios fueron publicados en revistas revisadas por pares y, por lo tanto, habían sido sometidos a un escrutinio científico independiente. Pero, por supuesto, la mayor parte de ese trabajo concernía al efecto de una actividad pasiva como la meditación, si bien practicada de forma masiva; y ocurre que la meditación solo apunta a conseguir la paz dentro del individuo. Yo quería dar un paso más y ver qué sucedería si un gran grupo de individuos se proponía expresamente rebajar la tasa de víctimas mortales y de heridos.

Resultó que Gary estaba familiarizado con el protocolo de diseño experimental utilizado por Meditación Trascendental, el cual, creía él, le proporcionaría a nuestro experimento de intención para la paz un primer modelo del que partir. Algunos de los estudios habían examinado el efecto de la raíz cuadrada del 1% de la población mundial –que era, según Meditación Trascendental, la masa crítica más pequeña necesaria para producir un cambio–, cantidad que ascendía a siete mil meditadores ubicados en el mismo lugar realizando meditaciones diarias en un determinado período de tiempo, tal como habíamos hecho en nuestros experimentos anteriores. Tenía sentido que siguiésemos con el lapso de diez minutos de envío de la intención que habíamos establecido.

–Los estudios de Meditación Trascendental se desarrollaron durante un mínimo de ocho días –me dijo Gary–. Deberías hacer lo mismo.

Antes de hablar con Gary, había escrito a un contacto que tenía en Meditación Trascendental, que había estado involucrado en muchos de los estudios de esta organización, para que me diese algunos consejos informales, amistosos. A principios de julio, me respondió lo siguiente: «El primer reto con este tipo de investigación es encontrar las fuentes de datos. Es difícil obtener buenos datos diarios sobre medidas interpretables. La mayoría de las estadísticas de los gobiernos son mensuales en el mejor de los casos, y están muy anticuadas. Pero hay algunas personas que hacen análisis de los contenidos de los conflictos, y tal vez puedas obtener sus bases de datos». Y me proporcionó los nombres de algunos posibles contactos.

Para entonces, había reunido a mi equipo de ensueño, informal, de «ancianos sabios» (así los bauticé): Gary Schwartz; Jessica Utts, profesora de estadística en la Universidad de California en Irvine; el doctor Roger Nelson, exmiembro de la Universidad de Princeton y director del Proyecto de Conciencia Global, y Robert Jahn y Brenda Dunne, del PEAR.

Con el fin de mostrar si un efecto es mayor o menor de lo previsto, los estadísticos suelen usar una gráfica de análisis de tendencias —una técnica estadística que intenta mostrar un patrón de comportamiento subyacente, o una desviación respecto de este patrón, en un período determinado—. Jessica Utts, experta en análisis estadísticos en las investigaciones sobre la conciencia, planeó modelar una predicción de los niveles promedio de violencia que podíamos esperar en los meses posteriores al envío de la intención, si los conflictos mantenían la tendencia de los dos años anteriores. Si hubiese una gran diferencia, tendríamos un indicio convincente de que nuestra intención había tenido un efecto.

Decidimos que el estudio se extendería de domingo a domingo; empezaría el 14 de septiembre y finalizaría el 21, el Día Internacional de la Paz. Como se trataba de un experimento piloto, nuestro primer pensamiento fue mantener deliberadamente baja la cantidad de participantes, de nuevo para evitar que el sitio web colapsara. Todo estaba cuajando rápidamente y estaba segura de que podría encontrar un objetivo fácilmente, así que decidí tentar al destino y animar a mi propia comunidad del Experimento de la Intención por medio de anunciar el evento en julio.

Para llevar a cabo esta actividad como un experimento legítimo y no solo como un ejercicio de buena voluntad, se necesita algo casi imposible de encontrar en una guerra: un registro muy preciso del número de víctimas. Esto hizo que descartáramos inmediatamente las zonas de África y Oriente Medio —y, de hecho, la mayor parte de las zonas de conflicto del planeta—. También necesitaba un objetivo bastante poco conocido —uno por el que no estuviese rezando la gente de Occidente— para que cualquier cambio fuese, probablemente, el resultado de nuestras intenciones y no de una multitud de otras posibilidades. Lo que íbamos a abordar era tan sutil que teníamos que controlar cualquier situación insólita, incluida la posibilidad de que nuestra intención pudiese verse «contaminada» por personas que ya estuviesen orando por nuestro objetivo grupal antes de que empezásemos, lo cual nos imposibilitaría afirmar que cualquier cambio que se produjese en el objetivo se debió únicamente a la influencia mental de los participantes en el experimento. Después de todo, en el primer experimento de Korotkov se había producido cierta cantidad de «contaminación» mental cuando algunos participantes lograron acceder al sitio web con demasiada antelación.

Jessica Utts deseaba poder utilizar más que los datos semanales sobre violencia correspondientes a unos cuantos meses; quería que los registros abarcasen desde los dos años previos a nuestro experimento hasta los meses posteriores, para disponer de un largo registro estadístico que le permitiese efectuar comparaciones. Esto significaba que estábamos buscando una guerra en la que alguien hubiese estado contabilizando cuidadosamente la cantidad de víctimas durante años y estuviese dispuesto a revelarme esas cantidades.

Durante todo el verano llamé y envié correos electrónicos a todas las organizaciones por la paz que me habían sugerido, repartidas por todo el mundo. Llamé al Departamento de Investigaciones sobre la Paz y los Conflictos de la Universidad de Upsala, en Suecia. Establecí contacto con el Instituto de la Paz de los Estados Unidos, ubicado en Washington. Llamé a centros para la paz y la gestión de los conflictos de tres universidades. Todos los departamentos tenían buenas ideas pero poco acceso a los datos. Alguien me remitió a Joshua Goldstein, quien había llevado la cuenta de las víctimas de guerra en Israel durante un mes en 2002, y luego a Doug Bond, un profesor de Harvard que había establecido un sistema para reunir estadísticas de las muertes acaecidas en las dos guerras que estaban librando los Estados Unidos en Oriente Medio, pero no pude contactar con ninguno de ellos. Jason Campbell, de la Institución Brookings —una organización sobre políticas públicas sin ánimo de lucro con sede en Washington D. C.—, puso a mi disposición una excelente fuente de datos publicados sobre los fallecimientos acontecidos en Irak, pero sus informes solo proporcionaban cifras mensuales, mientras que yo necesitaba cómputos diarios o semanales.

El Sistema de Seguimiento de Incidentes Mundiales del Gobierno de los Estados Unidos, que esencialmente llevaba el cómputo de todas las muertes relacionadas con el terrorismo en el mundo, solo ofrecía información hasta marzo de 2008. Tendríamos que esperar unos ocho meses después de nuestro evento para averiguar si habíamos tenido algún impacto. Cuando decidí llamar a la organización para ver si podía obtener datos más recientes, el sitio web no ofrecía un teléfono ni ninguna otra posibilidad de establecer contacto; tampoco el sistema de información sobre páginas web ni la guía telefónica. Llamé exhaustivamente al Departamento de Estado en Washington D. C., y nadie parecía haber oído hablar de esa organización. Me pasaron de departamento a departamento hasta que finalmente establecí contacto con el Centro Nacional de Contraterrorismo del Gobierno de los Estados Unidos. La mujer que atendió la llamada pareció sorprendida de que me hubiesen pasado con ella y se negó a identificarse, pero se mostró muy interesada en qué era lo que yo planeaba hacer con dos años de información sobre las víctimas de las guerras de Irak y Afganistán y por qué mostraba tanta curiosidad acerca de ciertas actividades terroristas. Después de unos minutos, se negó a seguir hablando sobre algo distinto de requerir más información sobre mí y mi número de la Seguridad Social.

Iraq Body Count, un sitio web que publicaba una cifra diaria de muertes debidas a la guerra de Irak, estaba gestionado por voluntarios que, escribían, se ocupaban única y exclusivamente «de documentar la carnicería diaria que tenía lugar en Irak».

Estaba empezando a desesperarme. Era finales de agosto, faltaban diecinueve días para nuestro experimento y seguía sin contar con un objetivo factible, lo cual constituía una situación especialmente angustiosa, puesto que ya contaba con seis mil personas inscritas para participar. En esos momentos todavía no había dado a conocer el evento de forma exhaustiva, porque aún no estaba segura de que el sitio web fuese a funcionar si lo sobrecargaba y porque tenía previsto que la cuota de participación se mantuviese por debajo de las veinte mil personas. Pero la noticia del proyecto ya se había vuelto viral en Internet. Una serie de grandes organizaciones (Gaiam, H2Om, la Asociación para el Nuevo Pensamiento Global, la gente que estaba detrás del documental *¿¡Y tú qué sabes!?* y su sitio web oficial, la organización *Oneness*, Brahma Kumaris, Intent.com) habían anunciado el experimento a sus grupos, y cientos de individuos se estaban inscribiendo para participar todos los días. ¿Cómo pude haber pensado que sería fácil encontrar esa guerra perfectamente documentada?

Uno de mis contactos sugirió que limitásemos nuestra búsqueda a ciertas zonas de Sri Lanka, donde estaba en marcha una sangrienta guerra civil desde hacía veinticinco años. Al centrarse tanto en Oriente Medio y el terrorismo islámico, los Estados Unidos habían pasado por alto, en gran medida, esta parte del mapa mundial. Tal vez era el objetivo «virginal» perfecto. Podía estar segura de que estaba atrayendo muy pocas oraciones desde Occidente.

Después de escribir a otras cuatro organizaciones que disponían de sistemas de registros sin obtener respuesta, estaba a punto de cancelar el experimento cuando el contacto que tenía en el Programa de Datos de Conflictos de Upsala sugirió que tratara de contactar con la Fundación para la Coexistencia (FCE, por sus siglas en inglés), ubicada en Colombo (Sri Lanka), que había sido pionera en un sistema de registro de datos llamado *base de datos de respuesta temprana* y que había estado haciendo el seguimiento de las bajas en Sri Lanka durante muchos años. Puesto que monitorizan continuamente las tasas diarias de muertes y violencia que tienen lugar en ambos bandos e incluyen toda la información, obtenida de primera mano, en una base de datos, les resultaría fácil proporcionarnos la información relativa a las bajas que se habían producido en los dos años anteriores a nuestro experimento y actualizaciones regulares posteriores a nuestra semana de envío de la intención. De modo que seguí el hilo de los contactos: empecé con la Universidad Brandeis, de Boston, donde me remitieron a la Universidad de Manchester, en el Reino Unido, y finalmente establecí contacto con Madhawa *Mads* Palihapitaya, director de desarrollo de la Oficina de Resolución de Conflictos de Massachusetts, ubicada en Boston, y representante de la FCE en los Estados Unidos, quien me dirigió al destacado activista por la paz el doctor Kumar Rupesinghe.

Rupesinghe es el Gandhi de Sri Lanka, un exeditor que ayudó a fundar la FCE y que actualmente la preside. La FCE es una organización humanitaria centrada en la paz, la seguridad humana y la resolución de conflictos. Bajo la dirección de Rupesinghe, había creado un modelo para la resolución de conflictos y la coexistencia entre los Tigres de Liberación del Eelam Tamil —más conocidos como Tigres Tamiles o LTTE, fuerzas rebeldes bien entrenadas y armadas— y los musulmanes y *sinhalas* —las dos comunidades mayoritarias, de distintos credos—. Al abordar las reivindicaciones de todas las partes, la FCE había ayudado a reducir la violencia en la provincia oriental de Sri Lanka y, en consecuencia, Rupesinghe había tratado de persuadir a organizaciones y gobiernos de todo el mundo de que desarrollasen programas similares de sistemas de alerta temprana, construcción de alianzas y reparto de la responsabilidad en las guerras civiles.

A pesar de estas primeras intervenciones, en 2008 seguía sin atisbarse el final de la violencia y de la guerra.[4] Los Tigres Tamiles habían surgido en respuesta a la discriminación contra los tamiles que tenía lugar en Sri Lanka por parte de las poblaciones mayoritarias, y durante veinticinco años habían emprendido una campaña para crear un estado independiente en el norte y el este para el pueblo tamil. Durante ese cuarto de siglo, los Tigres se habían convertido en una máquina militar bien engrasada y habían sido pioneros de una serie de estrategias terroristas: fue la organización que inventó el cinturón de explosivos —y hacía uso habitual de este procedimiento—; también fue la primera en reclutar, por la fuerza, a niños para que llevasen a cabo actividades terroristas, y fue la primera en elegir a mujeres como terroristas suicidas. En el momento de nuestro experimento de intención para la paz, había protagonizado más de trescientos atentados suicidas —una cantidad superior a la de cualquier otra organización terrorista— y los asesinatos más audaces: las víctimas de estos últimos incluían a dos líderes mundiales —Rajiv Gandhi, primer ministro indio, y Ranasinghe Premadasa, presidente de Sri Lanka— y casi a un tercero —hubo un atentado fallido contra Chandrika Kumaratunga, quien perdió el ojo derecho y que en el momento del atentado era presidenta del país—. Diez meses antes de nuestro experimento, en un intento de matar al ministro esrilanqués Douglas Devananda, una mujer llamada Sujatha Vagawanam había detonado una bomba que llevaba escondida en el interior de su sostén. El intento fracasó pero alguien lo filmó íntegramente con su teléfono móvil y lo subió a YouTube.

A lo largo de los años, las negociaciones para el cese de hostilidades se habían roto cuatro veces, la última en enero de 2008; después de mayo, el Gobierno de Sri Lanka había desistido y estaba decidido a exterminar la organización, sin más, por cualquier medio necesario. En el punto álgido de su dominio, los tamiles habían llegado a controlar las tres cuartas partes de la superficie terrestre del país; en el momento de nuestro experimento, las fuerzas gubernamentales habían recuperado el este, si bien seguía habiendo violencia en el lugar, y los tamiles habían asfixiado todo el norte del país, donde se mantenían fuertes y habían provocado el desplazamiento de más de doscientas mil personas. Unas trescientas cuarenta mil personas habían muerto a manos de otras en el curso del conflicto, y medio millón estaban viviendo en campos de refugiados. El diciembre anterior al experimento, tanto Human Rights Watch como Amnistía

Internacional habían implorado conjuntamente al Consejo de Derechos Humanos de la ONU que pusiera fin a los abusos contra los derechos civiles que tenían lugar en ambos bandos.

Cuando le describí nuestro proyecto a Rupesinghe, estuvo encantado de compartir sus datos sin cobrarnos nada. De hecho, resultó que la FCE había emprendido la iniciativa «No a la Violencia» ese mismo mes, la cual llevaban a cabo casa por casa, y debía culminar con una ceremonia de encendido de velas que se celebraría el Día Internacional de la Paz –la noche posterior a nuestro experimento–. «Le pediremos a la gente de todo el país que levante una bandera en su casa, con el símbolo de nuestra campaña, y que después encienda una lámpara y rece o medite durante cinco minutos –escribió–. Por la noche habrá vigilias masivas en todo el territorio con velas y lámparas». Estaba llamando a los obispos católicos, líderes cristianos, monjes budistas, *swamis* hindúes e imanes musulmanes a proceder según esta propuesta y dirigir a sus seguidores en las oraciones. «Como cae en domingo, los cristianos van a ir a la iglesia, y les estamos pidiendo que toquen una campana –dijo–. Y se les pedirá a todas las religiones que hagan sonar también las suyas». Me sugirió que les propusiera a los miembros de nuestra comunidad virtual que hicieran lo mismo y encendieran una vela esa última noche.

No pude creer la sincronía de que nuestras dos campañas fuesen a acabar el mismo día. «Esto parece inspirado por la divinidad», le escribí en mi respuesta.

7
PENSAR EN
LA PAZ

Ahora necesitaba un poco más de intervención divina en forma de un nuevo sitio web.

El reto más grande que nos faltaba por abordar era descubrir cómo debía llevarse a cabo exactamente este experimento por Internet. Ning había sido una solución excelente y de bajo coste para nuestros pequeños experimentos y nuestro primer intento de aprovechar la potencia de los servidores vinculados, pero no estaba segura de que la configuración que teníamos nos permitiese gestionar una iniciativa de esta envergadura. Como habíamos hecho anteriormente, planeamos llevar a cabo el experimento en una plataforma distinta a la de la web principal del Experimento de la Intención, con la suficiente potencia de red distribuida como para poder manejar la cantidad de participantes. Meses antes habíamos conocido a Jim Walsh, el dueño de una empresa llamada *Intentional Chocolate*, quien generosamente se ofreció a costear una mayor potencia en cuanto a los servidores.

Jim pensó en un *webmaster* amigo suyo para que crease el sitio y ejecutase el evento. Le enviamos todas nuestras especificaciones, pero él nos escribió para decir que aunque el tema del servidor estaba resuelto, su colega no podía encargarse. Sin un sitio web o un *webmaster*, estábamos atorados. No podíamos permitirnos volver a gastar los miles de dólares que nos había costado el trabajo del equipo que nos había ayudado con los primeros experimentos de las hojas y las semillas.

Esto ocurría el 4 de septiembre, cuando solo faltaban diez días para el inicio del experimento. Me enfrenté nuevamente a la posibilidad de cancelar el evento cuando recordé que en una reunión en la que había participado ese verano me habían presentado a Sameer Mehta y a sus colegas, un grupo de diseñadores web experimentados de Copperstrings, un sitio web de medios sociales que se llevaba desde la India y estaba organizado por Tani Dhamija, un conocido nuestro del Reino Unido. Saqué su tarjeta y me puse en contacto con Joy Banerjee y Sameer. Cuando les expliqué el caso, se ofrecieron generosamente a donar el tiempo de la empresa para preparar el experimento y ejecutarlo en la plataforma de Copperstrings, que era lo suficientemente grande como para alojar a miles de visitantes. No podía creerlo. ¡Esta vez, el experimento no iba a tener ningún coste para nosotros!

Sameer y su equipo crearon un sitio web y una página de inscripción separados, pero con un cambio importante: harían páginas que cambiarían automáticamente durante las diversas etapas del experimento para minimizar los problemas informáticos individuales y aumentar las probabilidades de que hubiese el máximo número posible de participantes. Y nadie entraría prematuramente, como había sucedido en el primer experimento del agua de Korotkov.

Cuando finalmente llegó el 14 de septiembre, un técnico de Copperstrings estuvo a disposición para ayudar a cualquiera que tuviera problemas para ir más allá de la página de entrada al sitio web. Habían programado que nuestra pieza de *Reiki Chants* sonase durante los diez minutos del experimento. La mayoría de los interesados, yo incluida, pudimos acceder. Me entusiasmó ver cómo las páginas cambiaban en el momento adecuado, primero para revelar el objetivo, que mostraba un mapa de Sri Lanka, país que «está sufriendo uno de los conflictos más sangrientos de la Tierra», se decía en el texto acompañante.

Cinco minutos después, la página volvía a cambiar y mostraba nuestra intención; se veía una foto de tres niños, un tamil, un musulmán y un sij, de unos diez años, tomados de los brazos, junto a la imagen de una hermosa cascada. Era el símbolo perfecto del restablecimiento de la paz.

Les pedimos a nuestros participantes que mantuvieran la siguiente intención: «Para que se restablezcan la paz y la cooperación en la región Wanni de Sri Lanka y para que toda violencia relacionada con la guerra se reduzca al menos en un 10%». En gran medida, decidí especificar una «cantidad de éxito» a partir de nuestra experiencia con los experimentos de germinación, en los que quedó demostrado que logramos un éxito mayor cuando fuimos más concretos.

Todo parecía estar funcionando perfectamente, pero después de la sesión del primer día descubrí que unos cuantos miles de personas habían tenido problemas para ingresar, a causa de la gran cantidad de gente que intentaba acceder al sitio web. Se habían inscrito más de quince mil personas, y al final participaron once mil cuatrocientas sesenta y ocho. Muchos miles más que no pudieron iniciar sesión en el sitio se unieron después de recibir la URL por parte del equipo técnico de Copperstrings. Participó gente de más de sesenta y cinco países y de todos los continentes, excepto la Antártida. Los países en los que hubo mayor participación fueron los Estados Unidos, Canadá, Reino Unido, Holanda, Sudáfrica, Alemania, Australia, Bélgica, España y México, pero también participaron personas de Mongolia, Nepal, Indonesia, Malí, República Dominicana, Ecuador, Trinidad, Guadalupe... Teníamos casi el doble de la raíz cuadrada del 1% de la población mundial. Puesto que el servidor Apache volvía a tener más peticiones que capacidad, le pedimos al equipo del servidor Media Temple que aumentara la capacidad en los períodos de las sesiones, especialmente el último fin de semana.

La primera información relativa al efecto de nuestros esfuerzos fue alarmante. La semana siguiente, leí algunos informes preliminares y las primeras cifras de Hemantha Bandara, socio de la FCE, sobre la tasa de víctimas que se había producido en la semana de nuestro experimento, y sugerían que la violencia había *aumentado* enormemente durante nuestra semana de envío de la intención; de hecho, había registrado el nivel más alto dentro del período de dos años que estábamos tomando en consideración. En el norte de Sri Lanka, los niveles de violencia habían subido drásticamente justo al comienzo de los ocho días del experimento. Esa zona había experimentado una súbita oleada de ataques y muertes, ocasionados en gran parte por el Gobierno del país, que había llevado a cabo ofensivas terrestres, marítimas y aéreas totales para expulsar a los Tigres Tamiles de los últimos reductos que conservaban en el norte de la isla. La Marina de Sri Lanka hundió dos barcos de los Tigres Tamiles durante una batalla que estalló en la costa noreste y acabó con la vida de veinticinco miembros de la unidad Tigres del Mar en una confrontación de tres horas que tuvo lugar en la costa noroeste. Además, cuarenta y ocho *tigres* murieron en las ofensivas del Ejército dentro de un radio de doce kilómetros alrededor del cuartel general rebelde del norte y la fuerza aérea atacó el refugio de importantes líderes tamiles. El Gobierno también llevó la batalla a la fortaleza rebelde del distrito de Kilinochchi, operación en la que murieron diecinueve rebeldes y tres soldados. Por su parte, los Tigres Tamiles repelieron un avance del Ejército en la región septentrional de Wanni después de un combate que duró cuatro horas, en el que perdieron la vida veinticinco soldados.[1]

Con todo este incremento de la actividad gubernamental, las pérdidas de vidas y las lesiones aumentaron repentinamente: hubo cuatrocientas sesenta y una muertes y trescientas doce personas sufrieron heridas graves durante los ocho días del experimento, en comparación con las ciento cuarenta y dos muertes y los treinta y ocho heridos de la semana anterior.

El Gobierno anunció que se negaría a negociar o a ofrecer un alto al fuego hasta que los Tigres Tamiles depusieran sus armas: estaba decidido a expulsarlos de su último bastión. Las agencias de ayuda comenzaron a abandonar el distrito de Wanni porque su seguridad no estaba garantizada. Los nuevos bombardeos obligaron a más de ciento trece mil personas a abandonar sus hogares. La ONU comenzó a pedir a ambas partes que dejasen de matar a civiles. Todo esto parecía mucho más que una mera coincidencia.

Por mi parte, no paraba de pensar: «¡Oh, Dios mío! ¿Somos nosotros quienes hemos hecho esto?».

Pero luego, inmediatamente después del experimento, tanto la cantidad de bajas mortales como la de heridos se redujo drásticamente, según las cifras semanales que nos proporcionó la FCE. La tasa de muertes cayó de repente en un 74% y la de lesiones, en un 48%. A corto plazo, en comparación con los trece días inmediatamente anteriores al experimento, la tasa de mortalidad posterior a la intención no fue significativamente menor. En promedio, las muertes descendieron básicamente a los niveles que se dieron en las dos semanas previas al período de la intención. Sin embargo, la cantidad de heridos fue un 43% más baja en relación con los niveles registrados a lo largo de los meses anteriores al inicio del experimento.

Esta fue la situación inmediata. Para que nuestros datos tuviesen algún tipo de significación, necesitábamos contar con una perspectiva más amplia, hacia atrás y hacia delante en el tiempo. Debíamos comparar lo ocurrido durante los dos años previos con lo que sucedería a lo largo del mes o los dos meses siguientes para poder ver si tenía lugar algún cambio significativo a largo plazo; debíamos comprobar si la tendencia a la baja continuaba o si se detenía ahí. También queríamos determinar si los efectos de la intención se prolongaban o si solo iban a afectar a los niveles de violencia durante el período inmediato. ¿Influirían en el curso de la guerra en el distrito de Wanni? La única forma de averiguarlo era esperar unas semanas para que los eventos se desarrollasen, mientras Jessica Utts tenía en sus manos las estadísticas semanales de Hemantha más las actualizaciones semanales de las víctimas producidas entre agosto de 2006 y 2008 en las provincias del este y del norte.

A partir de las estadísticas de la FCE desde agosto de 2006 hasta el inicio del experimento, Jessica fue capaz de pronosticar los niveles promedio de violencia que podíamos esperar en los meses posteriores al envío de nuestra intención si los enfrentamientos siguiesen su dinámica habitual. A continuación, utilizamos los datos relativos a las semanas posteriores al experimento para comparar el pronóstico de lo que *debería* haber sucedido con lo que *sucedió* durante ese mes. Jessica efectuó un análisis preliminar de series cronológicas hasta la semana que finalizó el 14 de septiembre, usando un modelo autorregresivo integrado de media móvil, el cual ayuda a comprender mejor los datos y hacer pronósticos de eventos futuros, especialmente cuando se trabaja con datos como los nuestros, que no permanecen estáticos sino que fluctúan y muestran muchos valores atípicos.

A finales de noviembre, Jessica finalmente hubo diseñado un análisis de tendencias cuadrático, un modelo más complejo que proporcionaba una buena explicación estadística para el patrón general de los datos hasta el momento del experimento y un modelo plausible de lo que era probable que sucediera durante y después de nuestro experimento. Este modelo reveló que la violencia había aumentado enormemente, hasta niveles mucho más altos de los previstos, durante la semana del experimento, pero que después, en el curso de las semanas posteriores, se había desplomado muy por debajo de las predicciones arrojadas por el modelo. Las muertes habían empezado a aumentar desde la septuagésima semana del informe de dos años, y habían crecido constantemente, casi de semana en semana, hasta el máximo histórico de nuestro experimento, y luego se hundieron, una semana más tarde, a niveles que no se habían visto desde antes de que la lucha se intensificara.

Por supuesto, todo ello pudo haber sido una mera coincidencia. Teníamos que considerar la posibilidad de que el aumento de la violencia que tuvo lugar durante la semana de nuestro experimento se debiera a la casualidad y de que la reducción de la violencia no fuera más que la calma que a menudo sucede a una batalla. Después de todo, el Ejército del Gobierno de Sri Lanka había aumentado de tamaño en un 70% ese año y también había incrementado sus fuerzas navales.[2]

Pero en los meses que siguieron, los acontecimientos se desarrollaron de una manera aún más extraordinaria. Los eventos de esa semana de septiembre fueron cruciales en los veinticinco años de vigencia del conflicto. Durante esa semana, el Ejército de Sri Lanka ganó una serie de batallas estratégicamente importantes, lo que le permitió darle la vuelta a todo el curso de la guerra. Después de la semana de nuestra intención, fue capaz de llevar la lucha contra los Tigres a su propio terreno. El conflicto se convirtió en un combate cara a cara mientras el Ejército organizaba su implacable ofensiva en el norte.

El 2 de enero de 2009, finalmente se expulsó a los guerrilleros separatistas de su capital, Kilinochchi. Una semana después, el ejército recobró el paso estratégico del Elefante y la ciudad de Mullaitivu; abrió así las comunicaciones entre el territorio continental de Sri Lanka y la península septentrional de Jaffna, por primera vez en nueve años, y liberó todo el distrito de Wanni, que era el objeto de nuestra intención. Los Tigres Tamiles que quedaron se vieron encajonados en un pequeño rincón de la selva noreste del país de unos trescientos treinta kilómetros cuadrados. Después de las victorias decisivas de septiembre y enero, esa guerra civil irresoluble, de veinticinco años de duración, terminó con un final sangriento el 16 de mayo de 2009, nueve meses después de nuestro experimento.

¿Hicimos eso nosotros?

Ciertamente, cuando comenzamos en septiembre, los rebeldes aún ejercían un fuerte control sobre el norte, y no podía preverse que la guerra fuese a acabar. Aunque el Ejército había efectuado algunas incursiones en agosto, incluso en fechas tan recientes como el mes de mayo los comentaristas creían que estaba fuera de lugar hablar de que la paz podía lograrse. Cuando se dio cuenta de que el mayor índice de violencia semanal y las batallas más decisivas de todo el período de veintiséis meses habían tenido lugar durante nuestra semana de envío de la intención, Jessica solo pudo decir dos palabras:

—Extraño, ¿eh?

Quise una verificación independiente de que lo que había ocurrido era algo más que una coincidencia, así que llamé a Roger Nelson, el diseñador del Proyecto de Conciencia Global y miembro de nuestro equipo científico. Expsicólogo de la Universidad de Princeton, Roger estaba fascinado por la idea de que puede haber una conciencia colectiva, la evidencia de lo cual podía ser captada por las máquinas REG, que eran el equivalente electrónico moderno de un lanzador de monedas continuo desarrollado por el equipo del PEAR, que normalmente genera la misma cantidad de caras y cruces. En 1998, Roger había establecido un programa informático centralizado para que máquinas REG ubicadas en cincuenta lugares del mundo y en constante funcionamiento pudiesen verter su flujo continuo de bits aleatorios de datos en un vasto nodo central a través de Internet. Desde 1997, ha estado comparando la producción de los dispositivos REG con eventos que han generado un gran impacto emocional a escala global. Los métodos estandarizados de análisis estadístico revelan cualquier demostración de «orden» —momentos en los que las producciones de la máquina muestran menos aleatoriedad de lo habitual— y si los momentos en los que se genera ese orden se corresponden con acontecimientos mundiales de gran importancia.

Todos estos años, Roger ha comparado la actividad de sus máquinas con cientos de eventos destacados: la muerte de Diana, la princesa de Gales; las celebraciones del milenio; las muertes de John F. Kennedy júnior y su esposa, Carolyn; el intento de destitución de Clinton; la tragedia de las Torres Gemelas del 11 de septiembre; las elecciones en las que salieron elegidos los presidentes George W. Bush, Barack Obama y Donald Trump; la invasión de Irak y el derrocamiento del régimen de Saddam Hussein... Las emociones fuertes, positivas o negativas —incluso las motivadas por decisiones presidenciales—, parecían dar lugar a una menor aleatoriedad y un mayor orden en algún sentido.

Le pedí a Roger que analizara lo que había sucedido con las máquinas REG durante nuestro experimento.

Varios análisis revelaron que las máquinas se vieron afectadas dentro de los intervalos de veinte minutos en los que habíamos llevado a cabo las meditaciones durante los ocho días del experimento de intención para la paz y que estos cambios eran similares a los que acontecían durante los momentos de meditaciones masivas en zonas en las que se intentaba reducir la violencia. Pero los cambios fueron más llamativos durante los diez minutos en los que, tras la fase de energización, enviamos propiamente la intención.

El resultado del experimento fue convincente pero no podía considerarse definitivo. Como diría cualquier científico, un resultado como ese no demuestra mucho. Había demasiadas variables: la ofensiva del Gobierno de Sri Lanka, el curso natural del conflicto, el aumento y el posterior desplome de la violencia... Sin embargo, no había duda de que la semana de septiembre de nuestra iniciativa había sido posiblemente la más determinante de todas durante los veinticinco años de vigencia del conflicto: el Gobierno llevó a cabo unos avances vitales, que le permitieron cambiar todo el curso de la guerra.

¿Fuimos nosotros quienes hicimos eso?

La respuesta corta: ¿quién sabe?

Tendríamos que repetir el experimento varias veces para demostrar que nuestras intenciones habían afectado a la guerra de una manera definitiva.

Pero sí hice un descubrimiento importante. Por primera vez, decidí encuestar a todos los participantes a mediados de octubre para ver cómo encontraron el experimento, principalmente para comprobar el buen funcionamiento del sitio web de Copperstrings y si habían podido acceder a todas las páginas web.

Otra razón por la que hice la encuesta fue que me había sorprendido la experiencia de uno de los participantes de un experimento anterior. El 10 de agosto de 2007, un quiropráctico llamado Tom había escrito a Gary después de participar en el experimento de la intención de la hoja en el contexto de la conferencia de agosto, en Los Ángeles. Tom dijo que vio en su mente el aura de la hoja y un cambio en el resplandor en los sitios de punción. Además, comentó: «También experimenté una profunda alteración de mi estado de conciencia. Toda la sala pasó a estar muy oscura, y lo principal que observé fueron las auras de las otras personas. Veo muchas auras, pero la intensidad con que las vi en esta ocasión fue significativamente diferente».

En ese momento desestimé el comentario; consideré que Tom había experimentado alguna ilusión —al fin y al cabo, decía que veía auras todo el tiempo—. Pero su carta sembró un gran interrogante en mí que permaneció en el trasfondo de mi mente durante meses: además del efecto sobre el objetivo, ¿afectaba lo que hacíamos a los mismos participantes?

Cuando llegaron las respuestas a la encuesta, quedó claro que algunos de los efectos también les habían influido.

8 EL INSTANTE SANTO

*E*s como si mi cerebro estuviera conectado a una red más grande.
Uno de los participantes del experimento escribió esto al responder la encuesta. Y miles más describieron un fenómeno similar. No eran relatos entusiastas de unos participantes satisfechos, sino que eran descripciones de un estado de rapto místico. Se puso de manifiesto que, en todo el mundo, los participantes habían entrado en un estado de *unio mystica*, la etapa del camino espiritual en la que el yo siente una fusión completa con el Absoluto. Es el momento en que, como escribió santa Teresa de Jesús, estamos «envueltos en el amor divino»; el momento en que, como dijo un chamán indígena, «las cosas a menudo parecen resplandecer»; el momento en que, como describió el místico cabalista Isaac de Acre, su «jarra de agua» se hizo indistinguible del «manantial que manaba».[1] Los sufíes y otros místicos islámicos, los *kahunas* de Hawái, los maoríes, los *q'eros* andinos, los indígenas norteamericanos, los sabios como G. I. Gurdjieff e innumerables otras culturas han perseguido ese momento, más

allá del tiempo y el espacio, en el que desaparece todo sentido de la individualidad y se pasa a existir en un estado de unión extática.[2] *Un curso de milagros* se refiere a este momento como «el instante santo».[3] Es, en esencia, un orgasmo espiritual, y un buen número de los participantes en el experimento, sentados a solas delante de sus ordenadores, al parecer lo habían experimentado:

«Sentí una corriente de energía palpable a lo largo de mis brazos y manos, la cual sentía que tenía dirección, fuerza y masa».

«Sentí un hormigueo en todo el cuerpo y se me puso la piel de gallina».

«Sentí una fuerte corriente en el cuerpo».

«Tenía la sensación de que toda la gente estaba conectada a mi piel».

«Había una especie de campo sólido de fuerza magnética a mi alrededor».

«No quería dejar la experiencia [...] la sentí profunda».

«Cesó poco después del experimento».

¿Qué había ocurrido? O bien había hipnotizado momentáneamente a quince mil personas o bien el hecho de participar en esa experiencia grupal las había sumido en un estado alterado de conciencia. Y lo más extraño de todo era que los participantes habían entrado en ese espacio sin esfuerzo; les bastó aferrarse al poder de un pensamiento colectivo.

La mayor parte de los relatos de la *unio mystica* describen experiencias individuales, más que grupales, aparte de las ceremonias indígenas o de algún oficio de la Iglesia carismáti-ca.* No son tan infrecuentes como podríamos suponer. Al final de su vida, el psicólogo Abraham Maslow dirigió su atención a estas *experiencias cumbre*, como las llamó; consideró que eran un aspecto común de la condición humana y no que estuviesen li-mitadas al ámbito de lo místico. Y se opuso con firmeza a la idea de que estas experiencias tuviesen su origen en otro plano de la existencia, como afirmaban las narraciones históricas. «Es muy probable, casi seguro, que esos relatos antiguos, redactados en términos de revelación sobrenatural, describían, de hecho, algo perfectamente natural», escribió.[4]

El parapsicólogo y doctor Charles Tart se refirió a este es-tado como *conciencia cósmica*, una denominación acuñada por el psiquiatra Richard Maurice Bucke. Tart estudió las característi-cas individuales de este estado en muchas culturas y, al igual que Maslow, descubrió ciertos elementos comunes. El santo, el pro-feta, el místico, el canalizador y el nativo indígena habían des-crito el momento trascendente de manera similar, con ciertas características definibles.

La mayor parte de las experiencias místicas incluyen un com-ponente profundamente físico —la «sensación de una luz inte-rior», como indica Bucke, y, en el caso de los participantes del ex-perimento de la paz, una sensación de energía palpable—.[5] Antes del inicio del experimento, yo también sentí que una energía de una potencia casi insoportable emanaba de mi ordenador, como un campo de fuerza poderoso. Pero lo descarté como si se hubiese tratado de una proyección por mi parte, hasta que leí la encuesta.

---

* El movimiento carismático tomó su nombre de las palabras griegas *charis*, que es una transliteración de la palabra griega para "gracia," y *mata*, que es la palabra griega para "dones." Se refiere, pues, a los "dones de la gracia." Los carismáticos sostienen que las manifestaciones del Espíritu Santo dadas a los miembros de la iglesia primitiva (como por ejemplo, el hablar en lenguas y profetizar) pueden ser aún experimentadas y practicadas en la actualidad.

Muchos relataron unas sensaciones físicas contundentes: hormigueo en las manos, dolor de cabeza, pesadez o dolor en los miembros, emociones en estado puro y la emanación de una energía potente y contagiosa desde el ordenador. Lori, de Washougal (Washington), experimentó sensaciones físicas en el pecho, «una apertura». Teresa, de Albuquerque, describió que se había sentido parte de una oleada de energía: «Fue algo así como lo que imagino que sería estar encerrada en un rayo abductor como el que se describe en *Star Trek*. Me vi arrastrada por esta ola de energía gigantesca al mismo tiempo que formaba parte de la causa de la ola».

Los participantes también relataron visualizaciones extrañas y muy detalladas, que casi parecían alucinaciones, e incluso otras sensaciones, como olores:

«Una blancura brillante que me impactó en la conciencia» (Susan, Wolfe Island, Ontario, Canadá).

«Una visión de la luminosa "red de Indra" que rodea el globo, con un rayo procedente de ella enfocado en Sri Lanka» (Elizabeth, Port Townsend, Washington).

«Soldados de ambos lados ponían sus armas en una pila; después vi cómo cultivaban pacíficamente sus campos» (Marianne, Bournemouth, Reino Unido).

«Un gran grupo de refugiados meditaba y se comunicaba con los soldados» (Coril, Pomona, California).

«Una clara imagen de flechas que iban y venían en la oscuridad; después, una enorme lluvia de amor centrada en Sri Lanka» (Kathleen, Sonoita, Arizona).

«Un ligero olor a acai, madreselva o vainilla. No tenemos flores aromáticas en nuestro patio y tampoco las hay en los patios circundantes» (Lisa, Las Vegas).

La mayoría de los participantes habían llorado en el curso del experimento; no, como supuse inicialmente, por un sentimiento de compasión o identificación con los habitantes de Sri Lanka, sino a causa del poder de la conexión. Diana, de Nueva Orleans, escribió: «El primer día empecé a llorar, no debido a la tristeza, sino por lo impresionante que era el sentimiento de estar conectada con tanta gente. Fue MUY POTENTE».

En el caso de Verna, de Llanon (Gales), la fuerza de la emoción vino «de la potencia del experimento, durante la fase de energización. Nunca había experimentado algo parecido».

La mayoría de los participantes tuvieron la sensación de no tener el control de la experiencia o incluso de sus propios cuerpos. La energía, la intención misma y la situación grupal los habían «poseído». Dejaron de respirar por sí mismos. Vieron en sus mentes imágenes que en modo alguno habían fabricado ellos. Entraron en un «estado alterado intenso [...] preparado y listo para acceder a él [...] un canal para un poder espiritual superior», según Shyama, de la ciudad de Nueva York. De hecho, hubo participantes que incluso manifestaron la sensación de no poder dar marcha atrás, aunque hubiesen querido hacerlo:

«Tenías que fluir con ello», dijo Lisa, de Frisco (Texas).

«Se me vino encima. Me llenó y buscó la forma de salir», escribió Geertje, de Lierop (Países Bajos).

«Era como si actuase en piloto automático. Realicé el experimento y él me "realizó" a mí», escribió Lars, de Braedstrup (Dinamarca).

Mientras miraba por la ventana del *Apolo 14* en el viaje de regreso a la Tierra, el fallecido astronauta Edgar Mitchell —la sexta persona en aterrizar en la Luna— experimentó una *unio mystica*. Empezó con un abrumador sentimiento de conexión, como si todos los planetas y todas las personas de todos los tiempos estuviesen unidos por una especie de red invisible. Tuvo la sensación de formar parte de un enorme campo de fuerza que conectaba a todas las personas, así como sus intenciones y pensamientos, y toda forma de materia animada e inanimada: cualquier cosa que hiciera o pensara influiría en el resto del cosmos, y todo aquello que ocurriese en el cosmos tendría un efecto similar sobre él. Tuvo la sensación visceral de estar extendiéndose físicamente hacia los confines del universo.[6]

Según Maslow, cuando uno entra plenamente en la experiencia cumbre, con cada poro de su ser, deja atrás su propia esencia corpórea. Edgar Mitchell se había trasladado a un espacio que estaba más allá de la noción del aquí y ahora, y les había ocurrido lo mismo a los participantes del experimento de la paz. Un veterano de nuestros experimentos escribió, tras la conclusión de este: «Como siempre, el tiempo pareció detenerse».

Miles de participantes en el experimento de intención para la paz describieron también un sentimiento de unidad palpable, en el que todas las cosas se manifestaban como un «todo sin fisuras», como escribió William James en una ocasión. Experimentaron una enorme sensación de unidad entre ellos y con los habitantes de Sri Lanka, «tan intensa que casi podía "verlos", y sin duda podía sentirlos», escribió Marianne, de Bournemouth (Reino Unido); y sintieron un gran caudal de amor compasivo, «un flujo de energía que venía de la Tierra y de mucho más allá, un flujo universal», describió Gerda, de Amberes (Bélgica); incluso tuvieron la sensación de verse empujados a entrar «en una ola de luz», según Ramiro, de Texas. Era una sensación de «ser luz que se unía con miles de rayos de luz y se convertía en una entidad brillante colosal», relató Filippa, de Mariedfred (Suecia); la sensación de «formar parte de una mente grupal», dijo Eoin, de Dublín. La mayoría de ellos narraron que se habían visto invadidos por una oleada de amor compasivo, por un impresionante sentimiento de unidad con los otros participantes o por un potente sentimiento de conexión con los habitantes de Sri Lanka.

Maslow también detalla otro fenómeno: una sensación de conocimiento interior, «una percepción directa de la naturaleza de la realidad que se valida a sí misma», en palabras de William James. Es como si la persona que tuviese esta experiencia accediese a alguna clave del universo secreta y extraordinaria; a raíz de este atisbo, se hace consciente de la perfección del universo y adquiere una certidumbre permanente en cuanto al futuro. Bucke describió su propia experiencia mística como la sensación de que «el universo está construido tan intencionalmente y está tan ordenado que [...] todas las cosas trabajan juntas por el bien de todas y cada una de ellas; el principio fundamental del mundo es lo que llamamos amor y a la larga es absolutamente seguro que todos alcanzaremos la felicidad». A menudo hay un sentimiento de Dios, pero más como el «Absoluto» que como el dios antropomórfico de algunas religiones organizadas, y un sentimiento subjetivo de inmortalidad o eternidad.

En *Las variedades de la experiencia religiosa*, William James describió la experiencia de un clérigo cuyo episodio místico pareció un encuentro cara a cara con Dios:

> [...] mi alma se abrió, por así decirlo, al Infinito, y dos mundos se apresuraron juntos, el interior y el exterior. [...] La percepción ordinaria de las cosas que había a mi alrededor se desvaneció. Por el momento no quedó más que una alegría y una exaltación inefables. Es imposible describir totalmente la experiencia. Era como el efecto de una gran orquesta cuando todas las notas separadas se han fundido en una ola de armonía que deja al oyente sin conciencia de nada, salvo de que su alma se ha visto empujada hacia arriba y casi llega a estallar con su propia emoción.[7]

Edgar Mitchell experimentó ese momento como una epifanía cegadora, como una sensación de que no había accidentes ni oportunidades de perturbar esa perfección. La inteligencia natural del universo, que contaba con miles de millones de años de funcionamiento y había forjado las mismísimas moléculas constitutivas de su ser, era también la responsable del viaje por el espacio exterior en el que estaba embarcado. Todo era perfecto, y él tenía su lugar dentro de esa perfección. Muchos de los participantes del experimento de la paz tuvieron una sensación similar en cuanto a la perfección de la vida y experimentaron un vínculo semejante con todo lo que es. Clare, de Salt Point (Nueva York), escribió que había sentido una «¡¡¡conexión!!! con el universo. Sin luchas. Sin dudas. Completa en medio de la calma». Según Geertje, de Lierop (Países Bajos), se trataba de una sensación de certeza, de sentirse «conectado y en casa».

En última instancia, la experiencia había sido inefable, como si las personas hubiesen alcanzado una dimensión diferente en el universo que no se pudiese comparar con nada de lo que existe en la Tierra. Era tan distinta de cualquier otro estado de conciencia que no disponían de las palabras adecuadas para describirla, ni siquiera por medio de metáforas. Ana, de Cheriton (Virginia), sintió un fuerte incremento de su energía, de pronto, en la noche, sin haber hecho nada para provocarlo. A continuación, la habitación pareció hallarse «cargada» con esta energía estimulante. Más tarde, se preguntó si había tenido esa experiencia porque había decidido participar en el experimento. Helmie, de Lierop (Países Bajos), sintió que se estaba volviendo «tan y tan grande que no puedo describirlo».

Stephen, de Northampton (Reino Unido), experimentó no solo un sentimiento de unidad con los otros participantes igual de intenso, sino también una sensación de conexión muy fuerte con el objetivo específico del experimento:

> [Se trataba de] MUCHO más de que «será bueno que haga esto». Era una sensación casi física de que no solo estaba participando en el proceso, sino de que lo poseía; yo formaba parte de él, y él formaba parte de mí. Fue una experiencia muy profunda, difícil de describir, que iba mucho más allá de estar «completamente implicado».

En el libro *Ecstasy: A Way of Knowing* [Éxtasis: una forma de conocimiento], el sacerdote católico y sociólogo Andrew Greeley cita las características definitorias del estado alterado de conciencia según el psicólogo Arnold Ludwig. Greeley sostiene que también se hallan presentes en el éxtasis místico, e incluyen alteraciones en el pensamiento; una alteración del sentido del tiempo; pérdida de control; cambios en la expresión emocional; cambios en la percepción de la imagen corporal; distorsiones perceptuales, que incluyen visualizaciones y alucinaciones; modificaciones en el significado o la significación, particularmente en lo que respecta al estado místico en sí –por ejemplo, se vive como un momento eureka–; un sentido de lo inefable, y sentimientos de rejuvenecimiento. La mayoría de mis encuestados habían experimentado la mayor parte de estos estados, o todos ellos. Greeley opina que a cualquier persona que haya vivido esta experiencia se le ha permitido tener un atisbo de una realidad mucho mayor que aquella a la que estamos acostumbrados.[8]

Los efectos que experimentaron nuestros participantes se debieron a algo más que al poder de la sugestión. Fue como si hubiesen entrado en una dimensión diferente.

9
CEREBROS
MÍSTICOS

En los talleres que comencé a realizar regularmente, los grupos Poder de Ocho experimentaron un estado trascendente idéntico al que habían vivido los participantes del gran experimento de la paz al enviar una intención: la misma conexión física extraordinaria, la misma percepción de la esencia de la persona a la que se estaba enviando la energía sanadora, los mismos efectos físicos en los receptores («sentí un hormigueo en mis manos y pies y calor en todo el cuerpo»), las mismas emociones intensas en las personas que enviaban la intención («la sensación fuerte y palpable de una energía del dar pura y hermosa procedente de todo el grupo»), la misma sensación de ser «más grande que mi cuerpo», los mismos efectos a largo plazo («las sensaciones físicas y emocionales permanecieron conmigo durante horas») o el mismo sentimiento, potente, de «volver a casa».

Hablaban de un calor y unas sensaciones energéticas tremendos, de hallarse en un estado meditativo más profundo que nunca antes, de conexiones con los otros miembros del grupo más potentes de lo que habían sentido jamás.

Y empezaron a actuar «con una sola mente». Durante el envío de las intenciones sanadoras, imaginaban al receptor saludable y bien en todos los sentidos, y muchos visualizaban lo mismo que otros miembros del grupo, o al menos algo sorprendentemente similar. En un taller que realizamos en los Países Bajos, un grupo mandó la intención de resolver los problemas de espalda de una mujer llamada Jan. La mayoría de los miembros del grupo imaginaron, idénticamente y con gran detalle, que la columna vertebral de la receptora se elevaba respecto de su cuerpo y se llenaba de luz.

Recientemente, en un taller que llevamos a cabo en Kuwait, en el período de envío de la intención a un miembro de un grupo que tenía asma y fiebre del heno, tres de los miembros de ese grupo visualizaron una imagen idéntica del receptor caminando tranquilamente por un parque sin verse afectado por el polen. Y en Brasil, Fernanda estuvo en un grupo que mandó la intención a una mujer a quien le dolía la cadera izquierda. Durante el envío, Fernanda sintió un intenso prurito en el mismo lugar en su propia cadera izquierda, y se despertó en medio de la noche con dolor en el mismo sitio. Al día siguiente, el dolor había desaparecido. Más tarde, esa mañana, descubrió que la receptora de su intención se había despertado exactamente a la misma hora esa noche, y que al día siguiente su dolor también se había desvanecido.

Así que quizá los extraños efectos físicos y mentales experimentados por los miembros de los experimentos de la intención globales y los grupos Poder de Ocho estaban siendo causados por un estado místico. Durante un tiempo, pensé que los participantes solamente describían un estado cerebral coherente logrado por una profunda meditación grupal, pero pronto abandoné esa idea. En el caso del experimento de la paz, nadie estaba conectado entre sí. Cada uno de los muchos miles de participantes habían permanecido sentados frente a sus pantallas de ordenador, la mayoría de ellos solos, conectados entre sí solamente por un sitio de Internet.

Ya tenía el quién, el qué, el cuándo y el dónde —los componentes esenciales, y fáciles de encontrar, de la lista de verificación del reportero—, pero no el porqué o cómo los participantes experimentaron un estado de conciencia tan profundo. Y sentía la necesidad de encontrar algún tipo de explicación científica al fenómeno. Los estudios que se han realizado durante los estados místicos sugieren que el cerebro experimenta realmente una transformación extraordinaria.

El fallecido Eugene d'Aquili, de la Universidad de Pensilvania, y su colega Andrew Newberg, miembro del programa de medicina nuclear del hospital universitario, han dedicado sus carreras a examinar la neurobiología del instante santo. Escribe Newberg: «Sabemos que de las prácticas contemplativas suaves como la meditación *mindfulness* podemos esperar una mejora del estado de ánimo, la empatía y la autoconciencia. Pero la iluminación es algo más, caracterizado por un cambio de conciencia intenso y repentino».[1] D'Aquili y Newberg llevaron a cabo un estudio de dos años en el que examinaron las ondas cerebrales de monjes tibetanos y monjas franciscanas en el momento de la oración utilizando la tomografía computarizada de emisión de fotón único (SPECT, por sus siglas en inglés), una herramienta de toma de imágenes cerebrales basada en la alta tecnología que traza patrones de flujo sanguíneo en el cerebro. Newberg descubrió que las sensaciones de calma, unidad y trascendencia, como las que tienen lugar durante esas experiencias cumbre, se manifiestan como una disminución repentina y drástica de la actividad de los lóbulos frontales del cerebro (situados detrás de la frente) y los lóbulos parietales (situados en la parte trasera del área superior de la cabeza).[2]

El propósito de los lóbulos parietales es que podamos orientarnos en el espacio físico; nos permiten saber en qué entorno nos encontramos o lo estrecho que es un pasaje, para que seamos capaces de evaluar si podemos pasar o no por él. Esta parte del cerebro también desempeña una función determinante, posiblemente la más importante de todas: percibe dónde termina uno mismo y dónde empieza el resto del universo, y lo hace mediante la obtención constante de entradas neurales procedentes de todos los sentidos corporales con el fin de distinguir lo que es uno mismo de lo que no lo es. En todos los estudios que llevaron a cabo sobre las experiencias cumbre, Newberg y D'Aquili descubrieron que el dial del «uno mismo/lo que no es uno mismo» giraba bruscamente hacia abajo. Escribe Newberg: «En el momento en que [los sujetos del estudio] experimentaron una sensación de unidad o de pérdida del yo, observamos un descenso repentino de la actividad de los lóbulos parietales».[3] Según lo que indicaban sus cerebros, esos monjes budistas y esas monjas franciscanas tenían problemas para identificar dónde estaban ubicados los límites entre ellos y el resto del mundo. Newberg también escribe: «La persona siente literalmente como si su propio yo se estuviese disolviendo».[4]

En última instancia, los monjes y las monjas experimentaron un «cierre total» de las entradas neurales en los lóbulos parietales derecho e izquierdo, lo cual los condujo a la sensación subjetiva de una absoluta falta de espacio, a una «sensación de eternidad y espacio infinito» y también a un sentido ilimitado del yo. «De hecho –indica Newberg–, deja de haber cualquier sentido del yo».[5]

Al producirse una reducción súbita de la actividad de los lóbulos frontales, la lógica y la razón también se desactivan, señala Newberg: «Normalmente, tiene lugar un diálogo constante entre los lóbulos frontales y parietales, pero si la actividad se altera radicalmente en cualquiera de las dos áreas, la conciencia ordinaria experimenta un cambio radical».[6]

En la meditación activa, en que la finalidad es concentrarse intensamente en ciertos pensamientos o en un objeto de intención específico, Newberg descubrió que el límite entre el yo y el no yo se desdibuja, si bien el área de la atención, en cierto sentido, toma el relevo. A los participantes de los grandes experimentos de la intención globales y de los grupos Poder de Ocho también se les pidió que se enfocaran intensamente en un objetivo en particular y, en cierto sentido, ese objetivo pudo haber tomado el control de sus mentes.

El lóbulo parietal izquierdo muestra una restricción de las entradas neurales, lo cual ocasiona que el sentido del yo se difumine, mientras que el lóbulo parietal derecho, que recibe la instrucción de enfocarse más intensamente en el objeto de atención, se ve privado de cualquier entrada neural distinta del objeto de la intención. No tiene otra opción, escribe Newberg, que la de crear una realidad espacial a partir del objeto de contemplación —la intención de paz, en nuestro caso—, el cual se agranda «hasta que la mente lo percibe como toda la profundidad y amplitud de la realidad» y la persona se siente completa y místicamente absorta en el objeto de su intención.[7] Muchos de nuestros participantes experimentaron esta sensación de unión mística con Sri Lanka.

Newberg se apresura a indicar que esta actividad cerebral constituye un reflejo de un estado de conciencia en particular. Esencialmente, es una señal de dicho estado, no su causa. Él se distancia de los materialistas estrictos, que afirman que estos estados son totalmente inducidos por el cerebro, y subraya que sus investigaciones científicas «apoyan la posibilidad de que la mente pueda existir sin el ego, de que la conciencia pueda existir sin el yo», y que su trabajo no hace más que ofrecer un «apoyo racional» a estos conceptos espirituales y a la espiritualidad mística.[8]

El trabajo de Newberg se vio ampliado por las investigaciones de Mario Beauregard, neurocientífico del Departamento de Psicología de la Universidad de Arizona, quien utilizó la imagen por resonancia magnética funcional (IRMf) para analizar la actividad cerebral en tiempo real de un grupo de monjas carmelitas mientras tenían unas experiencias espirituales intensas. Los resultados de estos experimentos mostraron claramente la activación de distintas regiones cerebrales relacionadas con las emociones, la representación del cuerpo en el espacio, la autoconciencia, las imágenes visuales y motoras e incluso la percepción espiritual; la activación de esas zonas daba lugar a estados cerebrales completamente distintos de los de la conciencia de vigilia ordinaria. Mario me comentó que había claros indicios de que se encontraban literalmente fuera de su mente y en un estado alterado de conciencia en el transcurso de una experiencia mística.

¿Acaso el estado alterado pudo haber sido desencadenado por la música que había estado poniendo a todos los grupos y en todos los experimentos? Algunos estudios muestran que un ritmo como el del canto de reiki que utilizábamos puede desencadenar un estado místico al alterar la actividad normal de los lóbulos temporales.[9] Sin embargo, un buen porcentaje de los participantes no habían podido acceder a todos los aspectos de los experimentos: la música no había funcionado, o se habían perdido la práctica de energización inicial, o no pudieron acceder a algunas páginas en el experimento de la paz. Y ello no pareció haber motivado diferencias en cuanto a sus experiencias. Esto significaba que el elemento esencial que debió de haberlos hecho «despegar» fue el hecho de participar en un grupo dedicado a enviar una oración al unísono.

Pero ¿por qué induciría el pensamiento grupal un estado de transformación tan extremo?

La meditación y la oración grupales ciertamente fomentaron un sentimiento de unidad entre los practicantes, pero no con la intensidad que experimentaron los participantes del experimento de la paz. Traté de pensar en otras experiencias que pudieran inducir ese tipo de estado alterado extremo, particularmente aquellas en las que se habían estudiado las ondas cerebrales de los participantes.

Una situación similar la ofrecía, tal vez, la experiencia de la Iglesia pentecostal* en que los asistentes acaban tan absortos que hablan en lenguas distintas a las que conocen. El movimiento pentecostal, iniciado en la primera década del siglo xx y luego extendido en las iglesias carismáticas, abarca actualmente una cuarta parte del mundo cristiano. Los miembros de la Iglesia pentecostal creen que si adquieren el don de las lenguas, han recibido los dones del Espíritu Santo y son capaces de sanar a gente y profetizar el futuro. Describen la experiencia como que las palabras pasan *a través de ellos*; afirman que no emanan de ellos en absoluto.[10] Este estado suele ser inducido por la música y el canto en grupo, dentro de una congregación. Andrew Newberg ha estudiado las condiciones cerebrales de un pequeño grupo

---

* Los términos «pentecostalismo» y «pentecostal» se derivan de Pentecostés. Para los cristianos, este acontecimiento conmemora el descenso del Espíritu Santo sobre los discípulos de Jesucristo, como se describe en los Hechos de los Apóstoles. El movimiento pentecostal incluye a un amplio número de denominaciones, iglesias independientes y organizaciones paraeclesiásticas (entre ellas la carismática) que enfatizan la intervención del Espíritu Santo en la vida de los creyentes.

de miembros de la Iglesia pentecostal antes y después de haber entrado en el estado que les permite hablar en lenguas descono- cidas para averiguar si sus patrones cerebrales eran como los de los monjes y las monjas a quienes había estudiado en el curso de una experiencia trascendente.

Como en sus estudios anteriores, descubrió un descenso repentino en la actividad de los lóbulos frontales, pero ningún descenso en la actividad de los lóbulos parietales. De hecho, los sujetos pentecostales describieron su experiencia como haber tenido una conversación con Dios; en este contexto no perdían el sentido del yo, sino que conservaban el sentido de la alteridad de Dios.[11]

Newberg también usó las tecnologías SPECT y IRMf para estudiar las ondas cerebrales de médiums y de maestros sufíes mientras llevaban a cabo una meditación con canto y movimien- to llamada *dhikr* y encontró unas características cerebrales idén- ticas a las de los monjes y monjas que había estudiado: una des- activación de la actividad de los lóbulos frontales y parietales, especialmente los derechos. Según Newberg, este estado cere- bral facilitaría el acceso a la imaginación creativa y a la sensación de unidad. Y cuanto mayor es la reducción de la actividad de los lóbulos frontales y parietales, más probable es que los par- ticipantes experimenten todas las etapas de la iluminación. Los cambios más grandes tuvieron lugar en el lóbulo frontal dere- cho, el área del cerebro asociada con el pensamiento negativo y la preocupación, lo cual podría explicar por qué las personas que experimentan un estado de iluminación suelen describir senti- mientos de dicha.

Además de estos sentimientos de unidad, los participan- tes del experimento de la paz también tenían la clara sensa- ción de haber tomado parte en un emprendimiento profundo y significativo. «Me sentí importante por el hecho de estar haciendo algo así», escribió Mónica, de Ciudad de México. Experimentaron un sentimiento de esperanza o de «solidaridad humana», dejaron de sentirse aislados, se supieron parte de un «sentimiento profundo de conexión, posicionamiento, propósito», sintieron que estaban participando en «un proyecto global importante», consideraron que estaban cumpliendo con una «obligación» que debían tomarse «muy en serio», y tuvieron «un profundo sentimiento de nostalgia» después de que el experimento terminara. «Experimenté un sentido de propósito mayor que mi pequeña vida», escribió Barbu, de Greenwich (Connecticut). «Me sentí en la obligación de participar en esto», escribió Lynne, una doctora de Seattle.

En su libro *La mística*, considerado ya un clásico, Evelyn Underhill escribe lo siguiente acerca del misticismo:

> [...] no es individualista. De hecho, implica la abolición de la individualidad, de la separación estricta, del *yo*, *mí* y *mío* que hacen del hombre un ente aislado. Es esencialmente un movimiento del corazón, que busca trascender las limitaciones del punto de vista individual y entregarse a sí mismo a la Realidad última; no para adquirir una ganancia personal, no para satisfacer ninguna curiosidad trascendental, no para obtener placeres de otro mundo, sino solamente en virtud de un instinto amoroso.[12]

Tal vez la oportunidad de unirse con gente desconocida en lo que es esencialmente una forma de orar moderna es lo que hace que los individuos experimenten un potente estado de realización, y tal vez era esto lo que pretendía Jesús con la forma de orar *homothumadon*. Nos alejamos de nuestro estado de individualidad, que es de aislamiento, y establecemos un vínculo puro con el resto de la humanidad. Este segundo estado nos resulta familiar cuando permanecemos en él, pero rara vez se experimenta en estos tiempos modernos. Newberg lo describe así desde el punto de vista neurológico: «Cuando la actividad de los lóbulos frontales desciende repentinamente y de forma significativa, la lógica y la razón se desactivan. La conciencia ordinaria se ve suspendida, lo cual permite que otros centros cerebrales experimenten el mundo de maneras intuitivas y creativas». Y añade: «La disminución de la actividad en los lóbulos parietales también puede permitir que una persona experimente con fuerza la conciencia de la unidad».[13]

Los resultados del experimento de la paz habían sido estimulantes, pero en última instancia carentes de sentido, a menos que llevásemos a cabo muchos más experimentos, lo cual planeaba hacer una vez que las cosas se hubiesen asentado y pudiese reunir más recursos. Pero empecé a darme cuenta de que la cuestión de si el experimento había realmente «funcionado» parecía estar cada vez más fuera de lugar. Tal vez su éxito no tenía nada que ver con el resultado.

El hecho de mandar una intención grupal dio lugar a lo que solo podría describirse como un éxtasis de unidad —un sentimiento de unidad palpable—. Aparentemente, un poder cósmico actuó a través de nosotros y propició un sentimiento que muchos participantes describieron como «volver a casa». Las respuestas que habían dado sugerían que la experiencia de la intención grupal había eliminado la separación entre los individuos, lo cual les permitió experimentar la «conciencia divina» de la conexión pura. Muchos lo encontraron profundamente transformador; lo vivieron como la apertura a una realidad que no sabían que existía.

Podía aceptar que los participantes se hubiesen sentido emocionados, incluso que hubiesen entrado en otro estado de conciencia y se hubiesen sentido conectados entre sí y con el objetivo. Pero luego empecé a leer respuestas como estas:

«Tuve experiencias de sanación muy concretas todos los días».

«He estado sintiéndome conectado a tierra e incluso menos temperamental últimamente; más productivo y decidido».

Nunca había considerado que la experiencia pudiera tener efectos residuales. Las respuestas de los participantes a la encuesta parecían ser lo verdaderamente importante, y contradecían muchos supuestos de la nueva era relativos al poder de la intención enfocada exclusivamente en el objeto de deseo.

Lo verdaderamente relevante no tenía nada que ver con el resultado del experimento y tenía todo que ver con el acto de participar. Tal vez la oración conjunta, grupal, brinda un atisbo de la totalidad del cosmos y nos acerca lo máximo posible a la experiencia de lo milagroso. Y puede ser que la vivencia de este estado, como ocurre con las experiencias cercanas a la muerte, nos cambie para siempre.

10
ABRAZAR A LOS EXTRAÑOS

Sylvie Frasca, una traductora nacida en Italia que vive en Roanne (Francia), estaba siempre demasiado ocupada, pero las exigencias laborales que debió afrontar la semana anterior al inicio del experimento de intención para la paz habían sido tales que había estado trabajando todo el día y toda la noche. El lunes, el segundo día del experimento, sintiéndose todavía agotada a causa de la extenuante carga de trabajo que había tenido que soportar, participó en la intención del grupo y de pronto se sintió más ligera y mucho mejor físicamente. Estas sensaciones de bienestar aumentaron en el transcurso de la semana y sintió también que se desarrollaba un vínculo especial entre los otros participantes del experimento y los habitantes de Sri Lanka. El martes pasó a sentirse dinámica y optimista, y la abandonó su constante preocupación por el trabajo. El miércoles se dio cuenta de que sus prioridades habían cambiado completamente. Esa tarde hizo un pacto consigo misma: nunca más trabajaría noche y día como había hecho la semana anterior.

La relación que tenía con su pareja también estaba cambiando. Aunque ella practicaba la sanación por medio del reiki, su pareja, un ateo que siempre se había enorgullecido de su mente lógica, se negaba a permitirle que le hiciese reiki durante más de unos minutos. El jueves, por primera vez, se entregó a una sesión de una hora entera. Conectaron como no lo habían hecho nunca antes. Al día siguiente tuvieron la charla más profunda que habían tenido jamás sobre el reiki, la espiritualidad y la sanación del padre de Sylvie, quien se había curado espontáneamente de su sinusitis crónica. Por primera vez, su charla no fue forzada y él se implicó en la conversación en lugar de tratar de cambiar de tema.

El último día del experimento, puesto que estaría viajando de Francia a Italia a la hora del encuentro, Sylvie planeó enviar su intención desde el coche, pero le pidió a su compañero que encendiera una vela para ella y que se uniera a la ceremonia por la paz. Poco después del período de diez minutos de envío de la intención, el compañero de Sylvie la llamó para decirle que había ocurrido algo realmente inusual: mientras estaba mirando la foto de la cascada del sitio web del experimento, se sintió atraído hacia ella por una fuerte sensación de alivio y calidez, y salió de ella rebosante de sentimientos positivos. Desde entonces, la presionó para obtener más información sobre el experimento, en un intento de averiguar qué le había sucedido exactamente.

Yo ya tenía claro que la experiencia de la intención grupal provocaba algún tipo de cambio importante en la conciencia de los individuos. Pero parece que en este caso se dio un proceso alquímico aún más complejo. Había algo en la oración grupal que ocasionó una transformación psicológica profunda, tal vez permanente, en muchos participantes y mejoras en sus vidas cotidianas. La experiencia parecía seguir teniendo efecto, en el caso de la mayoría de ellos, mucho después del experimento, como si hubiesen sido tocados por algo inmensamente profundo. De hecho, muchos estaban impactados por este «beneficio prestado» —en palabras de uno de los participantes—. «No esperaba de esto nada en el ámbito personal y he tenido una feliz sorpresa», dijo Joey, de Yachats (Oregón), sobre la mejora de sus relaciones. Este estado extático parecía ser tan potente que abría la posibilidad de que aconteciesen milagros individuales: sanación de las relaciones y de la propia vida, grandes transformaciones vitales, etc.

El envío de la intención de paz parecía haber provocado algún efecto rebote, de modo que una mayor sensación de armonía se filtró en la vida de los participantes. Casi la mitad de los miles que respondieron la encuesta indicó que se sentía más apacible de lo habitual, y que este sentimiento afectaba en gran medida a su trato con otras personas; más de dos tercios observó algún cambio en sus relaciones; más de una cuarta parte sentía más amor por sus seres queridos, y otra cuarta parte aseguró que se llevaba mejor con personas que no les gustaban o con las que discutían habitualmente. Estaban conectando «cada vez más profundamente con los demás», «trabajando más para salvar las diferencias», sintiéndose «más abiertos a la gente» y más dispuestos a hacer nuevos amigos y a permitirse ser amados, y tenían «más claro qué relaciones alimentar y cuáles soltar». Las personas que los fastidiaban antes del experimento aparecían «con menor frecuencia» en sus vidas. «A menudo tengo el *tashie delek* [una bendición tibetana] en los labios», comentó alguien. Estos cambios apacibles casi parecían ser contagiosos, pues afectaban a familiares de los participantes que no habían formado parte del experimento.

Pero los participantes habían experimentado un cambio incluso más fundamental en su capacidad de conectar con los demás: habían tenido una apertura de corazón que parecía ser indiscriminada y universal. Casi la mitad afirmó sentir más amor por todos aquellos con quienes entraban en contacto y casi una quinta parte informó de que congeniaba más con los extraños. La experiencia de unirse con miles de personas desconocidas con un propósito común pareció motivar a muchos a abrirse a gente a la que no conocían, y esta disposición a la conexión siguió presente después de que el experimento hubo concluido. «Hace poco he empezado a decir una oración rápida (para mis adentros) por cada persona con la que hablo: "Que Dios te bendiga, te bendiga, te bendiga y te conceda una vida larga, feliz y saludable" —escribió Frances, de Bay Ridge (Nueva York)—. He experimentado un incremento de la paz y el amor hacia cada persona con la que hablo. Y justo ahora me doy cuenta de que he empezado a realizar esta práctica después del experimento de la paz».

El experimento de intención para la paz había prendido algo tan fuerte dentro de los participantes que pudieron sentir más amor hacia el mundo entero:

«Siento un amor más profundo por todos».

«Tengo un mayor interés en conversar con extraños. Y la gente parece verse más atraída a hablar conmigo».

«Puedo ver cómo mi corazón apacible resuena con el de los demás cuando entramos en contacto».

«Una mayor conexión con mis semejantes en todas partes, y más aceptación que juicio».

«Tengo mayor valor para mostrarles a los desconocidos el amor que siento a través de miradas bondadosas».

Algunos participantes se encontraron con que pasaron a actuar más pacíficamente en el mundo en todos los sentidos y a pensar más en grande. Sallie Lee se vio «arrancada de mis pequeñas preocupaciones». Un participante decidió dedicarse a orar el día de las elecciones estadounidenses de 2008: «Estamos tan polarizados como nación... No alimentemos el odio de Bush». A otro le resultó más fácil lidiar con la aprobación de la Propuesta 8 de California, que prohibía el matrimonio entre personas del mismo sexo: «Siento mucha energía, más que enfado».

La mayoría de los encuestados hablaron de unos cambios extraordinarios en sí mismos, como cierta capacidad de tolerar las opiniones diferentes y lidiar con ello con una actitud mucho más moderada:

«Escucho más».

«Acepto lo que hay y le pido ayuda a algo intangible para que mejore o redirija las circunstancias».

«Soy más indulgente. Siento compasión por los demás».

«He adquirido mayor objetividad en relación con un par de situaciones presentes en mi vida».

«Mayor franqueza y honestidad».

«Más capaz de expresarme de forma pacífica».

«Más confiada, más a gusto y menos influida por las presiones de la publicidad».

«Me afecta menos lo que digan o hagan los demás para hacerme saltar».

«Intento permitir la opción del desacuerdo».

«Soy más consciente de las políticas interoficina y de lo innecesarias e infantiles que son».

«Critico menos a los demás y me acerco a la gente con la mente abierta».

«Me hago consciente de los conflictos innecesarios mucho más rápidamente y renuncio a pelear con los demás. En lugar de ello, los respeto».

Algunos explicaron las consecuencias positivas de experimentar con estos cambios de actitud en situaciones de la vida real: «La semana pasada lidié con dos posiciones aparentemente irreconciliables en el trabajo y ambas partes salieron airosas sin necesidad de ceder; bastó con aclarar las cosas —escribió Tony, de Dallas—. «Pareció un milagro».

En el caso de muchos, la participación en el experimento también les permitió ser más generosos consigo mismos: «Más amoroso», «menos crítico», «más satisfecho con la vida», «más tranquilo y más firme y equilibrado», «más empoderado y conectado con las circunstancias», «tengo más claro mi verdadero propósito»... Muchos se sentían «más a gusto con el mundo» y más satisfechos con sus propias vidas y opciones de vida:

«Mayor paz interior y mayor satisfacción con mi vida en general».

«Mayor gratitud por la bendita vida que tengo y compasión por otros habitantes del mundo».

«Más "en paz" aunque mis realidades externas, especialmente la económica, se encuentren en su punto más bajo en mucho tiempo».

«Me mantengo cerca de mí mismo y sin embargo me siento más conectado con los demás».

«Ahora albergo en mi interior la convicción de que soy un ser separado de cualquier circunstancia en la que me encuentre».

«Siento un profundo anhelo de crecer como persona».

Durante muchos meses estuve preguntándome qué hubo en esa experiencia que hizo que fuese tan profunda para los participantes. ¿Fue la idea de tomar parte en una intención internacional por la paz? ¿O la implicación en un evento masivo? El hecho de que Jesús hubiera abogado por la oración en grupo debería haber sido un «aval» suficiente, pero seguía necesitando una explicación del siglo XXI.

El doctor Andrew Newberg encuestó a más de dos mil personas que habían tenido una experiencia de iluminación y descubrió que se daban cinco características en todas ellas, independientemente del camino que las condujo a tener esa experiencia, de la religión que profesaban o de si eran ateas (muchos de los encuestados lo eran): una sensación de unidad, una intensidad experiencial extraordinaria, una sensación de claridad y una nueva comprensión, la aceptación de no tener el control y la sensación de que «algo —las propias creencias, la propia vida, el propio propósito— ha cambiado de pronto y para siempre». Muchos de los participantes del experimento de la paz —la mayor parte de ellos, de hecho— experimentaron los cinco efectos.[1]

Las transformaciones que vivieron quienes habían participado en el experimento de la paz pudieron haber sido las consecuencias de una experiencia tan extrema. Varios investigadores consideran que el éxtasis místico es una de las experiencias humanas más potentes desde el punto de vista emocional. Como escribió Abraham Maslow, esta es «la forma en que se ve el mundo si la experiencia mística realmente tiene lugar. [...] Si uno ha pasado por esta experiencia, puede estar más en el aquí y el ahora que practicando todos los ejercicios espirituales que existen».[2] Ciertamente, hay pruebas de que tener una experiencia trascendente conlleva beneficios psicológicos. Andrew Greeley descubrió que las personas que habían pasado por una experiencia mística encontraban un nuevo sentido a sus vidas y registraban niveles de bienestar psicológico mucho más altos que aquellas que no habían vivido la experiencia.[3] Newberg también había encontrado pruebas de que quienes vivían estados místicos tenían niveles mucho más altos de salud psicológica y disfrutaban de mejores relaciones y una mejor salud, además de lograr un significado y un propósito más profundos para sus vidas.[4] De hecho, en un estudio, pacientes con cáncer terminal a quienes se les había inducido un estado místico por medio de sustancias experimentaron mejorías similares a las que se dan en psicoterapia.[5] La literatura científica contiene muchos estudios de casos de pacientes que se curaron espontáneamente de muchos tipos de problemas, incluso del alcoholismo, después de tener una experiencia mística.[6]

Pero seguí dándoles vueltas en círculo a los motivos de los cambios extraordinarios que habían vivido los participantes en el experimento. ¿Tal vez se debieron a las técnicas de meditación que había empleado? Los rituales que le había planteado al grupo guardaban algunos paralelismos con los rituales rosacruces e incluso con los de algunas tradiciones místicas occidentales, como la Sociedad Antroposófica. Todas estas organizaciones hicieron uso de la intención mental a distancia, con pasos que incluían técnicas que no diferían mucho de mi procedimiento de energización —una concentración inicial intensa, una visualización, centrarse en el corazón y formular una petición muy específica al universo—. En esas tradiciones, se decía que estas técnicas constituían una forma de acceder a lo divino.

Pero me quedaba una pregunta básica. Teníamos una situación de oración en masa, pero los efectos sobre las personas que enviaban la oración eclipsaban los efectos sobre el objetivo. ¿Qué tradición del pasado encontró los mismos efectos rebote? Esta pregunta me llevó a Jeff Levin, profesor de la Universidad Baylor. Levin es un científico biomédico y epidemiólogo, además de erudito religioso, catedrático distinguido, director del Programa sobre Religión y Salud de la Población en el Instituto de Estudios Religiosos de Baylor y profesor adjunto de psiquiatría y ciencias del comportamiento en la Facultad de Medicina de la Universidad Duke. Devotamente religioso y miembro de una congregación judía conservadora, fue el primer científico en acometer un estudio sistemático de la literatura existente sobre los efectos de la religión sobre la salud física y mental, especialmente el del judaísmo sobre la salud. Además de su vasto estudio de los efectos de la sanación religiosa, Levin es también uno de los pocos que plantean otra cuestión muy básica: ¿tiene algún efecto sobre la salud la experiencia trascendente en sí? Además de ser un apasionado de la religión, Levin también lo es de la curación; ha estudiado las principales tradiciones esotéricas de

155

sanación y sigue investigando cuál es exactamente el elemento clave en la transmisión entre la persona que emite la sanación y la que la recibe. De hecho, ha desempeñado un papel decisivo en la apertura del diálogo en el debate tenso y permanente entre la ciencia y la religión.

Si alguien podía explicar lo que estaba ocurriendo con los participantes del experimento de la paz y de los grupos Poder de Ocho, ese alguien era Jeff Levin.

11 REVISIÓN GRUPAL

J eff Levin nunca había oído hablar de nada semejante a los efectos rebote experimentados por nuestros participantes. Tampoco Larry Dossey, médico y autor de numerosos libros sobre oración y sanación. Ni ningún otro experto con el que consulté. La mayor parte de las investigaciones que podían ofrecerme acerca de la transformación y la sanación examinaban el poder del ritual para lograrlas. Muchas tradiciones esotéricas hablan de la capacidad que tiene la experiencia mística en sí, inducida por algún tipo de práctica extrema, de erradicar enfermedades psicológicas. En la tradición hindú, el punto de yoga (unión) es el *samadhi* –la unión mística con todo lo que es– y algunas de las investigaciones de Levin han descubierto el poder que tienen varios rituales yóguicos de «eliminar» el estrés psicológico y contribuir a que la persona recupere los ritmos naturales de la salud.[1]

En gran medida, Levin reiteró lo que yo ya sabía sobre los círculos de oración: eran utilizados por los nativos norteamericanos y otros grupos indígenas, y por las congregaciones católicas carismáticas y pentecostales modernas, así como por muchas iglesias protestantes. El paralelismo más cercano al efecto de mis círculos de intención que Levin podía ofrecer eran estudios que había rescatado que mostraban que ciertos rituales de sanación podían producir cambios en las emociones, la conciencia de sí mismo y el sentido de sí mismo y de las propias capacidades entre quienes participaban en los rituales, y que también ocasionaban mejoras en los mecanismos neurobiológicos, como los neurotransmisores y los marcadores inmunitarios, todo lo cual contribuía a relaciones más saludables. Pero todas y cada una de las prácticas sanadoras en las que podía pensar Levin requerían llevar a cabo ciertos rituales extremos para producir efectos. Como observa Barbara Ehrenreich, comentarista social, en su libro *Dancing in the Streets* [Bailando en la calle], las prácticas conducentes al éxtasis han constituido una parte fundamental de la mayoría de las culturas desde la prehistoria, pero siempre implican rituales y espectáculos elaborados.[2]

Incluso los rituales de grupos seculares modernos, como los que se llevaban a cabo en campamentos para lesbianas o bisexuales *wiccanas* que habían sufrido violencia sexual, incluían varios ritos: hechizos curativos, cánticos e inmersión en el agua.[3] Deborah Glik, profesora de ciencias de la salud comunitaria en la Universidad de Carolina del Sur, quien estudió los efectos tanto de la nueva era como de los grupos de sanación religiosos más tradicionales de Baltimore, descubrió que este tipo de rituales a menudo desencadenaban estados alterados de conciencia, los cuales tenían efectos sanadores por sí mismos.[4] Ted Kaptchuk, director del Programa de Estudios sobre Placebo y el Encuentro Terapéutico, de Harvard, sostiene que los rituales de cualquier tipo, ya sean los que se llevan a cabo en los círculos navajos o incluso en la medicina occidental –especialmente aquellos que incluyen, de forma elaborada, espectáculo, disfraces, sonidos, movimientos, contacto físico y símbolos–, generan potentes mecanismos de sanación en los cuerpos de los participantes a través de «capas de sensaciones y comportamientos»:

> Los participantes en los rituales de sanación se transforman en personas receptivas, sensibles a las influencias de los «poderes» ostentados por una autoridad culturalmente admitida. El sanador proporciona a la persona objeto de sanación datos imaginativos, emocionales, sensoriales, morales y estéticos derivados de los símbolos y procedimientos palpables del proceso del ritual. En este proceso, la narrativa idiosincrásica del enfermo se fusiona con un mito cultural universal. Los rituales de sanación implican un espectáculo de evocación, promulgación, plasmación y evaluación en una atmósfera cargada de esperanza e incertidumbre.[5]

El desaparecido antropólogo Roy Rappaport desarrolla esta idea. Este tipo de prácticas son tan poderosamente efectivas, escribe, porque proporcionan «una evocación de un espacio, un tiempo y unas palabras distintos de los ordinarios; una vía de promulgación que guía y envuelve al paciente; una plasmación concreta de fuerzas potentes; una oportunidad de evaluar un nuevo estatus».[6]

De modo que el hecho de sacar a los individuos de su entorno cotidiano, de someterlos a sonidos, ritmos y ceremonias con los que no están familiarizados, de guiarlos a través de una experiencia sensorial potente que los envuelve, de que tengan algún tipo de evidencia de que está actuando algún poder sobrenatural, y de ofrecerles una fuerte expectativa de cambio puede, todo ello, estimular la sanación emocional por medio de centrar las emociones en lo que Rappaport describió como «la intensificación calculada» del mensaje.[7] De alguna manera, todos estos investigadores estaban sugiriendo que este tipo de experiencia sensorial intensa se manifiesta a través de lo que es esencialmente el poder de la sugestión. La experiencia de transformación se activa cuando la mente desarrolla una fuerte expectativa de cambio. De hecho, Kaptchuk afirma que los efectos placebo son «los efectos "específicos" de rituales de curación».[8]

Nada de esto ofrecía una explicación adecuada para los efectos de nuestro experimento de la paz. Los participantes no «fueron sacados» del día a día, sino que permanecieron en entornos familiares y utilizaron un instrumento con el que estaban familiarizados. En comparación con la pompa de un ritual de sanación navajo, las imágenes y el sonido que habíamos proporcionado a través de nuestro sitio web y la pieza *Cho Ku Rei* habían sido francamente austeros. El único símbolo que habíamos ofrecido era una foto de unos cuantos niños de distintas religiones tomados de los brazos. Difícilmente era esto una «fuerza potente» que pudiese «envolver» y acabar por desbordar a los participantes en una experiencia sensorial descomunal. No había un ambiente emocionalmente cargado de fuerzas potentes porque ni siquiera estábamos experimentando ese ritual como un colectivo reunido en la misma estancia. Además, no teníamos ningún «mensaje» que pudiese verse «intensificado de forma calculada» y ninguna figura de autoridad con «poderes culturalmente admitidos». En el experimento de la paz, no tuve mucha presencia en la web, y ocurrió lo mismo con los grupos Poder de Ocho de mis talleres. En este caso, a pesar de que los asistentes estaban en la misma sala, no se los invitó a participar en un gran ritual ni operaron bajo las indicaciones de alguien dotado de autoridad. Los grupos solían proceder por su cuenta después de que yo les diera unas instrucciones iniciales, y al organizar a la gente en círculos, por lo general me distanciaba de los efectos: nunca afirmé que los participantes iban a obtener beneficios de esa práctica. Por lo que sabían, su participación en el experimento de intención para la paz o en un grupo Poder de Ocho era un acto completamente desinteresado.

Si los efectos positivos no se debían al ritual, a la dirección de un chamán a la presencia de imágenes y sonidos desbordantes, ¿podían deberse al hecho de participar en un grupo, de formar parte de un colectivo? Jonathan Haidt, psicólogo social de la Universidad de Nueva York, llama a esto *hipótesis de la colmena*. Su teoría es que la gente alcanza el nivel más alto del desarrollo humano por medio de confundirse con un grupo más grande. Haidt se basó en el trabajo de Émile Durkheim, científico social del siglo XIX, uno de los primeros en estudiar el efecto de la comunidad sobre el individuo, quien se refirió al efecto del ritual en un grupo como «una efervescencia colectiva». Escribe Durkheim:

> El solo acto de reunirse es un estímulo excepcionalmente potente. Una vez que los individuos están juntos, una especie de electricidad se genera a partir de su cercanía, lo cual los propulsa rápidamente a un grado de exaltación extraordinario. Cada emoción que se expresa resuena sin interferencias en unas conciencias que están abiertas a las impresiones externas, de modo que cada una se hace eco de las otras.[9]

Durkheim también argumentó que una vez que un individuo experimentaba este estado, disfrutaba de mayores niveles de felicidad después.[10]

Este tipo de «efervescencia colectiva» era más que evidente en las concentraciones masivas, como las peregrinaciones. Cada año, unos cien millones de personas se reúnen en la confluencia de los tres ríos sagrados asociados con el evento religioso *magh mela*, en el norte de la India, para bañarse en sus aguas en la culminación de la peregrinación a Allahabad. Contrariamente a todo lo que cabría esperar, los asistentes registran mayores niveles de bienestar físico y mental de lo normal, a pesar de los mayores riesgos para la salud debidos a enfermedades contagiosas, a unas instalaciones sanitarias deficientes y a las condiciones de incomodidad y temporalidad típicas de los encuentros de masas. Investigadores del Centro de Ciencias Cognitivas y del Comportamiento de la Universidad de Allahabad encontraron que la gente tenía mejor salud al final de la peregrinación que en el momento de emprenderla, aunque las condiciones físicas fuesen duras. Los científicos llegaron a la conclusión de que un ingrediente clave en la relación existente entre el bienestar y las creencias o prácticas religiosas es «la dimensión colectiva».[11]

La misma «vacunación» respecto a la contracción de enfermedades se produjo en Woodstock, legendario festival de música que tuvo lugar en 1969 en el norte del estado de Nueva York. A pesar de las extraordinarias condiciones de hacinamiento e insalubridad, el mal tiempo y la falta de provisiones, no hubo peleas ni disturbios y casi medio millón de asistentes experimentaron un sentimiento trascendente de conexión.

Los indígenas maoríes afirman experimentar el «subidón del caminante sobre fuego» —un incremento de la frecuencia cardíaca y de los niveles de felicidad durante los rituales masivos centrados en caminar sobre brasas—.[12] Incluso los eventos grupales que utilizan sonidos repetitivos como los toques de tambor son sanadores; ocasionan una disminución de los niveles de hormonas del estrés y una mejora de la función del sistema inmunitario –por ejemplo, un incremento de la actividad natural de los glóbulos blancos–.[13]

¿Pudo nuestro experimento de la paz haber desencadenado una especie de efecto Woodstock?

También tuve que descartar esta teoría. Ninguna de las hipótesis de la colmena podía explicar lo que les había sucedido a nuestros participantes. No habían estado juntos en el mismo espacio físico; solo habían experimentado virtualmente la «electricidad» grupal de Durkheim. No habían participado en un ritual de sanación de un individuo, sino que el objetivo en el que se habían enfocado había sido de carácter social. A pesar de que no se había tratado de un encuentro propiamente comunitario, el círculo virtual que se había constituido dio lugar a una conexión profunda entre los participantes, quienes vieron sanadas muchas de sus relaciones más significativas.

¿Podían ser los responsables de estas transformaciones unos cambios cerebrales importantes y duraderos ocasionados por la experiencia de enviar una intención en grupo? Ciertamente, se sabe que la meditación y los rituales chamánicos afectan al cerebro. Según el doctor Stanley Krippner, profesor de psicología en la Universidad Saybrook (California) que ha llevado a cabo un gran estudio sobre los rituales indígenas, los rituales chamánicos dan lugar a cambios neuronales importantes; hacen que los dos hemisferios se sincronicen, lo cual conduce a una mejor integración entre lo que generalmente se considera que es la parte ejecutiva del cerebro (la corteza) y el centro emocional (el sistema límbico) y a una síntesis mayor del pensamiento, la emoción y el comportamiento. Esencialmente, los rituales colectivos ayudan al cerebro a madurar emocionalmente, y eso contribuye a que nos comportemos mejor con los demás.[14]

Durante los estados trascendentales como la meditación profunda, el cerebro se vuelve más coherente, y su parte ejecutiva pasa a ser más hábil a la hora de tomar decisiones. El neurocientífico Fred Travis, director del Centro para el Cerebro, la Conciencia y la Cognición de la Escuela de Administración Maharishi, descubrió esta realidad después de realizar lecturas electroencefalográficas en meditadores. Al igual que ocurre con los rituales chamánicos, después de este tipo de experiencias el cerebro queda mejor organizado, y varias de sus partes —el centro intuitivo y el prosencéfalo cognitivo— se comunican mejor entre sí. La conciencia cósmica inunda la vida cotidiana, y el cerebro pasa a estar más preparado para gestionar las circunstancias.[15]

Esto podría explicar por qué los participantes obtuvieron grandes mejoras en sus relaciones. El acto físico de enviar una intención como grupo, que comienza como una meditación masiva, induce un estado que esencialmente ejercitaría al cerebro a mejorar las relaciones con los demás y ayudaría a los individuos a manejarse mejor en el ámbito de las relaciones. Sin embargo, estos tipos de efectos son mensurables generalmente después de meses o incluso años de práctica regular de la meditación. Pero los cambios radicales que vivieron los participantes del experimento de intención para la paz se manifestaron después de solo ocho días de sesiones de intención de diez minutos.

El hecho de actuar en sincronía, de participar en el envío de la misma intención o incluso en la misma actividad rítmica con una intención compartida conduce a una mayor vinculación social, y esto en sí mismo puede tener un potente efecto sanador.[16] Harvey Whitehouse, jefe del Departamento de Antropología Social en la Universidad de Oxford y experto destacado en la ciencia de la religión, ha escrito que los rituales que implican una «elevada excitación grupal» han conducido, históricamente, a la formación de pequeñas comunidades cohesionadas.[17] Hay muchas pruebas de que el hecho de formar parte de cualquier tipo de comunidad incrementa la curación. Cuando estudié el estrés y sus efectos sobre las enfermedades, descubrí que la principal causa de las afecciones psicológicas y físicas es el sentimiento de aislamiento –respecto de los demás, de la propia familia, de Dios–. En consecuencia, establecer conexiones fuertes es un potente mecanismo de sanación del estrés que se experimente en cualquier área de la vida. Por ejemplo, en las investigaciones que examinaron el grado de estrés que padecen quienes tienen dificultades económicas, incluso los estadounidenses de origen latino con ingresos más bajos experimentaban mucha menos depresión si acudían a la iglesia y participaban en su comunidad religiosa con regularidad, y los latinos de edad avanzada permanecían más fuertes, fuese cual fuese su nivel de pobreza, si vivían en vecindarios muy unidos.[18]

Sentí que me estaba acercando a una primera pista muy importante relativa a la causa de la asombrosa transformación experimentada por los participantes en el experimento de la paz, y tenía que ver con lo que se entiende exactamente por *salud* y *sanación*. Muchas de las tradiciones esotéricas definen la salud como mucho más que la ausencia de problemas físicos. Según ellas, la verdadera salud requiere una integración pura y total dentro del todo, un sentimiento de conexión absoluta, mientras que la enfermedad es consecuencia de un sentimiento de alienación respecto de esa fuente. Esto sugiere que el origen de la mayor parte de las enfermedades no son las pequeñas tensiones que experimentamos en nuestra vida, sino el estrés generado por nuestra respuesta global a ella: cómo percibimos nuestro lugar en el mundo, especialmente dentro de nuestro entorno inmediato. Si esto es así, conectar con otras personas con un propósito sería profundamente sanador, un recordatorio palpable de que formamos parte de un todo más grande.

El hecho de creer en algo superior a uno mismo tiene poder curativo *per se*. En su investigación de un buen número de religiones, Jeff Levin ha descubierto que el postulado central de todas las tradiciones es que el universo no está sujeto a procesos aleatorios sino que está regido por un orden divino; y también ha encontrado que esta creencia en un plan divino, esta sensación de que todo lo que acontece en el mundo tiene un propósito, es extraordinariamente transformadora en todos los aspectos.[19] Muchos participantes del experimento de la paz manifestaron ambas ideas:

«Mi mantra para la vida cotidiana es *soy libre, soy Amor*, y esta es también la intención que pienso hacia todos aquellos con quienes me encuentro, porque somos UNA FAMILIA GLOBAL».

«Siento una unidad de ser, un hilo común que nos une en la verdad».

«Me siento optimista respecto al futuro; creo que este tipo de actividad puede impulsar un gran cambio para mejor».

«Ahora creo que hay esperanza para mi país».

«Esto ha cambiado la opinión que tenía sobre mí y sobre la vida. Me ha dado la esperanza de que un mundo mejor es posible».

«Siento más empoderamiento y mayor conexión con el planeta».

«Confío más en los cambios que están teniendo lugar en el mundo y en que estamos avanzando en la dirección de la unidad».

«Siento plenitud y esperanza».

Maslow distingue entre dos tipos de experiencias místicas: el tipo *verde*, que es una experiencia cumbre de éxtasis transitoria, y el tipo *maduro*, que da lugar a una transformación más duradera en la persona: «En su variante madura, [la experiencia trascendente] representa una expresión última de autorrealización e integración social —escribe Jeff Levin—. En este contexto, las definiciones de salud, bienestar espiritual y desarrollo personal parecen cruzarse». Desde este punto de vista, Levin cree que las experiencias místicas de tipo «maduro», tal como Maslow las define —el tipo de experiencias que han tenido mis participantes—, son un potente factor de prevención de problemas físicos y psicológicos, porque representan el sentido último de pertenencia y propósito en el mundo.

Muchos expertos en experiencias místicas coinciden en señalar que la experiencia trascendente tiene el poder de provocar cambios permanentes en el individuo en todos los aspectos, lo cual hace que se sienta llamado a presentar comportamientos altruistas.[20] Maslow señala que todos quienes viven esta experiencia sienten un «amor omnipresente por todos y por todo, lo cual hace que tengan el impulso de hacer algo bueno para el mundo»,[21] y Evelyn Underhill afirma que estos individuos se sienten «llamados a tener una vida más activa, al ser más contemplativa, que los otros hombres».[22] El gurú indio Sri Aurobindo indicó en una ocasión que el hecho de «hacer bajar» la «supermente» y la «sobremente» no solo resulta sanador para la persona, sino también para todo su entorno.[23]

Después del experimento de intención para la paz, un buen número de participantes se sintieron impulsados a efectuar un cambio importante en sus vidas:

«He solicitado el ingreso al Cuerpo de Paz».

«He firmado el pacto de no violencia».

«Siento un compromiso mayor con la meditación mensual colectiva».

«Estoy creando un equipo para concebir una fórmula para la paz a partir de mi conocimiento de Sri Lanka».

«Enseguida empecé a buscar un lugar en el que poner en marcha mi consulta privada de medicina energética. He dejado mi trabajo en el hospital».

Podría ser que un experimento de intención a gran escala actuase como un potente recordatorio de la actitud que deberíamos tener. El sentimiento de integración perfecta, simbolizado por un gigantesco círculo de extraños que oran juntos, ofrece un sentido de propósito: el universo «tiene orden y sentido y la persona ocupa un lugar en este orden», en palabras de las científicas sociales Deirdre Meintel y Géraldine Mossière, de la Universidad de Montreal.[24] Me preguntaba si los efectos sanadores de los que habían disfrutado los participantes en el experimento de la paz tenían que ver sobre todo con un sentimiento de confianza global perfecta —con ese sentimiento, que se tiene en tan pocas ocasiones, de que la vida nos ama—.

Tal vez la clave de los efectos sanadores era precisamente este sentimiento de confianza. James W. Pennebaker, jefe del Departamento de Psicología de la Universidad de Texas, se ha pasado más de tres décadas estudiando el poder de confiar en los demás. Sus investigaciones revelan el poder de «abrirse». Las personas que pueden confiar lo suficiente en las demás como para mostrarse vulnerables disfrutan de mejoras de la función inmunitaria, de la actividad del sistema nervioso autónomo y del bienestar psicológico y efectúan menos visitas al médico.[25]

Fui testigo de esto en nuestros círculos Poder de Ocho sobre todo, en que los participantes revelaron detalles íntimos de sus problemas de salud entre sí. Daniel describió lo que le ocurría en la espina dorsal; Rosa, sus dificultades con la tiroides. En estas circunstancias, tanto las personas que se muestran como las que escuchan deben tener un nivel de confianza que puede ser sanador en sí mismo. Pennebaker también ha estudiado la dinámica social de la apertura y considera que es el eje conductor de la terapia, tal vez incluso de los círculos de oración. Según él, abrirse no es otra cosa que contarle nuestra historia a alguien.[26]

Si esto es así, lo que estábamos haciendo en nuestros círculos de sanación era editar la historia —reescribir juntos los detalles, ofrecer la posibilidad de un final más positivo—. Tal vez este proceso grupal de revisión —la idea de que se puede reescribir la historia de una vida o incluso la historia de un país herido— demuestre ser sanador para todos, tanto los protagonistas como los que tienen el bolígrafo en sus manos.

12 AGUA SAGRADA

Pasé a ser más audaz en mis experimentos a partir de la idea de la conexión psíquica que tenía lugar por Internet. Si estábamos estableciendo todas esas conexiones virtuales en el contexto de los experimentos a gran escala, y si no importaba si estábamos juntos en la misma sala o dispersos por todo el mundo, quería ver hasta dónde podíamos llevar el efecto virtual con un grupo Poder de Ocho. Había visto algunas pruebas del poder de las conexiones virtuales en nuestras intenciones de la semana, pero ¿qué sucedería si creásemos grupos más pequeños, grupos virtuales Poder de Ocho cuyo único punto de contacto continuado fuese una línea telefónica?

Empecé a hacer pruebas con los grupos que se reunían durante los teleseminarios y las conferencias telefónicas. Los miembros de estos grupos estaban en distintos lugares geográficos de todo el mundo, conectados solamente por un panel maestro que tiene la capacidad de dividir a la audiencia en parejas o grupos de cualquier tamaño, que solo se escuchan unos a otros y pueden tener conversaciones o hacer ejercicios. Me propuse dirigir talleres interactivos de noventa minutos durante seis sábados consecutivos; empezaría por decirles las instrucciones a todos, después de lo cual Joshua, mi «maestro de ceremonias» en estos eventos, reuniría a los participantes en pequeños grupos de ocho para llevar a cabo ejercicios de intención interactivos, igual que habían hecho los grupos Poder de Ocho durante mis talleres.

El hecho de que estos grupos de teleseminario no estuviesen reunidos físicamente no dio lugar a ninguna diferencia. Los miembros de los grupos Poder de Ocho virtuales mencionaron los mismos efectos que los integrantes de los grupos que se habían reunido en un solo lugar físico en mis talleres: la conexión, los efectos físicos, las emociones fuertes, la sensación de formar parte de algo mucho mayor que uno mismo, la misma intensidad en la vivencia de la cotidianidad que en el caso de quienes habían experimentado la *unio mystica*. «Sentí una gran confianza en que todo es posible —narró Simone después de haber sido el objetivo de un grupo Poder de Ocho virtual a causa de su problema de tiroides—. Todo lo que estaba viendo era muy hermoso: los árboles tenían un color verde maravilloso, el asfalto de la carretera un gris precioso... Y también sentí certeza». Tuvieron lugar los mismos efectos beneficiosos en maridos y esposas, en hermanas y hermanos; el mismo deseo de conectar más con desconocidos y las mismas mejorías físicas tanto en quienes habían enviado la intención como en quienes la habían recibido:

«Tengo un dolor de cuello intermitente debido a un traumatismo cervical que sufrí en el pasado. Durante la sesión sentí que el dolor se intensificaba, y luego desapareció».

«Tengo un temblor en la mano derecha, del cual mejoré significativamente tras recibir la intención sanadora».

«Solía dolerme la espalda o la articulación de la cadera. Llevo dos semanas sin sentir este dolor».

«Mi anemia ha desaparecido y he mejorado de la ansiedad».

«La rodilla izquierda no me duele cuando cruzo la pierna».

«Mi presión arterial estaba muy alta y ha ido bajando».

«Los dolores que sentía en el pecho desaparecieron de la noche a la mañana».

«Menos gases e hinchazón. Se han atenuado todos los síntomas del colon irritable».

«Al enviar bienestar al receptor, noté energía en la cabeza, la mandíbula y el cuello. Al día siguiente, el dolor que he estado sintiendo en la mandíbula se había visto muy reducido y no ha vuelto a aumentar».

Los miembros de los grupos Poder de Ocho virtuales también describieron el mismo tipo de efectos que los participantes en los experimentos de intención globales: sanación de las relaciones y de la propia vida, perdón de sí mismo, un nuevo propósito vital. En una de las primeras reuniones de su grupo Poder de Ocho, Hilde Palladino, de Oslo (Noruega), pidió un contrato con una editorial importante de su país para que le publicase su primera novela de fantasía destinada al público juvenil. Un mes más tarde lograba su objetivo.

Cuando su grupo *online* se reunió por primera vez, Hilde evitó comentar nada acerca de una variedad de problemas de salud relacionados con el cáncer, hasta que otro miembro del grupo reveló información sobre su propia salud, y Hilde se sintió segura para compartir su caso. A pesar de que estaba recibiendo inmunoterapia como procedimiento de limpieza después de la quimioterapia, al principio solamente dijo que tenía alergias, porque no quiso que los miembros del grupo pensasen en ella como en una paciente con cáncer. Con el tiempo, sin embargo, compartió su historia con el grupo y pidió que sus preocupaciones en cuanto a la salud se incluyeran en las intenciones que le mandaban. Al cabo de un mes, pudo abandonar la medicación, que se suponía que iba a seguir necesitando durante los próximos diez años. Sus doctores le dijeron que toleraba el tratamiento del cáncer extraordinariamente bien y volvió a estar totalmente sana en un tiempo récord. «Tengo más energía, fuerza y resistencia, y mi salud se ha estabilizado mucho», dijo.

El grupo incluso la ayudó a salir de un bache económico que la afectó a corto plazo. En un viaje de negocios a Shanghái, Hilde decidió hacerse un regalo y reservó *online* una habitación en un hotel de cinco estrellas, a pesar de que era mucho más cara de lo que podía permitirse. Sin embargo, disfrutó de su estancia y pagó con la tarjeta de crédito.

Tras volver a casa y sufrir algunos contratiempos económicos, Hilde examinó sus cuentas corrientes y se dio cuenta de que sus finanzas presentaban un agujero de mil quinientos dólares. Decidió enviar una intención, junto con su grupo, para recuperar o recibir esa cantidad de dinero. Un poco después, descubrió que había una gran diferencia entre el precio de la habitación que constaba en Internet en ese momento y el que ella había pagado. Llamó al hotel para pedir una explicación, y le dijeron: «Está claro que cometimos un error; por lo tanto, le reembolsaremos la diferencia, de mil quinientos dólares».

Juliette, de Toulouse (Francia), experimentó una serie de eventos sincrónicos después de pedirle a su grupo que estableciera la intención de que su terapia de rehabilitación de una lesión de la columna vertebral fuese compatible con las exigencias de su trabajo y la creación de su propio negocio. Juliette había localizado un quiropráctico en España conocido por impartir un tratamiento eficaz en casos como el suyo, pero no contaba con medios para viajar regularmente al país vecino y alojarse en un hotel. Así las cosas, una amiga suya, con quien estaba trabajando en un proyecto, vivía en la misma zona de España que el quiropráctico, y la invitó, espontáneamente, a alojarse con ella siempre que lo necesitara. Además, su hermano, de quien estaba distanciada en gran medida y con quien mantenía muy poca comunicación, se puso en contacto con ella inesperadamente y la invitó a quedarse en su apartamento de la Costa Brava. Las fechas que él le propuso resultaron coincidir con la semana de vacaciones que ella se había reservado, pero para la cual no tenía planes. Esa invitación le permitió acceder más fácilmente a su quiropráctico y a su socia del proyecto, nadar regularmente (una rehabilitación necesaria) y, lo mejor de todo, volver a conectar con su hermano y la familia de este.

Daphne había sido pianista profesional pero tuvo que dejar de tocar después de que le diagnosticaran la enfermedad de Parkinson seis años atrás. Le pidió a su grupo que estableciera una intención para que pudiera volver a tocar el piano y escribir con facilidad. Unos meses más tarde, aunque no había recuperado su nivel como profesional, era capaz de tocar «expresivamente» durante una hora al día. «¡Y este año he escrito mensajes en mis postales de Navidad!», contó.

Todo esto era fascinante, milagroso incluso, pero en la misma medida estaba empezando a dudar de que los ensayos doble ciego, controlados con placebo, pudiesen decirme mucho sobre lo que estaba sucediendo con los círculos Poder de Ocho, virtuales o de otro tipo. Incluso después de haber llegado hasta este punto continuaba aferrada al método científico. Seguía creyendo que nada se consideraría significativo a menos que pudiese ofrecer más pruebas en el laboratorio. Para demostrar que estábamos induciendo cambios fundamentales en las personas, necesitábamos otro experimento global, más simple, que pudiésemos cuantificar fácilmente. Esa posibilidad surgió con una petición telefónica extrañamente formal:

—El doctor Masaru Emoto quiere pedirle que le haga el honor de reunirse con él en una hora.

Recibí esta llamada unos momentos después de haber llegado al hotel Marriott de Hamburgo, donde debía hablar en un congreso al día siguiente.

Emoto se consideraba un «misionero» del agua. Creía que esta mantiene una relación íntima con nuestras mentes y que al sanar el agua sanaríamos el mundo. Nunca nos habíamos encontrado, aunque conocíamos el trabajo del otro. De hecho, en una ocasión me había pedido que lo sustituyera y que hablara en su lugar en un congreso que se celebró en España. Estaba enfermo y lo filmaron en la cama del hospital; en esa filmación me presentó como su «alma gemela».

El doctor Emoto llegó al bar del restaurante rodeado de un enjambre de ayudantes y un traductor. Después de una elaborada presentación formal, compartió conmigo su audaz idea. Quería llevar su trabajo a otro nivel por medio de celebrar el Foro Global del Agua y la Paz el día 22 de marzo de 2010 —designado Día Mundial del Agua por las Naciones Unidas— en el lago Biwa, el «lago madre» de Japón. Biwa es una de las masas de agua más antiguas del mundo y abastece a catorce millones de residentes japoneses, pero desde 1983, después de la rápida urbanización de los terrenos circundantes, los desechos domésticos e industriales han cambiado la población de microorganismos del lago, lo cual ha provocado mareas rojas, florecimiento del agua y aparición de algas. El doctor Emoto esperaba contar conmigo para que organizase un experimento de intención internacional destinado a mostrar que los pensamientos de sanación podían ayudar a purificar las aguas altamente contaminadas del lago.

«La ceremonia del lago Biwa pretendía ser muy simbólica —dijo Emoto—: una demostración sencilla de que podíamos dar un paso hacia la solución de este tipo de problemas relacionados con el agua por medio de tomar en consideración el aspecto del agua que está conectado con nuestra mente, nuestros pensamientos y nuestras emociones».

Me gustó cómo sonaba su idea, pero también despertó en mí algunos recelos importantes. Había concebido mis propios planes para tratar de purificar agua contaminada; de hecho, Gary Schwartz y yo le habíamos estado dando vueltas a la idea de tomar un organismo patológico presente en agua contaminada, como una bacteria perjudicial, y transformarlo en su versión benigna. Esto no era tan disparatado como puede parecer. Experimentos de laboratorio habían demostrado que la intención positiva podía estimular la mutación de las bacterias *Escherichia coli* dañinas y que la intención negativa podía impedirla.[1] Incluso las bacterias eran muy sensibles al poder de un pensamiento.

Pero mi mayor preocupación tenía que ver con el desafío que estábamos asumiendo. El agua, la sustancia más abundante del planeta, que también contiene las moléculas más presentes en el mundo (después del H_2), sigue ocasionando quebraderos de cabeza a los científicos, incluso a los que trabajan con ella todos los días en el laboratorio. Esta estructura molecular aparentemente simple —dos átomos de hidrógeno para cada átomo de oxígeno— oculta una gran singularidad. El agua es un anarquista químico, que se comporta como ningún otro líquido de la naturaleza. Exhibe no menos de setenta y dos anomalías físicas, materiales y termodinámicas y parece que faltan muchas más por descubrir. El agua es una de las sustancias más misteriosas porque es un compuesto formado por dos gases, si bien es líquido a temperaturas y presiones normales. Es el más ligero de los gases y es mucho más densa en estado líquido que en estado sólido. El agua caliente se comporta de manera diferente que el agua fría; se congela más rápidamente que esta y la densidad del hielo aumenta a medida que se calienta, pero se contrae al derretirse. El agua tiene un punto de fusión y de ebullición inusualmente alto. Y la lista de sus «malos comportamientos» sigue y sigue...[2]

El agua es el principal componente de nuestro cuerpo; los seres humanos somos agua en un 70% aproximadamente, y las plantas en un 90%. La cantidad de moléculas de agua que tenemos en nuestro interior es cien veces superior al conjunto de todas las otras moléculas. El agua cubre tres cuartas partes del planeta y la vida en la Tierra es imposible sin ella. Pero aún estamos lejos de entender exactamente cómo se comporta. Los intentos de establecer un modelo para el agua continúan fallando. Podrías estar toda tu carrera profesional haciendo pruebas con ella —muchos científicos lo hacen— y sentir que no estás llegando a ninguna parte.[3]

Por más que el lago Biwa fuese el objetivo perfecto para el primer experimento en vivo destinado a sanar un aspecto del medioambiente global, quise llevar a cabo algunos experimentos básicos más antes de lanzarme a esa empresa por una buena razón: hasta ese momento, los únicos tres experimentos de intención que no habían dado un resultado positivo habían tenido que ver con el agua.

Nuestras primeras incursiones en los experimentos con el agua, que llevamos a cabo junto con Konstantin Korotkov, me llevaron, a través de un amigo común, hasta Rustum Roy, científico de materiales de la Universidad Estatal de Pensilvania y posiblemente uno de los principales expertos del mundo en lo referente al agua. Las credenciales de Rusty eran incuestionables: había escrito más de seiscientos artículos sobre todo tipo de materiales, desde la vitrocerámica hasta las películas de diamante y los nanocompuestos, y en el momento en que lo conocí era el miembro más antiguo de la Academia Nacional de Ingeniería de los Estados Unidos. La revista *Newsweek* había dicho de él que era el «principal inconformista» entre los científicos estadounidenses; y después de uno de sus apasionados testimonios, los miembros del Comité de Ciencia, Tecnología e Investigación de la Cámara de Representantes estadounidense le habían ovacionado puestos en pie; era la primera vez en dieciséis años que aplaudían a alguien levantados de sus asientos.

Rusty había sido coautor de un influyente artículo en el que exponía su teoría del agua estructurada. Los autores habían sintetizado todas las investigaciones del momento relativas a la estructura del agua, y habían llegado a la conclusión de que las pequeñas moléculas de H_2O son, en sí mismas, las principales instigadoras de la anarquía del agua, por la forma en que eligen agruparse.[4]

En relación con el agua, debemos entender por «estructura» la posición en el espacio tridimensional y las disposiciones de las moléculas de H_2O individuales, que se agrupan como reensamblajes de Lego infinitamente variados. Estas agrupaciones

permanecen estables durante una cantidad de tiempo indeter-
minada, que puede ir desde una fracción de segundo hasta varias
semanas. Platón creía que el agua debía ser representada como
un icosaedro –un sólido de veinte caras– y dos mil quinientos
años más tarde algunos científicos de vanguardia empezaron a
estar de acuerdo con esta afirmación tras descubrir que las agrupaciones de moléculas no son uniformes en ninguna muestra de
agua. Las muestras calientes presentan una forma de Lego diferente de las muestras frías, por ejemplo; algunas aguas contienen agrupaciones moleculares constituidas por varios cientos de
moléculas cada una. Se ha descubierto que los grupos pequeños
pueden agruparse aún más, dando lugar a cúmulos simétricos
de hasta doscientas ochenta moléculas que se interconectan con
otros grupos para formar un intrincado mosaico subatómico.

Como me explicó Rusty, el «pegamento» que hace que estas
moléculas de agua se adhieran momentáneamente entre sí no
consiste simplemente en los enlaces que unen los átomos de hidrógeno, sino que tiene que ver con una amplia gama de enlaces
muy débiles que existen entre las distintas formas de Lego. Estos vínculos se conocen como *interacciones de Van der Waals* a causa
del físico neerlandés Diderik van der Waals, quien descubrió que
hay unas fuerzas de atracción y repulsión que operan entre los
átomos y las moléculas a causa de la forma en que se distribuye
la carga eléctrica, una propiedad que permite que ciertos gases
se conviertan en líquidos.

«Es este abanico de enlaces muy débiles lo que podría explicar la notable facilidad con la que cambia la estructura del agua,
lo que a su vez podría ayudar a explicar la media docena de famo-
sas anomalías que presentan sus propiedades –me escribió Rur-
ty–. En su forma más sutil, estos lazos débiles también permiti-
rían que se produjesen los cambios de estructura causados por

campos eléctricos y magnéticos y por todo tipo de radiaciones, incluidas posiblemente las llamadas energías sutiles»[5] —como es el caso de los pensamientos—.

La idea de que las moléculas de agua se estructuran no es de ninguna manera universalmente aceptada, pero como Rusty argumentó convincentemente, es la estructura, no la composición, lo que controla en gran medida las propiedades de una sustancia, y si la estructura se modifica, ello puede hacer que la sustancia cambie completamente, sin que la composición se altere en absoluto. Un ejemplo perfecto lo ofrecen el diamante y el grafito. Ambos comparten la misma composición; sin embargo, el diamante es una de las sustancias más duras del planeta y el grafito una de las más blandas. La diferencia entre ambos depende totalmente de qué moléculas deciden unirse y en qué cantidad.

Cuando conocí a Rusty, acababan de filmarlo para incluirlo en un documental sobre el agua, en el que un artista había creado ilustraciones gráficas que mostraban el aspecto que podía presentar el agua estructurada. Representaba el agua ordinaria como grupos asimétricos y separados de moléculas que flotaban solos, como ruedas a las que se hubiesen arrancado unos cuantos radios, mientras que en la representación que hacía del agua estructurada, las moléculas formaban dos círculos concéntricos perfectos. En el caso del agua estructurada, las moléculas se comportaban como un grupo de escolares disciplinados que estuviesen sentados alrededor de una mesa redonda.

De acuerdo con Rusty, las investigaciones habían demostrado que podía obtenerse agua estructurada por medio de aplicar diversas formas de energía: calor, luz, sonido, radiación y, según creía, el poder de un pensamiento. Por extraño que pareciera, existían algunos precedentes. Estudios canadienses habían demostrado que cuando unos sanadores habían enviado una intención al agua utilizada para regar plantas, el enlace de hidrógeno presente entre las moléculas había cambiado de manera similar a cuando el agua es expuesta a la acción de imanes[6] e investigaciones rusas habían demostrado que cuando se envía sanación a una muestra de agua, la microestructura cristalina de los enlaces de hidrógeno y oxígeno presentes en sus moléculas experimenta distorsiones.[7]

Cuando estábamos empezando a darle vueltas a cómo diseñar el experimento, Rusty me dijo que el agua estructurada se encuentra en el citoplasma de los tejidos sanos del cuerpo y que puede otorgarles salud porque presenta una alta solubilidad para los minerales del organismo, propiedad también presente en las aguas curativas: «Esta parece ser la estructura que comparten aguas medicinales muy diferentes, desde las que se utilizan en algunos balnearios hasta las aguas de plata* que se usan en todo el mundo», me escribió. Y propuso que probásemos a cambiar la estructura de una muestra de agua para que se pareciese más al agua de esos balnearios.

Tardé unos momentos en comprender cabalmente la propuesta de Rusty: nuestro experimento iba a intentar convertir agua del grifo en el equivalente al agua de una fuente de Lourdes.

Planeamos realizar nuestro experimento con el equipo de Rusty en la Universidad Estatal de Pensilvania. Aunque él mismo y otros científicos de materiales habían recibido oposición en sus intentos de encontrar aparatos que permitiesen demostrar correctamente los cambios que pudiesen producirse en la

---

* El agua de plata o la plata coloidal es un coloide compuesto por nanopartículas de plata de alta pureza, que se encuentran suspendidas en agua destilada y purificada. En la medicina alternativa se usa frecuentemente como antibiótico natural.

estructura del agua, creía que un espectrómetro Raman sería lo suficientemente sensible para captar las modificaciones.

En 1928, el físico Chandrasekhara Venkata Raman había descubierto que cuando se transmite a través de la materia, parte de la luz se dispersa al azar, y una pequeña porción de esta luz tiene frecuencias diferentes —normalmente más bajas— que la fuente de luz. El efecto Raman suele ser causado por un cambio sutil que tiene lugar en la vibración de las moléculas, y este proceso de rerradiación ofrece información importante sobre cómo se estructura el agua —los estados vibratorios de los enlaces de hidrógeno en relación con el oxígeno del agua, por ejemplo—. Por lo tanto, los científicos pueden descubrir cualquier alteración estructural por medio de examinar los cambios que se produzcan en la intensidad y la forma de los enlaces moleculares. Yo estaba especialmente interesada en utilizar el espectrómetro Raman, porque el empleo de un sistema de medición que es universalmente reconocido por la comunidad científica haría que nuestros resultados no fuesen cuestionados.

Las moléculas de agua están siempre en movimiento, como una persona que constantemente levanta pesas de mano en un gimnasio en varias direcciones. Imagina que cada átomo de oxígeno presente en cada molécula de agua es tu cabeza y que los dos átomos de hidrógeno son tus brazos. Las direcciones vibratorias se asemejan a levantar las pesas y moverlas rítmicamente por delante y por detrás del cuerpo y por los lados, o incluso en un movimiento de tijera por encima de la cabeza, con los brazos moviéndose alternativamente o al mismo tiempo. Cuando se sumerge en el agua, el equipo Raman envía una luz láser y luego mide el número de fotones de luz infrarroja que regresan al detector y los «cuenta». Normalmente la energía de los fotones láser se desplaza hacia arriba o hacia abajo, según las diversas maneras en que se mueven los «brazos» de hidrógeno, lo cual aparece generalmente representado por cuatro picos y valles visibles en un gráfico.

Rusty se decidió por esta tecnología inspirado por un trabajo llevado a cabo en la Universidad Tsinghua, en Pekín, en el que se midió el efecto del *qi*, o energía vital, enviado por el doctor Yan Xin, el gran maestro de *qi gong* más conocido de China, a una muestra de agua ubicada en el laboratorio de la universidad, que se encontraba a mil kilómetros de distancia del maestro. Después de que Xin envió la intención, se habían producido, inexplicablemente, grandes picos de energía resultantes de ondas lumínicas de infrarrojo lejano de onda larga, lo cual sugería que el *qi* de Xin había afectado, definitivamente, a la estructura molecular del agua.[8]

Después de leer sobre este experimento, Rusty llevó a cabo unos cuantos ensayos preliminares por su cuenta en los que participó un maestro de *qi gong* y logró algunos resultados no concluyentes con un medidor de pH, por lo que convenció al equipo de que si querían tratar de medir las energías implicadas en una intención de sanación necesitarían disponer de una tecnología más sofisticada.

Para nuestro experimento, el equipo científico de Rusty preparó cuatro vasos de precipitado de cristal, a los que se etiquetó como A, B, C y D, tres de los cuales debían actuar como control, y se vertió agua en ellos. El vaso A se colocó en la sala del laboratorio, ubicada al final de un pasillo; el vaso B, en una caja construida con una aleación de metales que impedía que cualquier campo magnético pudiese afectar a la muestra de agua, y el vaso C, a un metro ochenta de distancia de la instalación experimental. A continuación, el equipo introdujo la sonda Raman en el vaso D y tomó medidas cada diez minutos, durante una hora.

Un largo cable que conectaba la sonda a una cámara CCD altamente sensible detectaría la débil dispersión Raman procedente de las moléculas mientras vibrasen en respuesta a una luz láser roja que apuntaba a la muestra de agua. El equipo tomó medidas idénticas de los tres vasos de control antes y después del período de una hora en que estuvo midiendo el vaso D.

La idea de cambiar la estructura del agua es una noción tan abstracta que era difícil formular una intención que un público no especializado pudiese comprender fácilmente; no podía reducirse a una idea simple como las instrucciones de «crecimiento» que habíamos dado en los experimentos de germinación. De modo que procedimos según lo que nos recomendaron los científicos de la Universidad Estatal de Pensilvania: les mostramos a los participantes un gráfico en el que se veía una curva azul que representaba el tipo de vibraciones moleculares presentes en el agua «normal», una línea plana con una pequeña ondulación que se elevaba bruscamente mostrando una forma parecida a las dos jorobas de un camello. En el gráfico también había una línea verde, que dibujaba igualmente las «dos jorobas», si bien se desplazaba más abajo, lo cual pretendía representar las vibraciones moleculares del agua considerada «medicinal». Los participantes debían lanzar la intención de que las mediciones del agua representadas por la línea azul se redujesen, con el fin de que se asemejasen a las mediciones representadas por la línea verde. En esencia, le pedimos a nuestro público que atenuase la luz reflejada desde el agua.

Cuando Rusty y sus colegas —el doctor Manju Rao y la doctora Tania Slawecki— examinaron por primera vez los resultados obtenidos por la sonda Raman, descubrieron que la luz del vaso D se había atenuado. Esto se mostró como un descenso significativo de la intensidad de las dos «jorobas» en los gráficos;

los primeros grandes cambios tuvieron lugar durante la etapa de la energización –la fase preparatoria de los participantes– y el inicio del período de diez minutos de envío de la intención. Este desplazamiento hacia abajo en la dirección de los gráficos se acercó a la línea verde durante el rato que duró el experimento, y la muestra volvió a su estado original una hora más tarde. El efecto se correlacionó totalmente con la cronología del envío de la intención. Este tipo de cambios no se registraron en el agua del vaso A (ubicado en el pasillo), y aunque se consignaron efectos en el agua del vaso B (situado en la caja metálica impenetrable) y el C (a un metro ochenta de distancia), estos cambios no fueron tan grandes como los que se registraron en el vaso-objetivo.

Sin embargo, los científicos manifestaron algunas dudas sobre la tecnología utilizada, lo cual nos impidió hablar de un éxito sin paliativos. Cuando el equipo de la Universidad Estatal de Pensilvania había llevado a cabo varios estudios con maestros de *qi gong* y sanadores, había descubierto que los sanadores emanaban una radiación que también era captada por el espectrómetro Raman. En el estudio de Rusty sobre el maestro de *qi gong*, el pH del agua había empezado a oscilar fuertemente poco antes de su llegada, aunque los científicos no estaban seguros de si eso se debía al efecto del *qi* o a alguna inestabilidad que presentase el equipo.

No podíamos descartar la posibilidad de que estuviésemos utilizando los dispositivos equivocados, o incluso de que los instrumentos disponibles no fuesen lo suficientemente sensibles o estables como para medir algo como el agua estructurada.

Los factores ambientales también pudieron haber jugado un papel en nuestros resultados. A las cinco de la tarde, una intensa tormenta golpeó la zona, y Tania se preguntó si eso tuvo algo que ver con los fuertes cambios registrados. «Tal vez como resultado de la caída de la presión barométrica y el exceso de iones libres nuestras muestras de agua desionizada no se encontraban tan estables como deberían haber estado», me escribió.

También podía ser que la intención no afectase a la estructura del agua, o incluso que la estructura del agua no cambiase. Los cambios que habíamos registrado, dijo Tania, eran como mirar un rayo de luz proyectado en una pared procedente de una linterna y ver cómo se atenuaba exactamente en el momento en que estábamos enviando la intención. Si la pila de la linterna empezase a agotarse, el haz de luz de la pared se atenuaría ligeramente, lo cual no significaría que la pared hubiese experimentado ningún cambio. Tuvimos que admitir la opción de que nuestra hipótesis original fuese errónea, y no teníamos manera de saber cuál de las posibilidades era la correcta. Ocurría como con la superposición cuántica: cualquiera de las posibilidades, y todas ellas, podían ser ciertas.

Rusty y su equipo acabaron por determinar que, a pesar de los resultados positivos, el espectrómetro Raman no era lo suficientemente estable y que el laboratorio necesitaba dotarse de aparatos más sensibles. Pero Rusty admitió que un hecho era cierto, el más desconcertante de todos: en cuanto a la cronología del experimento y el efecto detectado –la atenuación de la luz del espectrómetro Raman exactamente coincidente con el período de nuestra intención colectiva–, *su laboratorio había visto resultados que nunca habían registrado antes con sus dispositivos.* Tal vez le hicimos algo a la sonda o a la muestra de agua, aunque todavía no supiésemos qué era ese algo.

13

CUBOS
AGUJEREADOS

Mientras el equipo de la Universidad Estatal de Pensilvania estaba reflexionando sobre cómo proceder, volví a hablar con Gary Schwartz. Pensamos en lo que había funcionado en nuestros primeros experimentos, los de germinación y los del agua con Korotkov. ¿Por qué no fusionar los dos y realizar un experimento de germinación centrado en el agua? En esta ocasión enviaríamos las instrucciones de «crecimiento» al agua, en lugar de mandarlas directamente a las semillas.

Esta propuesta contaba con varios precedentes científicos. Algunos estudios habían mostrado que el estado de ánimo que tenía una persona al sostener el agua utilizada para regar plantas podía afectar al crecimiento de estas. El biólogo Bernard Grad había llevado a cabo un pequeño experimento en el que se regaron semillas de cebada con agua salada, lo cual, normalmente, dificulta el crecimiento de las plantas. Sin embargo, solo se regaron las semillas después de que cada vial de agua hubiera sido sostenido por una de tres personas: un hombre que tenía mano con las plantas y dos pacientes deprimidos. Las plántulas que crecieron con mayor rapidez fueron las regadas por el hombre que tenía habilidad con las plantas, seguidas por las que había regado uno de los pacientes de depresión, quien, sin embargo, se había entusiasmado con el experimento. Las plántulas de crecimiento más lento fueron regadas con el vial sostenido por el paciente más deprimido.[1] Aunque el experimento fue de poca envergadura, las implicaciones eran grandes, pues sugerían que la actitud de una persona podía afectar al agua, y a su vez cualquier cosa regada por ella.

Después de nuestro primer experimento de germinación centrado en el agua, cuando Gary analizó el nivel promedio de crecimiento encontró que las treinta semillas que se habían regado con la «intención de crecimiento» habían dado lugar a plántulas más de una décima de centímetro más altas que las noventa plántulas correspondientes a las semillas que se habían regado con el agua de control –4,77 cm frente a 4,66 cm–. El análisis estadístico de estas cifras reveló que los resultados obtenidos entraban dentro de los límites de lo que se consideraba estadísticamente significativo.[2]

Sin embargo, observamos un fenómeno interesante. Normalmente, en un experimento con semillas, no todas germinan. Pues bien, en el experimento mencionado, solo el 90% de las semillas de cada uno de los grupos de control germinaron, mientras que *todas y cada una de las semillas germinaron en el grupo-objetivo regado con el agua en la que se había proyectado la intención*. Lo intentamos de nuevo pero tuvimos que descartar el estudio a causa de problemas con el procedimiento de laboratorio.

Habíamos obtenido algunos resultados alentadores, pero por una vez estuve de acuerdo con Gary en que debíamos proceder lentamente antes del evento del lago Biwa. Decidimos seguir adelante con otro experimento preliminar, que denominamos *experimento del agua limpia*, y en esta ocasión regresamos a lo básico. Examinaríamos si podíamos modificar la forma en que los rayos de luz pasan por el agua —otro modo de comprobar si habíamos provocado cambios en la estructura de las agrupaciones de las moléculas— y si estos cambios podían ser captados por una cámara sensible.

Por aquel entonces, Gary estaba usando su GDV para examinar y fotografiar los patrones de luz producidos por las muestras de agua y había descubierto que muestras con distintos grados de pureza generaban distintos patrones. El agua mineral y el agua del grifo, por ejemplo, dan lugar a imágenes de aspecto muy diferente en el dispositivo GDV. Normalmente, el agua embotellada genera una *gota* interior, o área brillante, más grande y un área áurica, externa, mucho más pequeña y suave que el agua del grifo, mientras que la imagen del agua del grifo es muy difusa, como la imagen de la luna durante un eclipse en un cielo nocturno especialmente nublado. Puesto que Gary ya había estado haciendo pruebas al respecto, un posible experimento, sencillo, consistiría en pedirle al público que intentase transformar el resplandor del agua del grifo para que se pareciese más al del agua mineral. Esta era seguramente una formulación de intención que los participantes podrían asumir con facilidad.

Mark, el técnico del laboratorio de Gary, preparó cuatro placas de Petri con agua del grifo, fotografió cada una de ellas y me envió las imágenes por correo electrónico. Se dejó que estas muestras de agua se asentasen durante cinco días en un lugar seguro hasta la fecha del experimento, para que todas se estancasen y sus huellas energéticas fuesen similares. El agua es una sustancia que necesita mantenerse en movimiento. Cuando la de un lago, de un río o de un pantano se estanca y deja de fluir libremente, puede convertirse en un caldo de cultivo de bacterias y organismos como el verdín, como ocurre en una masa de agua contaminada como el lago Biwa.

Mark tomó cuatro fotografías con la cámara GDV y las cuatro presentaron un aspecto prácticamente idéntico: un aura incrementada y difusa alrededor de un centro borroso, lo cual se produce cuando el agua está estancada.

Los dos experimentos del agua limpia que efectuamos, en los que intentamos inducir cambios en agua estancada, funcionaron. Los efectos saltaban a la vista. Las cuatro imágenes GDV de las cuatro muestras de agua parecían muy similares al principio, pero después del envío de la intención, la fotografía de la placa-objetivo era muy distinta: la gota central era más grande y el aura más suave, muy similar a la huella energética del agua embotellada. Las fotografías obtenidas de las placas de control mostraron gotas centrales más pequeñas y auras externas más irregulares.

Habíamos dado un pasito más para demostrar que la intención podía afectar al agua, pero tenía la impresión de que lo que habíamos hecho pertenecía más bien el ámbito de la teoría. Antes de que nos dirigiésemos al lago Biwa, quería realizar un experimento que tuviese alguna aplicación en la vida real, usando otra forma de medir universalmente aceptada por la comunidad científica.

La forma más fácil de demostrar cualquier modificación en cuanto a la purificación es medir un cambio en el pH. El pH de un líquido tiene que ver con la concentración de iones de hidrógeno en comparación con un estándar universal y mide la acidez o alcalinidad de la muestra. Cuanto menor sea la medida del pH por debajo de siete, que es el punto neutro, más ácida es la sustancia, y cuanto mayor sea el pH por encima de siete, más alcalina es. El pH del agua permanece bastante estable, y se pueden medir cambios minúsculos, de una centésima o incluso una milésima parte de una unidad, en la escala del pH. Una alteración de una unidad completa o más en la escala del pH representaría un cambio enorme que era poco probable que fuese el resultado de una medición incorrecta. De hecho, si el pH de un cuerpo humano se reduce en una sola unidad completa, es probable que ese cuerpo esté muerto.

Había un precedente del uso del pensamiento para afectar al pH: el físico William Tiller, de la Universidad de Stanford, había llevado a cabo un experimento con el fin de intentar cambiar el pH del agua por medio de la intención y había logrado modificarlo, tanto en sentido ascendente como descendente, en una unidad completa.[3]

Aunque el plan para el lago Biwa era tratar de elevar el pH del agua (cuanto mayor es la alcalinidad, más pura es el agua en la mayoría de los casos), primero intentamos rebajarlo con un experimento destinado a «convertir el agua en vino» (nótense las comillas), en gran medida porque quería que el público se divirtiese un poco —estábamos a escasas semanas de la Navidad—. Les pedimos a los participantes que enviasen la intención de rebajar el pH de una muestra de agua corriente, del grifo, para que fuese más ácida —más parecida al vino—. Hicimos el experimento dos veces y funcionó en ambas ocasiones, aunque los cambios registrados fueron minúsculos y la cantidad de participantes fue modesta, de unas mil personas. Gary estrechó el marco temporal para que incluso los cambios más sutiles se mostrasen claramente. En esta escala aumentada, el pH del agua contenida en el vaso de precipitado que había sido el objetivo de la intención se manifestó más bajo que el pH del agua de los vasos de control, y la reducción del pH durante el período exacto en que enviamos la intención fue paralela a una disminución pequeña pero mensurable de la temperatura —en comparación con el control—. Definitivamente, algo estaba ocurriendo. Lográbamos efectos incluso si íbamos en contra de la naturaleza y tratábamos de hacer que una sustancia naturalmente alcalina fuese más ácida. En el caso del experimento con el lago Biwa, el plan era trabajar junto con la naturaleza y tratar de influir en el agua en la dirección opuesta, más natural.

Por fin me sentí lista para el experimento del lago Biwa. Enrolé en él a Konstantin Korotkov, quien también iba a hablar en el Foro Global del Agua y la Paz del doctor Emoto. Ejecutaríamos el experimento con el público reunido, y a la vez *online*, en un sitio especial de Internet creado también por Copperstrings.

El domingo 14 de marzo volé a Tokio con mi marido, con nuestra hija menor —Anya, que entonces tenía trece años— y con su amiga Helen. Varios días más tarde nos embarcamos en el tren bala hasta Kioto (pasamos a toda velocidad por delante del monte Fujiyama) y finalmente llegamos, a bordo de un tren de cercanías, al lago Biwa, donde seríamos recibidos por la familia del doctor Emoto en una recepción de gala en Biwako Hall, el lugar del congreso, al día siguiente.

Después, esa misma tarde, mi marido y yo trepamos por las rocas a lo largo de la orilla del lago, cuyas aguas estaban agitadas. Hacía un frío glacial. Tomamos dos muestras de agua en dos vasos, uno de los cuales sería el objetivo y el otro el control. Los llevamos a Korotkov, quien midió el pH del agua y luego tomó medidas de las emisiones de luz con su máquina GDV. En ese momento, todas las mediciones de ambas muestras arrojaban unos resultados prácticamente idénticos.

Después de que Korotkov fotografió los dos vasos, me envió las imágenes por correo electrónico y mandé una foto de uno de los vasos, elegida al azar por Anya y Helen, al equipo de nuestro sitio web, Copperstrings, que estaba en la India y que preparó el experimento *online* para el día siguiente. Una vez más estábamos creando un internet psíquico: había un objetivo en Japón, una fotografía en un sitio web de la India, un público físicamente presente en Japón y otro público virtual y repartido por todo el mundo. Un pequeño vaso de agua era lo que conectaba entre sí a la totalidad de los participantes.

A las doce del mediodía, hora japonesa, enseñé al público presente la foto de la muestra de agua a la cual enviar la intención (había incluido dicha fotografía en mi presentación de Power-Point) y, al mismo tiempo, el equipo encargado del sitio web la mostró al público que se había registrado en el entorno virtual. Ambos públicos recibieron la misma instrucción: enviar la intención de elevar el pH del agua por medio de imaginarla como un arroyo de montaña. También mostré la imagen de una escala de pH que iba del rojo (acidez) al azul (alcalinidad) y le pedí al público que hiciese que el indicador se desplazase a la derecha —es decir, que el agua pasase a ser más alcalina—.

No tuvimos que esperar mucho para saber los resultados; Korotkov pudo anunciarlos al final de mi presentación. Después del envío de la intención, el agua-objetivo había mostrado un aumento en el pH de casi una unidad completa y un cambio muy significativo según las mediciones del dispositivo GDV, en comparación con el agua de control. A partir de los datos recabados, Korotkov mostró una diferencia estadística en la señal y la intensidad de la luz, en comparación con el vaso de control. Siguió midiendo el agua y observó que la intensidad de la señal continuaba, lo cual sugería que habíamos provocado algún tipo de cambio permanente.

Rusty Roy estaba intrigado por el hecho de que, históricamente, el agua ha tenido una importancia central en rituales importantes: «Además de ser físicamente necesaria para la vida, desde tiempos antiguos el agua ha estado estrechamente asociada con la psique, la intuición y la curación —me escribió antes de nuestro experimento conjunto—. Aunque este vínculo ha sido ignorado por la investigación médica moderna, la mayoría de las tradiciones religiosas le conceden al agua un lugar clave en sus rituales, desde los bautismos y las unciones hasta las bendiciones especiales. Puede muy bien ser que estas bendiciones, impartidas con verdaderas intenciones amorosas, cambien realmente la estructura del agua —y, por consiguiente, sus propiedades»—.

No habíamos demostrado esto con nuestro experimento, y antes de que pudiéramos volver a hacerlo, Rusty enfermó y murió ese verano. Pero pensé en lo que había sugerido: el agua se usaba en prácticamente todas las tradiciones religiosas no solo para limpiar las impurezas y los pecados, sino también en la impartición de bendiciones. Esto debía de significar que muchas tradiciones religiosas y culturales daban por sentada la escandalosa idea, propuesta por Emoto, de que el agua puede incorporar los pensamientos.

Había estado llevando a cabo mis propios experimentos informales con el agua con mis grupos Poder de Ocho, en los talleres, intrigada por los indicios científicos de que el agua es como una grabadora.

Concebí estos experimentos a partir de una demostración realizada por la doctora Melinda Connor, de la Universidad de Arizona, y consistían en pedirles a diez miembros del público que pasasen media hora meditando, enviando mentalmente una palabra que designase un objeto animado o inanimado a un pequeño tarro lleno de agua. Cada participante debía mandar la intención a su propio tarro. A continuación, se les pedía a esos participantes que escribieran la palabra en un pedazo de papel, lo doblaran para que no fuese visible, envolvieran con él su tarro y lo aseguraran con una goma. Luego yo colocaba esos tarros repartidos por la sala, dividía a los asistentes en diez grupos y les pedía que se desplazaran consecutivamente de tarro en tarro, intentando intuir, en silencio, la palabra que estaba «incorporada» en cada uno.

En todos los lugares del mundo en los que llevé a cabo este experimento, taller tras taller, la mitad de los asistentes como mínimo identificaron correctamente al menos una palabra de las diez, o algo estrechamente asociado con ella —por ejemplo, si estaba escrito *perro*, decían *hueso*—.

Cuando Peter incorporó la palabra *barbacoa* en su tarro, Dorothy, de pie ante él, de pronto visualizó con mucha claridad cómo una hamburguesa se estaba asando en un fuego, y Sarah recibió una ola de calor, como si procediese del tarro.

En otro taller que celebramos en un popular centro de retiros de Austin (Texas), Janet decidió pasar su tiempo de meditación en el bosque, cerca del lugar en el que se llevaba a cabo el taller. Cuando estaba a medio programar el tarro con su palabra, de pronto tuvo miedo de que pudiese haber serpientes arrastrándose entre los árboles, pero sabedora de que el agua podría captar esos pensamientos, se dijo repetidamente: «No pienses en [la palabra] *serpientes*». Cuando se les pidió a los asistentes que intuyeran la palabra de su tarro, varias personas mencionaron que habían tenido la sensación de algo largo y viscoso, y algunas identificaron la palabra *serpiente*.

En una situación similar que se produjo en un retiro que dirigí en Costa Rica, Annika había estado enviando la palabra *león* a su tarro cuando vio una gran iguana y se asustó. Después, a la hora de intentar adivinar la palabra, Dimitri, otro de los participantes, captó *melena de león*. Unas cuantas personas dijeron nombres de animales, y Diane, posiblemente afectada por la iguana, escribió *cocodrilo verde*.

Aunque al retiro de Costa Rica, de una semana de duración, solo asistieron diecinueve personas, obtuvimos resultados aún más extraordinarios que de costumbre. En el caso de la primera palabra, *caracola*, cuatro de los diecinueve participantes escribieron *concha*, Jolene escribió *espiral* y Lissa *embudo*, mientras que Dimitri dibujó una caracola sin darse cuenta de lo que estaba dibujando. En el caso de la palabra *aguja*, Joao captó *aguja*, Nancy escribió *algo afilado*, Lissa *algo con un punto*, Jolene *pluma* y Dimitri *puercoespín*. En el caso de otro tarro, para el que había escrito *bolita ojo de tigre*, un participante vio *ojo* y otro un *círculo amarillo*. Otro tarro tenía asociadas las palabras *mariposa azul*; un participante acertó de lleno, y Will dibujó la forma de una mariposa. En relación con la palabra *cangrejo*, un participante captó *pescado*, otro *medusa*, Lissa vio *borde afilado* y Dimitri *uñas puntiagudas*. Con respecto a los nueve tarros presentes, entre los diecinueve participantes, catorce tuvieron al menos un acierto, la mayoría tuvieron más de uno y Dimitri y Kay captaron palabras incorporadas en cuatro de los tarros.

Decidí dar un paso más e intentar realizar el experimento vía telefónica en mis teleseminarios: en cada ocasión incorporaba una palabra en un tarro del tamaño de los que contienen comida para bebé lleno de agua y le pedía al público, por teléfono o por medio de una página especial de Facebook, que intentase captar la palabra.

En una llamada telefónica sostuve un tarro en el que había incorporado la palabra *plátano* y le pedí al público que la adivinase. Cuando hice la encuesta, una sexta parte de los participantes habían acertado *plátano* o habían captado una fruta amarilla (varios habían visto *limón*) o un objeto con la misma forma:

«Vi la imagen de un plátano, percibí un fresco olor a plátano, pensé en polos de plátano, olí y vi pan de plátano... Percibí claramente imágenes y olores relacionados con los plátanos».

«Vi la forma de una luna creciente amarilla».

«Una cuchara curva como un plátano».

«Un mono comiendo un plátano».

Lo intenté una segunda vez con la palabra *estrella*, e imaginé concretamente una estrella de cinco puntas. En esta ocasión, una quinta parte de los participantes dieron con la palabra o con algo que tenía la misma forma:

«Vi la imagen de una estrella de mar levantarse en el cielo y explotar en una lluvia de estrellas».

«Estrellas de mar con cinco extensiones».

«Una estrella y el cosmos o estrellas fugaces».

«[Un adorno con] un trébol, un corazón y una estrella».

«El dibujo de una estrella».

Hay más de un millón de palabras en inglés, de las cuales tres cuartas partes son sustantivos. Si no se tienen en cuenta los nombres conceptuales o los relacionados con personas, tal vez queden unos seiscientos mil vocablos. Puede ser que no haya suficientes ceros para calcular las probabilidades de que las respuestas que obtuve fueran el resultado de una mera coincidencia.

El experimento del tarro tenía unas implicaciones enormes que iban mucho más allá de si podíamos cambiar el pH en una unidad. La conciencia humana parece ser como un cubo agujereado en el que nuestros pensamientos se derraman fuera de nosotros y se incorporan a todo, desde otras personas hasta nuestra comida. Recuerda que las plantas son agua en un 90% y que nosotros lo somos en un 70% aproximadamente. Si imprimimos cierta información en el agua y la damos a otros para que la beban, ¿les van a afectar esos pensamientos? Los pensamientos que tenemos cuando estamos preparando la comida ¿afectan a los comensales? ¿Hasta qué punto podemos llevar el fenómeno de la grabación en nuestras vidas?

Seis de los siete últimos experimentos de la intención centrados en el agua que habíamos llevado a cabo habían funcionado. Habíamos ofrecido una demostración sencilla de que nuestros pensamientos podían cambiar el agua, y a distancia, incluso en las ocasiones en que los cambios que habíamos logrado habían sido pequeños y mucho menos espectaculares que los efectos descomunales que había presenciado con los tarros de agua en los talleres y teleseminarios. Pero no cabe duda de que esos pequeños cambios eran notables en sí mismos. Cambiar la cualidad del agua y alcalinizarla tanto como una unidad completa es una prueba más de la enorme capacidad de creación que tenemos.

Incluso más interesante fue, para mí, lo que *no* ocurrió durante los grandes experimentos.

Encuesté a los participantes de los grandes experimentos del agua, pero no habían vivido los cambios significativos que sí habían experimentado quienes habían intervenido en el experimento de la paz, ni durante el experimento ni después de él. Algunas personas habían llorado de resultas de una fuerte emoción y otras habían sentido una potente conexión con los otros participantes, pero cualquier cosa que habían visualizado había tenido que ver principalmente con placas de Petri o, en el mejor de los casos, con masas de agua del planeta. Nadie parecía haber vivido el impresionante «despegue» que habían experimentado quienes habían participado en el experimento de la paz.

Las personas que enviaron la intención pudieron haber sentido una mayor conexión con el agua del mundo y haberse sentido más optimistas en relación con la posibilidad de limpiar la contaminación o el medioambiente –muchos de nuestros lectores aseguraron sentirse unidos al agua o incluso dijeron experimentar una sensación profunda de degustación de vino en el experimento de «convertir el agua en vino»–, pero nadie notó ningún otro tipo de cambio en su vida. Aparte de sentir un poco de paz durante el experimento, la mayor parte de los participantes no experimentaron ningún cambio de estado de ánimo a largo plazo, y casi nadie tuvo el tipo de experiencias místicas o epifanías importantes que tenían lugar durante los experimentos de la paz y después de estos. La mayoría afirmaron haberse sentido mejor durante el resto del día y agradecidos de haber podido hacer algo que pudiese ayudar al planeta («tengo la esperanza de que esto pueda haber contribuido a la limpieza del planeta en general»), pero no tardaron en olvidarse de ello. Muy pocos experimentaron cambios en sus relaciones o en sí mismos. Nadie sintió amor universal, ni empezó a abrazar de pronto a los extraños, ni se sintió impulsado a perseguir un nuevo propósito de vida. Como escribió un veterano de los experimentos anteriores, había vivido estos experimentos del agua de una forma muy diferente: «En el experimento de la paz había una foto con niños. Sus ojos me hablaron».

Empecé a darme cuenta de que, para que tuviese lugar un efecto rebote, debía estar presente un elemento esencial en los objetivos de la intención: otros seres humanos.

14

LAS TORRES GEMELAS DE LA PAZ

Los efectos rebote también tenían lugar en mis grupos Poder de Ocho. Lissa Wheeler se unió a un grupo Poder de Ocho para perseguir un sueño: escribir un libro que ayudaría a los profesionales del trabajo corporal a tratar a los pacientes con traumas. Lissa no era una escritora nata, y cuando se unió al grupo, estaba probando con el tercer editor y tenía muchas dudas de que alguna vez pudiese lograrlo. También se sentía intimidada por la posibilidad de publicitar el libro, promocionarse en las redes sociales y experimentar el rechazo de las críticas negativas.

El primer avance se produjo cuando ella y su grupo comenzaron a enviar intenciones a Dinah, que necesitaba apoyo para superar su miedo a no tener suficiente dinero. Dinah incluso había empezado a hablar de tener que dejar su casa y seguir trabajando en algo que no le gustaba, solamente para pagar las facturas.

Lissa y los otros miembros del grupo visualizaron a Dinah recibiendo todo el apoyo que necesitaba para cambiar su situación económica. Un día, poco después, Lissa sintió un fuerte impulso de ir a una tienda en particular, y una vez dentro, vio a alguien a quien había conocido mucho tiempo atrás. Recordaba que había sido editor. Reunió valor para saludarlo y revelarle sus dificultades con su proyecto de libro. Esa persona se ofreció a guiarla durante todo el proceso, y después la presentó a un nuevo editor y a un experto en *marketing*. A continuación, Lissa conectó con un *coach* para que la ayudase a superar sus dudas y descomponer el proyecto en pasos manejables. Diez meses más tarde publicó su libro, *Engaging Resilience* [Invocando a la resiliencia], que se convirtió en el *best seller* número uno de Amazon en dos categorías después de su lanzamiento.[1] «Fue como empezar a subir en una escalera mecánica —escribió Lissa sobre el efecto rebote de la intención de su grupo Poder de Ocho—. No hicimos muchas intenciones centradas en mi libro, quizá dos. Pero la constancia de reunirnos semana tras semana y visualizar el éxito para la persona en la que estuviésemos enfocados hizo que se desarrollara un músculo dentro de mí, una confianza en mis propias posibilidades».

Muchos integrantes de los círculos Poder de Ocho estaban conectando tan estrechamente con sus objetivos que experimentaron los mismos efectos. En un taller en Oriente Medio, enviamos la intención de sanar la artritis de la cadera derecha de Mahood. Cuatro miembros del grupo que tenían dolor a causa de la artritis también se sintieron mucho mejor después de enviarle la intención.

Quise poner a prueba este efecto rebote con otro gran experimento de intención para la paz, y al encontrarnos en la antesala del 11 de septiembre, el objetivo era obvio. Al igual que la mayoría de los estadounidenses, me había visto obligada a volver a ver el horror del 11 de septiembre de 2001 en cada aniversario durante los últimos nueve años, ya que todos los canales de televisión repetían sin cesar la secuencia de los acontecimientos: el cielo despejado de esa mañana de septiembre; el primer vuelo estrellándose contra la torre norte, como si se hubiese tratado de un accidente catastrófico; el embate del segundo avión en la torre sur diecisiete minutos más tarde, que confirmaba que no se había tratado de ningún accidente; los cuerpos saliendo en cascada por ventanas ubicadas cien pisos por encima de la calle; el derrumbe de las dos torres, a cámara lenta, entre una nube de siniestro polvo negro... Para homenajear adecuadamente a los muertos, los Estados Unidos creían necesario aferrarse a las imágenes que nunca olvidaríamos..., pero con el décimo aniversario que nos esperaba ese verano, decidí ofrecer una alternativa.

La idea de realizar un experimento de intención para la paz en relación con el 11 de septiembre surgió de un encuentro azaroso, después de que hube accedido a encontrar tiempo para reunirme con el amigo de un amigo en el centro de retiros Miraval, en Tucson (Arizona), donde estaba alojada para una conferencia. Tzadik Greenberg, un tipo genial con rastas que tenía treinta y pocos años, se inclinó para presentarse en la zona de recepción. Me dijo que había convocado el encuentro como fundador de *Planet Coexist* para hablar de los ambiciosos planes que él y sus amigos tenían para conmemorar el décimo aniversario de los atentados con un festival gigantesco llamado *One: The Event*. Se celebraría en Seattle y habría actividades durante tres días, con la esperanza de transformar un día marcado por el miedo en una jornada de expresión del amor, el perdón y la unidad. Estaba previsto que hubiese actividades, oradores y música en vivo en Seattle —en la Universidad de Washington y el Estadio Memorial de Seattle—, todo lo cual se retransmitiría en todo el mundo por Internet gracias al concurso de otras organizaciones para la paz.

Según informaba la organizadora del evento, Laura Fox, en el comunicado de prensa oficial, el plan era «transformar la marea de miedo e ira en amor y armonía», así como «explorar lo que está mal en nuestros sistemas actuales» y «qué podemos hacer cada uno de nosotros para plasmar nuestras soluciones innovadoras en el mundo».

Tzadik había oído hablar del Experimento de la Intención y tenía la esperanza de que el evento culminase en algún tipo de experimento para la paz de alcance internacional. Me preguntó si estaba interesada en la propuesta. Lo miré fijamente —iba ataviado con una mezcla de prendas de vestir de remiendo holgadas y unas viejas sandalias—. Dudaba mucho de que él y sus colegas pudieran llevar a cabo un evento tan vasto y complejo, hasta que recitó una serie de organizaciones transformacionales y activistas conocidas y muy respetables con las cuales *One: The Event* ya había acordado asociarse: Shift Network, la Alianza Pachamama, Four.Years.Go., la iglesia Ágape y muchas otras. En el transcurso de la mañana me fue convenciendo, y con razón: a lo largo de los meses siguientes, Tzadik demostraría que se manejaba extraordinariamente bien en las redes.

Me pasé días reflexionando sobre el tipo de experimento de la intención que mejor podría influir en la efeméride de una manera positiva, y de pronto pensé en el doctor Salah Al-Rashed. Kuwaití perteneciente a una distinguida familia, Salah había sido el único pionero del movimiento del potencial humano en el mundo árabe. Se había formado académicamente en el Reino Unido y los Estados Unidos, y después de recibir su doctorado en psicología en la Universidad de Míchigan Oriental había regresado a su hogar para establecer un centro y compartir lo que había aprendido de Occidente, de modo que empezó a ofrecer talleres y programas de formación sobre autodesarrollo y espiritualidad. Salah era también un conocido activista por la paz; la pedía en lugares como Palestina en una época en la que otros que ocupaban posiciones prominentes como él exigían represalias y fomentaban el conflicto. En 2010 puso en marcha el Grupo Salam (*salam* significa «paz»), que en ese momento contaba con miles de miembros y grupos en cuarenta ciudades árabes de toda la zona del golfo Pérsico, desde Gaza y El Cairo hasta Riad y Abu Dabi. Todos los grupos se reunían cada semana, personalmente o en Internet, para enviar oraciones por la paz. Los libros de Salah, que incluyen una novela sobre la iluminación, han sido grandes éxitos de ventas en todos los estados del golfo. Después de lanzar sus propios programas de televisión y radio, se volvió prácticamente imposible para él, una figura inusualmente alta e imponente, con barba y con el cabello negro peinado hacia atrás y recogido en una cola corta, ir a cualquier lugar de Kuwait sin que alguien le pidiera un autógrafo. Salah es, a todos los efectos, el Deepak Chopra de Oriente Medio, y si había alguien que podía conseguir que la población árabe se implicase masivamente en el experimento, esa persona era él.

Lo conocí en 2009, después de que asistió a uno de mis talleres, cuando él y su esposa, Sarah, quien dirige su centro, visitaron la oficina de mi empresa en Londres para preguntar si me podrían recibir en Kuwait el año siguiente. La hermosa pareja nos impresionó y accedimos, y mi marido planeó acompañarme.

Ocurrió que Bryan no pudo disponer de tiempo para venir conmigo, así que tuve que viajar sola. Cuando llegué al aeropuerto de la ciudad de Kuwait el mes de febrero siguiente, entré en pánico por un momento, mientras escrutaba desesperadamente la multitud de hombres árabes vestidos con atuendos tradicionales en busca de Salah, su esposa o alguien que llevara un cartel con mi nombre. Finalmente oí que alguien lo pronunciaba, pero la voz pertenecía a una figura masculina que no reconocí. Cuando Salah y Sarah acudieron a nuestra oficina, iban vestidos a la manera occidental, pero el hombre que me llamaba iba enfundado en un *thwab* tradicional y llevaba un pañuelo rojo en la cabeza y la mujer que estaba a su lado iba de negro de pies a cabeza y cubierta con un velo islámico y un *niqab* negros; sus ojos ofrecían la única pista de quién era.

Cuando llegamos al hotel, Salah me mostró la sala en la que yo hablaría al día siguiente y me dio unas cuantas indicaciones de tipo cultural:

—Los hombres se sentarán en un lado y las mujeres en el otro —dijo—. No extiendas la mano para estrechársela a un hombre. Cuando organices las prácticas, asegúrate de mantener a los hombres y las mujeres separados, y no les pidas que toquen a un miembro del sexo opuesto de ninguna manera. Déjales tiempo a las once para que recen.

Cuando entré en la sala al día siguiente con mi traductora, una joven de Siria cubierta con lo que parecía ser un abrigo gris con cremallera y un pañuelo de cabeza fuertemente apretado, nos encontramos con una multitud de negro en el lado derecho, donde habían elegido sentarse las mujeres, y de blanco y rojo en el espacio en el que estaban sentados los hombres, a la izquierda. Los asistentes de ambos sexos contaban con una buena formación —había muchos médicos, abogados y otros profesionales entre ellos— y procedían de todas las naciones del golfo, desde Arabia Saudita hasta Palestina.

Miré al público —inteligente, educado, expectante— y pensé en lo que iba a enseñarles: el poder de los pensamientos para afectar a su realidad. «Esto va a ser interesante», pensé.

En el transcurso de la primera jornada me sentí impactada por su aceptación entusiasta de las ideas modernas que les exponía sobre la nueva ciencia y el poder de la intención, las cuales sentían que conjugaban perfectamente con su religión — aspectos de esta estaban presentes de alguna forma en prácticamente todas las conversaciones—. En las pausas de media mañana, los hombres se dirigían a un rincón de la sala, se arrodillaban en el suelo, se colocaban orientados en dirección a La Meca y se inclinaban para orar. Después regresaban silenciosamente a sus asientos, incluso los de los países más conservadores como Arabia Saudita, felices de escuchar mis ideas claramente occidentales propias de la nueva era.

Mi público tenía mucha curiosidad, pero durante los dos días yo fui la principal alumna de la sala: «¿Por qué rezáis a las once?», «¿Por qué os cubrís el cuerpo?», «¿Qué llevas debajo de esta capa negra? (Respuesta: «Gucci»)», «El hecho de taparse ¿reduce el índice de violaciones? ¿Qué pensáis de que no se os deje conducir?», «¿Cómo resolveríais el conflicto árabe-israelí?». La efusión de amor de todo el público en respuesta a mi curiosidad fue extraordinaria; estaban muy agradecidos por el hecho de que intentase comprenderlos. Al final, tuve que comprar una maleta para guardar todos los regalos con los que me colmaron: fotografías enmarcadas de una asistente con su brazo apoyado en mis hombros; joyería elaborada en plata y turquesa; modelos de buques tradicionales de Kuwait, cuyo puerto había sido muy importante, u objetos religiosos, que incluían recuerdos de la *Kaaba* —el lugar más sagrado de todo el islam, ubicado en el centro de La Meca—.

Salah acogió algunos otros talleres míos en Dubai y Turquía, y me encantó el público cada vez que fui. Sus seguidores eran el grupo perfecto para proporcionarle a mi público occidental un contrapunto a Al Qaeda.

Durante el verano, él y yo pusimos en práctica nuestro plan de convocar lo que denominamos Torres Gemelas de Oriente y Occidente en un acto de comunión y solidaridad por la paz. Salah tuvo la idea de inaugurar el evento pidiendo disculpas en nombre de todos los árabes, pero le dije que Occidente también necesitaba disculparse. Por más legitimados que se sintiesen los Estados Unidos para invadir Afganistán después de los ataques del 11 de septiembre, el hecho era que los afganos habían perdido mucho más que nosotros. La mayoría de los occidentales no reconocían que unos cien mil afganos inocentes habían muerto o habían sido heridos, detenidos o deportados a causa de una guerra desencadenada por un pequeño grupo de radicales árabes que también los aterrorizaba a ellos. Pacificadores como mi amigo James O'Dea, exjefe de la oficina de Amnistía Internacional en Washington, que había presenciado juicios públicos en zonas tan devastadas por la guerra como Ruanda, me convencieron de que una de las vías más rápidas para restablecer la concordia son las disculpas sinceras y públicas por los comportamientos erróneos del pasado.

Cuando empezamos a planear nuestro experimento de intención para la paz en relación con el 11-S, procuré emplear un diseño idéntico al del experimento de intención para la paz de 2008. Repetiríamos nuestra intención a diario durante ocho días, como hicimos en esa ocasión, y contaríamos con los principales miembros de nuestro equipo científico original: Gary, Roger y Jessica Utts.

Salah y yo estábamos de acuerdo en el objetivo: tenía que ser Afganistán. En esos momentos, hacía casi diez años que la guerra estaba en marcha. Helmand y Kandahar —las dos grandes provincias del sur de Afganistán y los principales feudos de los talibanes– eran las provincias del país que habían registrado el mayor número de heridos y fallecidos tanto militares como civiles a causa de la guerra y los ataques terroristas. En ambas zonas se habían producido recientemente atentados suicidas y con coches bomba y, al albergar el mayor mercado de opio del mundo y ser limítrofes con Pakistán, también eran el blanco de ataques terroristas procedentes del extranjero. Quienes estaban implicados en la lucha contra las fuerzas de la OTAN desplazadas al lugar en el contexto de la «guerra contra el terrorismo» eran una mezcla de combatientes talibanes y grupos tribales en guerra involucrados en el comercio de opio. Después de que la iniciativa por la paz que intentó el Gobierno afgano con los talibanes en 2010 fracasase, y después de que la OTAN iniciara nuevas ofensivas como consecuencia de ello, la violencia se había intensificado.

Copperstrings diseñó una plataforma web prácticamente idéntica a la que habíamos utilizado para el experimento de intención para la paz de 2008, pero con dos diferencias: tendríamos dos versiones de las mismas páginas web, una en inglés y otra en árabe, y alquilaríamos una potencia de servidor aún mayor, a modo de doble estrategia de seguridad para evitar que nuestro sitio colapsase. Puesto que se pretendía que la totalidad del evento *One* se retransmitiese por Internet a lo largo de sus tres días de duración, Tzadik nos puso en contacto con una mujer que acababa de poner en marcha un canal de televisión *online* y que se ofreció a vincular nuestra retransmisión con la del evento para que Salah y yo pudiésemos aparecer en directo cada día después del experimento.

A la hora de la emisión, Salah comenzó con una disculpa en nombre de todos los árabes por no haber estado más atentos y haber permitido que los ataques tuviesen lugar, y yo devolví las disculpas por la «respuesta agresiva y violenta de Occidente al 11 de septiembre» y me comprometí a «trabajar para evitar la violencia y la explotación política y económica ofreciendo una alternativa a la guerra y a la supremacía económica y política occidental que se impone a cualquier precio». Ambos prometimos «trabajar por una mayor tolerancia de las diferencias existentes entre todos los credos y creencias».

Cuando llegó el momento de comenzar con el envío de la intención, las páginas web cambiaron, para revelar la imagen de un niño afgano rodeado de palomas blancas y la imagen de unas manos caucásicas y árabes entrelazadas –un símbolo de la unión de Oriente y Occidente–.

Este experimento de la paz atrajo a participantes de setenta y cinco países, desde Islandia hasta Brasil, desde California hasta Indonesia, y también de todos los estados árabes del planeta. La gente participó de todo tipo de maneras ingeniosas: a través de la pantalla gigante que se instaló en *One: The Event*, desde la cima de una montaña, en el contexto de una ceremonia de la pipa de la paz de los pueblos indígenas de América del Norte... Alguien que tenía que conducir a la hora del experimento se detuvo cada día para participar. «Siempre pude sentir un cambio energético unos diez minutos después de la hora en que empezaba el experimento», dijo. Al final, participaron muchos miles de personas desde *One: The Event* y las emisiones simultáneas; siete mil personas más se habían inscrito en nuestro sitio web y decenas de miles conectaron con mi retransmisión de Internet diaria. Se trató sin duda del mayor experimento de la historia destinado a comprobar el poder de la mente sobre la materia.

Al tercer día del experimento me animé al saber que los Estados Unidos habían respaldado los planes para la creación de una oficina con sede en Qatar, situada en Doha, destinada a que los talibanes iniciaran conversaciones de paz con Occidente. Pero una vez que el experimento hubo terminado, el 18 de septiembre, tuvimos que embarcarnos de nuevo, pacientemente, en un compás de espera de tres meses y medio, para permitir que los acontecimientos se desarrollasen durante el resto de 2011 y poder determinar si nuestra intención tenía algún efecto. Mientras tanto, tenía que encontrar a alguien del Ejército estadounidense que estuviese dispuesto a revelarme las verdaderas cifras.

Ningún funcionario quiere hablar sobre cantidades de víctimas en relación con los conflictos estadounidenses. Pasé varios meses persiguiendo a funcionarios dentro de prácticamente todas las grandes agencias involucradas en la guerra contra el terrorismo: el Departamento de Estado de los Estados Unidos; la Misión de Asistencia de las Naciones Unidas en Afganistán (UNAMA, por sus siglas en inglés), que registraba las víctimas civiles; el Gobierno afgano; la misión de fuerzas combinadas dentro de Afganistán, y varios departamentos de la OTAN. Al final, la OTAN me remitió a la Fuerza Internacional de Asistencia para la Seguridad (ISAF, por sus siglas en inglés), una misión dirigida por la OTAN y establecida por el Consejo de Seguridad de la ONU con el objetivo de entrenar a las fuerzas afganas, si bien había llegado a liderar las operaciones de combate en las regiones.

La mayor parte de las agencias no iban a darme todas sus cifras: la ISAF afirmó no disponer de información tabulada que estuviese preparada para hacerse pública sobre las bajas militares, pero tenía muchos datos sobre los ataques del enemigo y las bajas civiles. La UNAMA contaba con datos mensuales relativos a determinadas áreas del país en los años 2009 y 2010, pero no 2011.

Después de insistir una y otra vez con la ISAF, finalmente me pusieron en contacto con su portavoz oficial, un general alemán llamado Carsten Jacobson, quien se mostró un poco más colaborador, pero reacio a revelar cualquier dato. Me advirtió de que cualquier estadística sobre víctimas militares no es completamente fiable, porque una vez que un soldado resulta herido, por lo general es mandado de vuelta a su país de origen, y el Ejército combinado de la OTAN no suele recibir información acerca de si ha sobrevivido o ha fallecido. En gran medida para deshacerse de mí, finalmente me envió un informe oficial de una base de datos de la OTAN llamada «Intercambios dentro de la Red de Datos de Información Combinada de la Red de la Misión Afgana», sobre la evolución de la guerra durante varios años hasta el 13 de enero de 2012, y finalmente pude obtener el informe anual de 2011 de la UNAMA sobre las víctimas civiles. Ambos conjuntos de cifras eran, tal vez, una versión edulcorada de las bajas, pero como las iba a usar para la totalidad de la comparación, al menos serían coherentes.

Ambos informes habían hecho gran parte del trabajo por nosotros: establecían una comparación entre las bajas militares y las bajas civiles, comparaban varios tipos de ataques enemigos con los que habían tenido lugar en años anteriores y reflejaban un análisis complejo de las tendencias en cuanto a diversos tipos de violencia, de modo que no necesitábamos un profesor de estadística para que estableciese los números finales. Las estadísticas de los informes incluían la cantidad de ataques iniciados por el enemigo en distintas áreas de Afganistán, incluido el sur, el objetivo de nuestra intención, así como la cantidad de artefactos explosivos improvisados utilizados, entre ellos las minas, el principal medio usado por los insurgentes afganos para efectuar ataques contra las fuerzas militares de la OTAN y la causa de más del 60% de las víctimas civiles, según la ISAF. A partir de todas estas cifras, podríamos analizar lo que sucedió en septiembre de 2011 y los dos meses siguientes en comparación con lo que había sucedido en los meses y años anteriores al experimento.

Una vez más, nos sorprendió el enorme descenso en la tasa de víctimas civiles y militares que tuvo lugar después del experimento, en nuestras dos provincias específicamente. Según las estadísticas de la OTAN, murieron cuatrocientos cuarenta civiles en agosto de 2011, pero las cifras mensuales cayeron a trescientas cuarenta en septiembre y siguieron bajando en octubre (doscientas noventa) y noviembre (doscientas una), lo que representaba un descenso de un 22%, un 14% y un 30% en relación con los meses inmediatamente anteriores, respectivamente. Las tres cifras estaban muy por debajo de la tasa media de mortalidad (trescientos setenta y cuatro) de los veintiocho meses anteriores; en octubre de 2011 el porcentaje era un 23% más bajo que el promedio y en noviembre un 46% más bajo que el promedio. De hecho, en noviembre de 2011 tuvo lugar el segundo mayor porcentaje de disminución de víctimas civiles desde principios de 2009. En general, entre septiembre y noviembre de 2011, las víctimas civiles se redujeron en un 37% de media, en comparación con la tasa de víctimas de agosto de 2011.

En cuanto a los ataques enemigos, las cifras de la OTAN mostraban que los ataques con artefactos explosivos bajaron un 19%, se mantuvieron en la misma cifra en octubre y siguieron descendiendo, otro 9% en noviembre y un 21% más en diciembre. Esta cifra final era un 16% inferior a la tasa media de ataques que habían tenido lugar entre septiembre de 2009 y diciembre de 2011.

Tal vez la tendencia descendente más interesante era la relativa a los ataques emprendidos por los talibanes. Las cifras mensuales de 2010 mostraban una tendencia al alza de estos ataques (hasta un 80% en el conjunto de ese año), pero luego se estabilizaron y apenas cambiaron hasta principios de 2011, cuando los ataques comenzaron a aumentar sin tregua, hasta agosto. Después de nuestro experimento de septiembre, las cifras mostraban una fuerte tendencia a la baja: un descenso drástico entre octubre y diciembre de 2011; y la cantidad de ataques iniciados por el enemigo en general durante los últimos tres meses de 2011 se reveló un 12% inferior al número de ataques que tuvieron lugar en el mismo período en 2010. El informe señalaba lo siguiente sobre la segunda mitad del año: «Se trata de la tendencia a la baja sostenida por más tiempo, en cuanto a los ataques iniciados por el enemigo, registrada por la ISAF».

De hecho, en comparación con el resto del país, el suroeste —el objetivo de nuestra intención— registró el mayor descenso de cifras en relación con el mes de septiembre del año anterior, una extraordinaria disminución del 790% respecto al mes anterior y una reducción del 29% en el conjunto del año en comparación con 2010. Esta tendencia se registró en octubre (la tasa de ataques fue un 500% más baja), noviembre (un 400% más baja) y diciembre (un 300% más baja).

Lo que hizo que nuestros resultados fuesen aún más convincentes fue el hecho de que los grandes descensos de violencia que habían tenido lugar en las provincias de Helmand y Kandahar no se habían experimentado uniformemente en todo el país. Las cifras globales de víctimas en el conjunto de la nación aumentaron en diciembre de 2011 después de dos ataques suicidas que se produjeron durante las celebraciones de la *ashura* en Kabul y Mazar-e Sarif y los ataques iniciados por los talibanes aumentaron en un 19% en el este del país en 2011 respecto a 2010.

Pero, una vez más, ¿qué significaba todo esto? Al igual que en 2008, nada definitivo. *Se construye una hipótesis, y cuando la demostración de esta da resultados positivos, hay que volver a someterla a prueba. Se pone a prueba de nuevo, y si los resultados son positivos, hay que someterla a prueba unas cuantas veces más. Solo después de que los resultados se repiten cuatro, cinco y hasta seis veces se puede mostrar un patrón que comienza a ser interesante.* Y, de nuevo, había más de un millón de circunstancias que podrían haber explicado la disminución de la violencia. Por un lado, estaba el hecho de que los Estados Unidos y la OTAN ya habían comenzado a acabar con la guerra afgana, aunque eso no explicaba que la reducción de la violencia se concentrase en nuestras dos provincias. A pesar de muchas variables potenciales, los resultados parecían convincentes, sobre todo teniendo en cuenta que habíamos especificado una cifra en nuestra intención, como habíamos hecho en nuestro experimento de intención para la paz en Sri Lanka: habíamos pedido que la violencia se redujera en un 10% como mínimo. Cuando examinamos los datos relativos al conjunto del país, se mostró que la disminución promedio de las bajas se situaba en torno al 10%.

Además de un análisis directo de las víctimas, también le había pedido a Roger Nelson que comprobara si había pruebas de que se hubiese producido algún efecto en la red de generadores de eventos aleatorios del Proyecto de Conciencia Global durante los ocho días en los que mandamos nuestra intención colectiva, tal como había hecho en relación con nuestro experimento de 2008. Nelson unió los ocho días de datos para establecer una secuencia que incluía la producción de todas las máquinas durante todos los períodos de veinte minutos de los ocho días y prestó especial atención a los lapsos de diez minutos en los que propiamente se envió la intención. Después del tercer día, encontró una tendencia muy estable en lo que habían producido los generadores, que se acumulaba durante cada segundo del período de tiempo dentro del cual estábamos buscando similitudes.

«La mayor parte de las desviaciones son negativas», me escribió Nelson, lo que significaba que la media era menor que la esperada de cien, lo cual era como lanzar una moneda y que saliese siempre cruz.[2] Cuando encadenó las desviaciones, la línea gráfica mostró un descenso continuo. «Una tendencia persistente o "constante" refleja sistematicidad —me escribió—, y esto, a su vez, sugiere un efecto que no es meramente casual».

Me advirtió de que el grado del efecto era muy pequeño comparado con el «ruido» inherente —es decir, con los datos del azar—. «Las desviaciones que aparecen en nuestras pantallas gráficas son una combinación de posibles efectos y fluctuaciones aleatorias ordinarias», me escribió. Un único experimento como este no puede ser interpretado de manera fiable por sí solo.

Pero cuando comparó sus resultados con los del experimento de intención para la paz de 2008, descubrió una tendencia negativa prácticamente idéntica en el gráfico de desviación acumulada. «Esta similitud que presentan los dos experimentos contribuye a apoyar la interpretación de que las desviaciones negativas que muestra el conjunto de datos son un efecto vinculado a la intención», me escribió.

Definitivamente, parecía estar ocurriendo algo, como había sido el caso del primer experimento de la paz (el de Sri Lanka). Pero estaba ocurriendo algo más, que empecé a advertir en Facebook, en el Messenger instantáneo y en las dos encuestas que les hice a los participantes acerca de su experiencia, una en inglés y la otra en árabe: parecía que estábamos acabando con la guerra de otra manera.

15 SANANDO HERIDAS

Desde el primer día del experimento de intención para la paz en relación con el 11-S, los participantes establecieron una conexión extraordinaria entre sí, incluso más potente que la que tuvo lugar durante el experimento de Sri Lanka de 2008. En el caso de la mayor parte de ellos, se trató de la conexión más extraordinaria que habían experimentado jamás.

«[Experimenté] como si yo fuese un trozo de metal que se veía atraído por un imán que no era de este mundo, desde los codos hasta la punta de los dedos», escribió Logan, de Suiza.

«Era como si hubiese un resplandor blanco alrededor de mi cuerpo, con un cilindro blanco que conectaba mi cuerpo (y el de todos los demás) con la zona-objetivo», contó Cathy.

«Era como estar en pleno vórtice de la energía de oración de todos los que se estaban enfocando; como una experiencia fuera del cuerpo», escribió Linda, de los Estados Unidos.

«Era como nadar en un océano de buena voluntad, amor y esperanza», escribió Simona, de Rumanía.

Los participantes sintieron que sus cuerpos estaban «electrificados», y muchos temblaron «como cuando tenemos mucho frío y nos dan escalofríos»; experimentaron «una ola tras otra de estremecimientos por todo el cuerpo». Se hicieron conscientes de sonidos internos, como si «hubiese gente susurrando» en sus mentes. Muchos sollozaron abiertamente durante el experimento y después de que acabase, como si hubiesen «conectado con un cuerpo global de dolor» que hubiese intensificado sus propias sensaciones. «Yo no era un cuerpo durante ese período, que percibí largo», escribió Saad. Después de leer en voz alta la intención, la garganta de Michel le quedó tan dolorida que tuvo que dejar de hablar. «Es lo más cerca que me he sentido nunca de "Dios"», escribió.

Justo antes de que comenzara el experimento, Logan le había enviado un mensaje de texto a su hermana para preguntarle si podía ponerse en un ordenador y si podía enviarle el enlace (él a ella), aunque no fuese una meditadora practicante y no hubiese intentado nunca enviar una intención. Después, ella lo llamó para decirle que se había emocionado tanto durante el experimento que su compañero incluso le preguntó si había estado mirando una imagen desoladora, por lo mucho que había llorado. «Le dije a mi hermana que eso era exactamente lo que yo había sentido», manifestó.

Los participantes tuvieron visiones utópicas extrañas y muy específicas desde su propia perspectiva; sintieron como si estuvieran «en sus cuerpos pero también *allí*, en la zona-objetivo» de Afganistán. Estos son algunos ejemplos de lo que «vieron»:

«Una blanca energía de paz que salía de todos nosotros y se mezclaba en un gran haz de luz y esperanza», escribió Amal.

«¡Gente trabajando junta para reconstruir escuelas, hospitales y vidas, y un país lleno de amor y paz!», narró Debbie.

«Afganistán como la fuente misma de la nueva paz global en el mundo», escribió Cornelia.

«Niños corriendo junto a ríos [...] oí el canto de pájaros y vi escuelas y universidades en Kandahar y Helmand [...] después vi que Occidente y Oriente se mezclaban con toda normalidad, sin ninguna diferencia», escribió Fatima.

«Las palomas blancas de la paz salían de la zona cero y cubrían el mundo», fueron las palabras de Tarik.

«Todo el rencor presente en Washington D. C. y la política estadounidense se disolvían como el chocolate», escribió Maridee.

«George Bush con Condoleezza Rice y [Donald] Rumsfeld viviendo entre los afganos y sentados tomando un trago con ellos, como amigos», relató Marjorie.

«Árabes y estadounidenses [...] todos aplicando sus brazos a un enorme cráter, todos trabajando para cubrirlo con tierra y luego colocando un letrero sobre él que decía: "Aquí yace la Guerra; se fue para siempre"», escribió Linda.

A medida que avanzaba la semana, miles de personas siguieron sintonizando el canal de televisión de Internet con el que me había asociado para ofrecer, cada día, información actualizada del evento en directo. Durante las retransmisiones diarias, que tenían asociado un chat, muchos de los participantes occidentales comenzaron a escribir mensajes instantáneos y a entablar amistad con personas de los países árabes que sabían escribir en inglés, y viceversa. El resentimiento y los recelos en relación con los árabes empezaron a transformarse en amor y aceptación. Los occidentales empezaron a desear el bien a los árabes (*ante diemen fee kalbi*, 'estás siempre en mi corazón'), y al empezar a sentirse conectados con estos («sentí como un apoyo procedente de la derecha sobre el que podía sostenerme virtualmente; fue como sentir a hermanos que se encuentran lejos»), sus actitudes hacia el Medio Oriente comenzaron a cambiar: «Para mí, Afganistán será sinónimo de Paz, para siempre». El dolor del 11-S y el rencor persistente se iban sanando.

«La experiencia de compartir mensajes instantáneos con gente de Egipto, Arabia Saudita y muchos otros países de Oriente Medio, en cuyo contexto nos deseamos paz y nos expresamos amor mutuamente, me hizo llorar —escribió John, de Tucson—. Fue muy terapéutico para mí, que soy ciudadano de los Estados Unidos».

A medida que la noticia de nuestro experimento se fue expandiendo, empezó a generar algunos efectos positivos, incluso entre personas que no habían participado. May Lynn asistió a su club de lectura durante la semana del experimento de intención para la paz en relación con el 11 de septiembre. Sus amigos comentaron lo cargados de emociones negativas que se sentían por el 11-S. «Les dije que había un gran grupo de personas que estaba trabajando para aprovechar este aniversario para mejorar la paz en Afganistán —escribió—, ¡y se alegraron realmente mucho de saber que se estaba realizando este experimento!».

Samuel, de Nueva York, quien, como profesor, tiene muchos alumnos de Oriente Medio, les habló de nuestro experimento: «Se mostraron bastante sorprendidos y ahora quieren continuar», escribió.

Muchos de los participantes árabes brindaron su amistad a Occidente: «Somos hermanos y siempre estaremos ahí para vosotros. Aunque no os conozco, siento una conexión con vuestras almas puras».

«Este día es aquel en el que todos sentimos la pérdida y nadie sintió que ganaba nada –escribió Bahareh–. Vuestro Dios es mi Dios. Mi Dios es vuestro Dios».

Siguiendo el ejemplo de Salah, los árabes comenzaron a disculparse con los estadounidenses, una posición que «millones de árabes y musulmanes compartían con él».

«En seis minutos dijo lo que yo llevo años tratando de decir», manifestó Kholood.

Comenzaron a traer las disculpas a sus propias vidas. Uno de mis entrevistados, sintiéndose cuestionado por algunas personas que no estaban de acuerdo con él, se disculpó por no compartir su punto de vista. «De pronto, todo está bien con ellos –escribió–. ¿Fue debido a la disculpa?».

Ambas partes empezaron a debatir ideas en Facebook sobre la forma de establecer la paz entre Oriente y Occidente («dejemos de usar las palabras *Oriente* y *Occidente*», «dejemos de hablar de Oriente y Occidente y hablemos de Mundo», «llamémoslo "Orcidente"»).

Al igual que ocurrió con el experimento de la paz de 2008, el mero hecho de participar trajo paz a la vida de los participantes, especialmente en el terreno de las relaciones. Tres cuartas partes de ellos hablaron de cómo el sentimiento apacible que acababan de descubrir había mejorado sus relaciones en todos los ámbitos:

«Mis relaciones familiares».
«Con mis vecinos».
«Con mis hermanas».
«Con mi hermano gemelo».
«Con mis perros».

Se estaban llevando mejor con los clientes, los exmaridos, los hermanos, los vecinos, aquellos con quienes discutían habitualmente, incluso los jefes: «Mi marido se dirigió a mí a mitad de semana y me dijo que estaba más accesible y abierta. Ya no me sentía molesta por temas sin importancia». Muchos hicieron un pacto consigo mismos para resolver los conflictos persistentes que tenían con los demás y sanar las divisiones, incluso con aquellos que les habían causado dolor. Saad soltó la «energía negativa» que experimentaba en relación con un amigo y lo perdonó. «El primer día me tomé de las manos con un amigo con el que acababa de hacer las paces, después de mucho tiempo de no hablar entre nosotros –dijo Susan, de Spokane–. Nos tomamos de las manos durante todo el experimento, y cuando hubimos terminado, nos abrazamos».

Un tercio de los participantes se llevaban mejor con personas que no les gustaban o con las que discutían a menudo. Un conflicto continuo con un marido desembocó en «una confrontación total, pero luego vinieron rápidamente la resolución y las soluciones». Disputas sobre un accidente, o con los arrendadores, o entre cuñadas, que habían estado vigentes durante años, se resolvían de repente. A los participantes seguía resultándoles difícil estar de acuerdo con las actitudes comerciales de sus compañeros de trabajo o seguir las instrucciones de los gerentes con los que estaban en desacuerdo, pero encontraban «más fácil amarlos». Otros eran capaces de ser tolerantes con personas con las que no solían llevarse bien: «Sentí compasión por mi jefe, quien no es alguien muy agradable».

«Fui alternando entre las imágenes de la zona-objetivo y las energías "guerreras" que emanaban de mi vecino de al lado —escribió Stephen, de Nueva Orleans—. Sentí que el experimento de la paz sanaría AMBAS situaciones».

Tanto los participantes de Oriente como los de Occidente experimentaron una apertura del corazón potente y, una vez más, la mayoría lograban una gran conexión con todos aquellos con quienes entraban en contacto. Experimentaban un «sentimiento más apacible hacia todo el mundo», «una apertura de corazón que siguió presente en los períodos entre las meditaciones de la intención». Habían pasado a estar «más abiertos, cómodos y a gusto con la gente» y «menos preocupados por lo que pensaban los otros», experimentaban «mayor claridad y bondad en relación con los asuntos personales» y sentían «un incremento de la compasión y la empatía hacia los demás». Notaban que tenían una «mentalidad menos rígida», se sentían «más afinados», percibían que sus corazones estaban «más abiertos en general» y se mostraban más dispuestos a «dejar correr las cosas».

Muchos habían cambiado totalmente en su forma de relacionarse con los demás. Se sentían capaces de ver a «las personas y las situaciones con mayor claridad» y percibían las ocasiones en las que eran críticos con los otros y consigo mismos. Se sentían «menos a gusto que antes con la ira», eran más proclives «a disculparse y perdonar», habían «dejado de evocar» el daño que les habían hecho los demás y ahora no se tomaban las cosas «tan personalmente». Experimentaban cierto «apremio por soltar las heridas del pasado», sentían «más los sentimientos», escuchaban «más sin juzgar» y estaban más deseosos de compartir sus verdades.

«Me veo en todos aquellos con quienes me encuentro, experimento sus sentimientos, encuentro la compasión».

«He reconocido mi necesidad de extender mi Amor a TODA la humanidad».

«Siento mayor conexión con los desconocidos y con la comunidad mundial».

«Tengo más compasión por todas las personas».

«Estoy más abierto a establecer contacto con desconocidos».

Y, una vez más, estos efectos positivos parecían extenderse a otros ámbitos de sus vidas. Muchos afirmaron haber vivido «milagros personales», haber experimentado «los períodos de mayor creatividad de los últimos cinco años», haber dado un «salto cuántico espiritual» que les permitía ser más intuitivos y más sensibles hacia los demás y haber constatado un «gran incremento de las habilidades sanadoras», en el caso de un terapeuta. «Mi vida ha cambiado en el mejor de los sentidos», escribió Abdul.

Habían lamentado dejar el amor puro del círculo y la finalización del experimento, pero una vez que lo hubieron hecho, muchos se sintieron esperanzados con su país y el resto del mundo y experimentaron una necesidad más apremiante de ser instrumentos del cambio, «una necesidad imperiosa de continuar concentrando esfuerzos en Helmand y Kandahar» o de «efectuar una contribución tangible a otras zonas del mundo, como Ruanda, el Congo y otros lugares del continente africano».

«Debo encontrar a otras personas aquí que quieran hacer esto de forma continuada», escribió Martin.

«Sentí que soy parte de la solución», compartió Rose.

De alguna manera, el experimento de intención para la paz en relación con el 11-S había sido una práctica gigantesca de oración multicultural. Mahatma Gandhi, que creía que todas las religiones eran «tan queridas como nuestros familiares más próximos», abogaba por el poder que tenía que distintas confesiones orasen juntas:

[...] religión no significa sectarismo. Significa la creencia en el gobierno moral ordenado del universo. [...] Esta religión transciende el hinduismo, el islam, el cristianismo, etc. [...] Las armoniza y les confiere realidad.[1]

Un estudio nacional de dos años de duración publicado en 2014 por investigadores de la Asociación Sociológica Estadounidense encontró que los grupos comunitarios de los Estados Unidos que abarcan a miembros de diversas religiones, como cristianos, judíos y musulmanes, creen que el hecho de rezar juntos es una «práctica cultural que construye puentes».

«No estamos hablando de ejercicios superficiales de construcción de equipos —dijo Ruth Braunstein, profesora de sociología de la Universidad de Connecticut, quien estudió el fenómeno—. Se trata de prácticas que son centrales para la cultura de los grupos y que emergen con el tiempo a medida que los participantes reflexionan sobre las cualidades que unen a todos en el grupo y desarrollan rituales compartidos que son significativos para todos».[2]

El 3 de mayo de 2015, NewGround, una organización interreligiosa centrada en el fortalecimiento de los vínculos entre musulmanes y judíos, organizó un evento que bautizó como *Dos Religiones, Una Oración*, para reunir a musulmanes y judíos en una oración común. Se empezó con el rezo conjunto de una veintena de personas de ambas religiones en una playa de Los Ángeles, y se fueron congregando cada vez más fieles a lo largo del día; tomaron juntos el transporte público y se trasladaron a otros cinco lugares. El grupo era de unas cien personas cuando llegó a una terraza del centro de la ciudad para cenar; los musulmanes recitaron su *isha* nocturna y los judíos su poesía litúrgica, o *piyyutim*, en el Ayuntamiento de Los Ángeles. «Fue algo así como un momento *ajá* –dijo la participante Maryam Saleemi–. Estamos rezando al mismo Dios; ¿por qué no lo hacemos siempre juntos?».

Pero incluso en el caso de estos esfuerzos encaminados a crear puentes nadie había examinado el efecto bumerán de la oración colectiva, es decir, su capacidad de sanar las heridas personales de quienes se unían para orar.

Ellen, una de nuestras participantes, encontró que la práctica pudo sanar su dolor persistente debido a la pérdida de dos amigos. Escribió que no pudo dejar de llorar durante el experimento. Un buen amigo suyo, Lee Shapiro, y su técnico de sonido, Jim Lindelof, habían sido asesinados en Afganistán en 1987 mientras hacían un documental. Sus cuerpos nunca fueron recuperados. «No paraba de ver su imagen. La energía parecía inmensa –escribió–. Fue una experiencia profunda para mí».

La vida de Toni se vino abajo cuando su hermana y los hijos de esta fueron asesinados por el padre de los niños unas semanas antes del 11 de septiembre. A sus ojos, el experimento de la paz le salvó la vida. «Toda mi fe se desvaneció en un segundo, hasta que el amor de la comunidad y las señales del universo lo restablecieron y me hicieron sentir más agradecida que nunca —escribió—. Ese día, vertí en el universo un Amor más intenso del que pudo ofrecer cualquier otra persona, mientras mi corazón se partía y se elevaba simultáneamente. El mundo recordaba mientras llorábamos. Y muchas vidas cambiaron para siempre».

No tenía ni idea de si cabía atribuir a nuestro experimento el incremento de la paz en esas dos provincias meridionales de Afganistán. Pero si se tenían en cuenta los comentarios de los participantes, el acto de enviar la intención había generado una paz en sus corazones que parecía estar transformando sus vidas y haber cambiado sus puntos de vista sobre Oriente y Occidente. La experiencia había sido extraordinariamente sanadora tanto para los participantes orientales como para los occidentales; había constituido un medio sencillo de contrarrestar las divisiones ideológicas.

De nuevo, el resultado del experimento en sí fue casi irrelevante; la verdadera sanación tenía lugar entre los participantes. La oración conjunta había unido a Oriente y Occidente, había demostrado ser profundamente alentadora y había dado esperanza a muchas personas de ambos lados. «Gracias, mundo —escribió Yasser—. Sigues siendo un buen lugar, con toda esta gente pacífica».

No sé si Dios había respondido a nuestra oración por la paz, pero ciertamente nuestras oraciones nos habían proporcionado un atisbo de Dios —e incluso un vislumbre fugaz del cielo en la Tierra—. «Tuve la sensación de que aunque teníamos un objetivo específico estábamos sanando al mismo tiempo a toda la gente de todas partes», dijo Aimee.

16

EL EFECTO ESPEJO

El marido de Ingrid Pettersson murió a fines de 2013 solo cuatro semanas después de que le hubiesen diagnosticado un cáncer inusual. Aunque su oncólogo confiaba en que su enfermedad se podía tratar, se sintió profundamente afectado por la actitud pesimista de las enfermeras que acudían a su domicilio y su sombrío pronóstico, en particular sus reiteradas declaraciones de que nunca retomaría su actividad normal; por ejemplo, afirmaban que nunca podría volver a conducir. Ingrid contempló impotente cómo su marido pareció rendirse.

Como resultado de su rápido empeoramiento y su muerte, Ingrid tuvo que cerrar su próspero negocio y mudarse de su apartamento de Gotemburgo (Suecia). En cuestión de meses, se vio acosada por las dificultades económicas. Durante casi toda la primera parte de ese año, se sintió abrumada por la conmoción, el dolor y la depresión ante su dramática pérdida y el cambio repentino de sus circunstancias.

Cuatro años antes de que su marido falleciera, había acudido a uno de mis talleres y había experimentado una profunda transformación en un grupo Poder de Ocho. Todo su aspecto cambió: su piel brillaba, se sentía mucho más joven y con más energía de lo habitual y estaba más saludable que nunca. «Me sentí muy bien y atraje más cosas que quería en mi vida. Incluso mi relación mejoró», dijo. Sus amigos e incluso su médico comentaron el gran cambio que había experimentado en cuanto a su salud y su aspecto, un cambio que se prolongó durante medio año aproximadamente; pero a medida que fue regresando a sus «viejos hábitos», todas las mejorías se fueron desvaneciendo paulatinamente.

Varios meses después de la muerte de su marido, recordó esa experiencia y decidió unirse a un experimento nuestro a gran escala en el que el objeto de la intención era una persona que padecía trastorno de estrés postraumático. Después de participar, su aflicción debilitante desapareció: «Desde el último experimento, todos mis síntomas se han ido —escribió—. No podía dar crédito. Es increíble». Por primera vez en meses, Ingrid durmió bien y se despertó con energía y sintiéndose más feliz de lo que se había sentido en mucho tiempo: «La negatividad e incluso la aflicción que estaba sintiendo desde la muerte de mi marido no parecían afectarme tanto como durante los últimos meses». Y lo mejor de todo, afirmó, fue que «volví a fluir con la vida». Después del experimento decidió emprender un nuevo camino profesional, como organizadora de talleres sobre sanación energética en Gotemburgo y Estocolmo.

Ingrid me dio otra pista importante sobre los efectos rebote de los experimentos de la intención globales. Su epifanía tuvo lugar durante el primer experimento de la intención global dirigido a un solo ser humano a principios de 2014. Hasta ese momento, había hecho que fuesen solo conjuntos más pequeños de personas –grupos Poder de Ocho o los grupos que mandaban una intención durante una semana– los que se dirigiesen a un objetivo consistente en un individuo. El principal motivo por el que había evitado los experimentos formales a gran escala dirigidos a sujetos humanos era que no estaba segura de si el envío de la intención por parte de un grupo de participantes compuesto por miles de personas tendría un resultado positivo o negativo, especialmente después del incremento de la violencia que había tenido lugar durante la semana del experimento con Sri Lanka. Después de que las intenciones de la semana tuvieran cierto éxito, de que los experimentos de la paz dieran resultados positivos y de que muchos de los experimentos globales sugirieran que el tamaño del grupo no influía en el resultado, decidí llevar a cabo el primer gran experimento sobre un ser humano. Iba a requerir, más que en el caso de los experimentos anteriores, proceder paso a paso con sumo cuidado. Tuve la oportunidad de poner a prueba esta modalidad en octubre de 2013, cuando me invitaron a dar unas conferencias en Hawái.

A lo largo de la calle Bishop, en medio de las modernas construcciones de vidrio y acero del centro de Honolulu, se encuentra un capricho arquitectónico, el Edificio del Transporte de Dillingham, un exponente especialmente logrado del neorrenacimiento italiano y un monumento al dúo más famoso de Hawái, Benjamin Franklin Dillingham y su hijo el «tío» Walter, quienes reconocieron que la clave para transformar este pequeño grupo de islas soñolientas en una gallina de los huevos de oro era la caña de azúcar y un medio para transportar este producto de un lado a otro de las islas. El padre construyó los ferrocarriles, y el hijo, a través de su propia empresa de construcción y una serie de favores políticos, drenó los humedales, amplió una serie de puertos y terminó el trabajo de convertir las islas en enclaves comerciales. Dos pisos por encima de la arcada y las dovelas de piedra del exterior de la planta baja del edificio de Dillingham y del vestíbulo dorado de estilo *art déco*, en una suite pequeña ubicada en una esquina se encuentra la oficina de otro equipo compuesto por padre e hijo con un objetivo igualmente ambicioso: cambiar la cara de la medicina moderna utilizando videotecnología de última generación.

Al igual que los Dillingham, los Drouin no son oriundos del lugar, sino que son francocanadienses procedentes de Quebec. El doctor Paul Drouin, a lo largo de veinticinco años de práctica profesional, había integrado lo mejor de la medicina convencional y la alternativa. La censura de algunos compañeros, junto con su frustración creciente a causa de la cerrazón mental existente en el ámbito de su profesión —con su total falta de voluntad de tomar en consideración el valor de cualquier tipo de medicina alternativa—, además de las implicaciones de los nuevos descubrimientos sobre los efectos cuánticos en la biología, lo llevaron a tener una gran idea: crear una universidad que les daría a los médicos y otros profesionales de la salud la oportunidad de aprender sobre la nueva ciencia y las teorías alternativas respecto a los tratamientos y de incorporar este conocimiento a su práctica profesional.

La visión del doctor Drouin empezó a tomar forma después de unir fuerzas con su hijo de veinticinco años, Alexi, quien posee una licenciatura en cine y televisión y tenía su propia gran idea: hacer que la universidad fuese completamente virtual. Filmaría a autores, académicos y profesionales pioneros dando conferencias sobre física cuántica o sobre su trabajo en distintas modalidades de la medicina alternativa frente a una pantalla verde e integraría estos cursos en iPads, que se ofrecerían automáticamente a todos los estudiantes. Gracias al perfeccionismo y el virtuosismo técnico de Alexi, la pantalla verde se transformó en un plató moderno de noticias televisivas y las conferencias se presentaron de forma profesional, complementadas con diapositivas de PowerPoint.

Para entonces, el dúo se había mudado a Honolulu, donde el proceso de obtener la acreditación correspondiente requería menos trámites burocráticos, y bautizaron su incipiente institución como Universidad Quantum de Medicina Integral. Hasta la fecha, se han matriculado nueve mil estudiantes en ella, muchos de los cuales han completado sus estudios de doctorado. «Yo soy la forma y él es el contenido», dice Alexi señalando al doctor Paul —como lo llaman los alumnos—, un niño incontenible de sesenta y cinco años con un marcado acento francés y una blanca sonrisa que figura habitualmente en muchos cursos como el querido rostro de la Universidad Quantum.

Los alumnos y los profesores tienen la oportunidad, una vez al año, de establecer contacto personal en el congreso anual de la universidad. Me invitaron a hablar en dicho congreso en octubre de 2013, a raíz de lo cual conocí a los Drouin y empecé a darle vueltas a la posibilidad de llevar a cabo un experimento de la intención con ellos, en su plataforma web. Una noche, en el contexto de la cena con los Drouin y otros ponentes del congreso, el doctor Jeffrey Fannin, director del Centro para la Mejora Cognitiva —conocido actualmente como *Thought Genius*—, se ofreció generosamente tanto a donar su tiempo para la totalidad del proyecto como a encontrar voluntarios dispuestos a participar en el experimento. Jeffrey es doctor en psicología, está especialmente interesado en la neurociencia y tiene mucha experiencia en el estudio y el mapeo —a través del electroencefalograma— de las ondas cerebrales en relación con problemas mentales como la ansiedad, la depresión o el trastorno por déficit de atención e hiperactividad. Puesto que la Universidad Quantum dispone de su propio canal televisivo, los Drouin podrían retransmitir el evento en la web de dicha televisión. Alexi me aseguró que tenían un ancho de banda más que adecuado para acoger a los miles de participantes que esperábamos que se registrasen. Siempre interesado en las innovaciones tecnológicas, estaba bastante seguro de poder mostrar los efectos que tenía el envío de la intención en el cerebro del sujeto-objetivo en tiempo real.

En los meses siguientes, mientras estábamos planeando cómo llevar a cabo una hazaña tecnológica tan compleja, dos pacientes de Jeffrey que padecían ansiedad se ofrecieron a ser los sujetos del experimento y a recibir la que es, desde todos los puntos de vista, una terapia muy inusual: el poder de los pensamientos de personas desconocidas. Uno sería el objetivo y el otro haría las veces de control, pero ninguno de los dos sabría cuál de ellos habría sido elegido para enviarle la intención. Durante los meses previos al experimento, Alexi contribuyó a promocionar el evento mediante el envío de numerosos comunicados en Facebook, y cuando ya estábamos listos para proceder, teníamos más de siete mil personas inscritas.

Alexi se había preparado para el que era su mayor reto tecnológico hasta la fecha. El 24 de abril, el día del evento, sus cámaras mostrarían pantallas divididas que alternarían entre Jeffrey —quien estaría conectado vía Skype—, yo misma —que aparecería en otra pantalla de Skype—, el doctor Paul —quien haría de moderador desde el estudio— y ambos pacientes, que estarían conectados a electroencefalógrafos. También se conectó un electroencefalógrafo a Mario. A pesar de que no aparecería mucho en la retransmisión, Mario era una de las personas que enviarían la intención. Estaba sentado en una habitación a solas y la idea era comparar sus ondas cerebrales, durante el envío de la intención, con las del objetivo.

Las ondas cerebrales humanas presentan distintas velocidades. Las más lentas son las delta y las *theta* (5-8 Hz o ciclos por segundo), y están asociadas con la meditación profunda y el sueño. A continuación tenemos las ondas alfa (8-13 Hz), que se producen durante el sueño o la meditación ligeros. Siguen las ondas beta (13-30 Hz aproximadamente), asociadas con las tareas cognitivas diarias, y las gamma (por encima de 30 Hz), que indican un estado de concentración extrema. El trabajo de Jeffrey incluía traducir los resultados de las lecturas electroencefalográficas en un electroencefalograma cuantitativo, mostrar las distintas frecuencias de las ondas cerebrales de la persona y compararlas con las ondas cerebrales «normales» —su equipo puede mostrar en tiempo real el porcentaje de ciertas ondas cerebrales presentes en una persona en cualquier momento dado—. Para nuestra emisión, Alexi también había instalado una pantalla adicional conectada a ambos electroencefalógrafos, que mostraría el porcentaje de distintas ondas cerebrales activadas en todo momento. Las distintas ondas se representarían como bandas parpadeantes de colores diferentes, que se estirarían y contraerían horizontalmente.

El día del evento, gracias a la pericia de Alexi, todas las pantallas se engranaron a la perfección. El objetivo, que elegimos sacando su nombre de un sombrero de copa, fue Todd Voss, un veterano de dos guerras, la del golfo Pérsico y la guerra de Irak, a quien le habían diagnosticado trastorno de estrés postraumático tras regresar a casa. Sufría una depresión profunda y estaba paranoico. Cada vez que entraba en una estancia tenía la necesidad de sentarse con la espalda contra la pared, pues siempre estaba escudriñando el entorno en busca de amenazas. También tenía problemas para dormir. La respuesta de la Asociación de Veteranos a su problema había sido prescribirle una gran cantidad de medicamentos, pero Todd sabía que estos no harían más que poner un parche a lo que estaba experimentando y estaba ansioso por cualquier solución a su problema distinta de los fármacos. Nuestra intención era intentar calmarlo al menos en un 25% y también centrarnos en aumentar las ondas alfa de su cerebro —las ondas asociadas con una mayor paz y tranquilidad—.

En el mapeo cerebral, el conjunto de la actividad de la frecuencia cerebral de una persona se representa como un «mapa» de treinta «cabezas» pequeñas de distintos colores, cada uno de los cuales representa ciertas frecuencias de ondas cerebrales. El verde representa las frecuencias de onda que corresponden más a lo «normal»; y existe un abanico de otros colores para mostrar hasta qué punto se desvían las ondas cerebrales de las frecuencias de referencia —el rojo, por ejemplo, muestra varias desviaciones por encima de lo normal; el azul, varias desviaciones por debajo de lo normal—.

Jeffrey había mapeado los cerebros de Todd y Kathy —la persona de control— antes del experimento y lo volvería a hacer en el curso de este, y una vez concluido; y lo haría una vez más unas semanas más adelante, a mediados de mayo.

Le habíamos pedido a nuestro público que se concentrase en aumentar la cantidad de ondas alfa de Todd, que estaban representadas como bandas de color turquesa, haciendo que se estirasen y se volviesen más marcadas. Durante el experimento, y gracias a la pantalla dividida, nos fascinó ver los efectos de nuestra intención colectiva en tiempo real: las bandas turquesa empezaron a alargarse.

El mapeo cerebral realizado antes del experimento había revelado que ciertas áreas del cerebro de Todd presentaban una frecuencia característica del trastorno de estrés postraumático, pero varios mapas cerebrales realizados durante el experimento determinaron que sus ondas alfa aumentaron hasta tres desviaciones estándar por encima de lo normal después del envío de la intención. Lo más emocionante de todo fue que el área del cerebro más representativa del trastorno de estrés postraumático se mostró casi totalmente normal durante el experimento.

Otro análisis demostró que la coherencia interior del cerebro —la capacidad de las ondas cerebrales de trabajar mejor juntas y seguir haciéndolo— también había mejorado. Después de que Jeffrey aplicó lo que se conoce como *prueba t para muestras independientes* para determinar la significación estadística del experimento, descubrió que las probabilidades de que los resultados obtenidos se debiesen al azar eran de menos del 1%.

No pudieron apreciarse los mismos efectos en los mapas cerebrales de Kathy o Mario, cuyas ondas alfa no experimentaron prácticamente ningún cambio. Esto parecía descartar la posibilidad de que los resultados obtenidos con Todd pudiesen deberse al efecto placebo, sobre todo porque ni Kathy ni Todd supieron a cuál de los dos habíamos elegido hasta después del evento.

Los resultados fueron muy alentadores al principio, pero tuvimos que reconocer que el estudio presentaba algunos problemas de diseño. Una dificultad asociada con un experimento de este tipo, que utiliza una intervención médica muy novedosa, es encontrar personas que estén dispuestas a ser el objetivo de la intención y también llevar a cabo todo el proceso a un coste razonable.

En cuanto a los objetivos potenciales, Jeffrey se limitó a los pacientes de su propia base de datos que estaban dispuestos a someterse al experimento, la mayoría de los cuales ya habían empezado el tratamiento con él. Todd se había sometido a dos tipos de entrenamiento cerebral previamente, uno de ellos con Jeffrey. Parte de esta ejercitación consiste en enseñar técnicas para reducir el estrés por medio de que el afectado incremente sus propias ondas alfa. Sin embargo, cuando Todd volvió a padecer sus síntomas anteriores, Jeffrey lo consideró como un candidato apropiado para nuestro experimento.

Una semana después del evento, Todd afirmó haber mejorado mucho, lo bastante como para planificar un largo viaje. Ya no sentía la necesidad de acudir a más sesiones clínicas para tratar su trastorno de estrés postraumático, y dentro del año siguiente, iba a casarse y tener un hijo. Su experiencia clínica y los últimos mapas cerebrales eran convincentes, pero como a Todd se le habían enseñado anteriormente técnicas que pretendían lograr el efecto exacto que habíamos intentado conseguir por medio de la intención, nos fue imposible declarar categóricamente que cualquier cambio que se produjo en su cerebro se debió a nuestros pensamientos exclusivamente, en lugar de ser (también) el fruto de su propio entrenamiento cerebral.

Aunque estaba satisfecha por el hecho de que Todd se sintiera mucho mejor, se produjo algo aún más fascinante cuando encuesté a los participantes en el experimento varias semanas después. En esta ocasión, casi una quinta parte declaró haber experimentado algún tipo de mejoría física contundente:

«Mejoré de la lesión en el túnel carpiano y sentí una gran relajación. Incluso dormí mejor».

«Hacía casi tres años que me dolía la rodilla. Después del experimento, todo el dolor se había esfumado, totalmente».

«Me siento mejor de un problema crónico que afectaba a mi espalda y mis rodillas».

«Los últimos diez días he tenido una digestión normal (llevaba casi veinte años con estreñimiento)».

«Sentí aliviado el dolor en la cadera, como si hubiese tomado algún analgésico».

«Ya no siento ningún dolor en la rodilla».

«Tenía un problema en la cadera que me producía dolor, y ahora parece estar sanándose».

«Creo que mi cuerpo se está "recalibrando" de alguna manera».

«Tenía problemas de colon. Ya no los tengo :)».

«Estoy mejorando continuamente de mi problema cutáneo».

«Ya no experimento dolor ciático».

«Duermo mejor, y la ansiedad y los ataques de pánico han desaparecido».

«Llevo algunos años padeciendo artritis reumatoide [...] Estoy viendo señales sutiles, pero constantes, de mejoría. Mi dolor y mi ansiedad se han reducido».

«Siento que por fin soy capaz de lidiar con mi trastorno de estrés postraumático en el plano físico».

Los resultados fueron aún más sorprendentes en las semanas siguientes. Casi la mitad de los encuestados estaban sanando sus relaciones con clientes, exmaridos, hermanos, vecinos, padres... Esta vez, los participantes no destacaron solamente que había mayor paz en el seno de sus relaciones, sino también que se estaban curando viejas heridas. Sandra retomó el contacto con su madre, con la que antes había estado hablando por teléfono un puñado de veces al año solamente. «Conversamos como nunca antes en mi vida», dijo.

Dos participantes volvieron a conectar con sus hermanas, perdonaron las heridas pasadas y pudieron verse «con ojos nuevos». «Ahora me llevo bien con mi hermana mayor y eso nunca había ocurrido. Es como si su corazón se estuviese ablandando o abriendo», dijo una de ellas. Otro participante sanó una relación con un compañero de trabajo. Marie sanó su conexión con su marido: «Me mira como si nos hubiésemos conocido ayer; ¡es una sensación tan agradable!».

«Mi vida está mejorando en todos los aspectos: mi salud, mis relaciones, mi actitud, mi nivel de energía, mi felicidad, mi apertura, etc. —escribió Sophie—. Está claro que he cambiado».

Pensé en la aflicción de Ingrid Pettersson y finalmente me di cuenta de lo que podía estar sucediendo: el efecto rebote que experimentaban los participantes era un reflejo de la intención misma. Si oraban por la paz, pasaba a haber más paz en sus vidas. Si trataban de sanar a otra persona, obtenían algún tipo de curación. El hecho de concentrarse en sanar a alguien hace que se experimente una sanación refleja.

17 HACIENDO CÍRCULOS

El mismo reflejo tenía lugar en nuestros círculos Poder de Ocho. En un taller que dirigí en Maarssen (Países Bajos), Bet había sufrido un esguince en el tobillo y el brazo a raíz de una caída, y fue elegida por su grupo, compuesto por once personas, para ser la destinataria de la sanación. Cuando se unió al círculo, se dio cuenta de que estaba actuando como emisora y receptora al mismo tiempo. «Cuando noté que el grupo aplicaba las manos sobre mi cuerpo, pensé: "Tal vez es mejor que me una a ellos, porque al fin y al cabo se trata de mí". Sentí que entraba la energía y decidí colaborar con las otras diez personas. A continuación, sentí que mi energía formaba parte de un todo energético mayor», contó.

Bet dejó de ser una entidad separada. Daba y recibía a la vez.

Yo ya tenía claro que el efecto rebote experimentado por nuestros participantes tenía que ver con el objeto del enfoque, y que esto causaba la sanación refleja. En mi libro *El vínculo*, escribo acerca del descubrimiento efectuado por el neurocientífico italiano Giacomo Rizzolati de que cuando observamos una acción o una emoción en otra persona, con el fin de entenderla se disparan las mismas neuronas en nosotros, como si estuviésemos realizando esa acción o teniendo esa emoción. Llamó *neuronas espejo* a esas ondas cerebrales imitadoras.[1] Pero lo que parecía estar ocurriendo entre mis participantes iba más allá del mero reflejo. No se limitaban a reflejar, sino que se identificaban tan fuertemente con el objeto de la intención que parecían fundirse con él, como si eso les estuviese ocurriendo a ellos:

> «Probé el sabor de la sangre y olí la sangre como si estuviera en Afganistán y hubiese perdido a mi familia de esta manera».

> «No paro de oír el nombre *Todd Voss* en mi mente. Es como si hubiese pasado a formar parte de mí».

Me pregunté qué efectos tenía sobre el cerebro este grado de reflejo. ¿Motivaba algún cambio permanente? Richard J. Davidson, psicólogo del Laboratorio de Neurociencias Afectivas de la Universidad de Wisconsin-Madison, y su colega Antoine Lutz, investigador científico del Instituto Nacional de Salud e Investigación Médica de Francia, están fascinados por el funcionamiento de los cerebros llevados al extremo —aquellos que han sido ejercitados de forma inusual durante muchos años, especialmente en el contexto de largas sesiones de meditación— y por cómo su estructura y sus conexiones neuronales siguen modificándose a lo largo de la vida, en función del enfoque del pensamiento. «La región del cerebro que controla el movimiento de los dedos de un violinista se vuelve cada vez más grande con el dominio del instrumento. Parece tener lugar un proceso simi-lar cuando meditamos», escribieron en la publicación *Scientific American*.[2]

Trabajando con monjes y budistas vinculados con el dalái Lama, Lutz y Davidson han estudiado qué partes del cerebro cambian en relación con tres prácticas: la atención enfocada, en la cual el meditador se concentra en la entrada y salida del aire; la atención plena o *mindfulness*, en la que los participantes conservan la conciencia, momento a momento, de todas sus sensaciones y pensamientos para cultivar respuestas menos reactivas, y la me-ditación de la bondad amorosa, en la que el meditador se centra en un sentimiento de amor compasivo hacia todas las personas.

Cada tipo de meditación ofrece un entrenamiento para una parte diferente del cerebro y en distintas frecuencias: la atención enfocada y la meditación de la bondad amorosa parecen activar frecuencias muy rápidas en el cerebro —ondas beta 2 (20-30 Hz) y ondas gamma (30-50 Hz)—, las cuales tienden a hacer que el cerebro se acostumbre más a enfocarse intensamente, mientras que el *mindfulness* hace uso de ondas muy lentas —*theta*, de 5-8 Hz— para que el cerebro se relaje y se preocupe menos por reac-cionar a lo que está sucediendo en su entorno.

El objetivo del enfoque tiende a mejorar el cerebro de ma-nera notable. La atención enfocada y el *mindfulness* dan lugar a meditadores que tienen una mayor conciencia perceptiva: los meditadores que practican la atención enfocada perciben más en relación con el mundo exterior, mientras que los que practican el *mindfulness* perciben más aspectos del mundo interior. Como descubrí cuando escribí sobre esto en *El Experimento de la Inten-ción*, cuando la finalidad es la meditación compasiva y el deseo de enviar amor a todo, este tipo de pensamientos hacen que el cerebro pase a permanecer en un estado extremo de percepción elevada; empieza a operar a un ritmo febril.[3] Los estudios de Davidson sobre los monjes mostraron que sus cerebros producían explosiones sostenidas de ondas gamma de alta frecuencia, de 25-70 ciclos por segundo —muy rápidos—. Este es el tipo de velocidad que se experimenta solamente cuando el cerebro presta una atención embelesada, cuando escarba en la memoria en busca de alguna información y durante los grandes destellos de comprensión. A esta velocidad, las ondas cerebrales también empiezan a sincronizarse en todo el cerebro —un estado necesario para lograr una conciencia acrecentada— y los dos hemisferios comienzan a trabajar de forma más sinérgica.[4]

Como demostró la investigación de Davidson con los monjes, lograr un estado gamma elevado activa la parte anterior izquierda del cerebro —la zona asociada con la alegría—, y la ejercitación de esta parte «feliz» del cerebro parece producir una mejoría emocional que no remite. Los estados cerebrales logrados en estas circunstancias pueden tener efectos tan positivos en las emociones que puede ser que estas emociones se asienten permanentemente.[5]

Nuestros experimentos de la intención y los círculos Poder de Ocho parecían hacer uso de una combinación de la atención enfocada y la bondad amorosa, ya que teníamos tanto un objetivo altruista —sanar algo— como un enfoque específico —ya fuese una determinada persona o una situación concreta, como una región del mundo azotada por la guerra—. Cabía la posibilidad de que mis participantes hubiesen obtenido algún efecto del tipo «cerebro feliz» como resultado de su intención compasiva, el cual, generalmente, solo experimentan los monjes que llevan años practicando la meditación de la compasión.

Pero ¿pudo ser este el factor X que ocasionó los cambios más importantes en la vida de las personas?

Tania Singer, directora del Departamento de Neurociencias Sociales del Instituto Max Planck de Ciencias sobre la Cognición y el Cerebro Humanos de Leipzig (Alemania), dirige el Proyecto ReSource, un estudio a gran escala en el que se les enseña a los participantes un protocolo de ejercitación mental oriental y occidental ideado por Matthieu Ricard, monje budista y biólogo celular francés y estrecho colaborador del dalái Lama. Al cabo de once meses, se estudia el grupo para ver si este entrenamiento ha desencadenado algún cambio en sus vidas y relaciones.

Después de solo una semana de llevar a cabo la meditación de la compasión, los participantes de Singer pasaron a ser más cooperativos y a estar más dispuestos a ayudar a personas en situación de necesidad, como se demostró cuando se les hizo jugar a un juego virtual «prosocial» diseñado para evaluar y medir su deseo y su capacidad de ayudar a los demás. Los meditadores se volvieron más deseosos de ayudar, incluso si no había perspectivas de que su buena acción tuviera un efecto bumerán, y se mostraron más sensibilizados ante las muestras de angustia de la gente –todo ello son señales de un mayor deseo de conectar con el prójimo–.[6]

Esto ciertamente concordaba con las experiencias de mis participantes en los experimentos de intención para la paz, la mayoría de los cuales sintieron una mayor disposición a llevarse bien con los demás, incluso con personas desconocidas, si bien en este caso no tuvieron que someterse a un entrenamiento de casi un año de duración; bastó con una sola sesión de diez minutos de envío de una intención.

El neurocientífico Mario Beauregard define los estados cerebrales gamma como «oceánicos», pues nos permiten salir de nuestro pequeño yo y entrar en algo más grande, y experimentos recientes al respecto sugieren que estas frecuencias son contagiosas. Mario inserta frecuencias gamma en una melodía, de tal modo que quedan ocultas a la percepción consciente, y les pone esa melodía a un grupo de voluntarios durante una meditación; después, mide las frecuencias cerebrales de dichos sujetos. Una y otra vez, los cerebros de estos oyentes muestran una *respuesta de resonancia*[7] —un porcentaje mayor de estas mismas altas frecuencias—. El solo hecho de escuchar estas frecuencias ocultas, incluso si uno no sabe que lo está haciendo, ejercita al cerebro a imitarlas.

—Si cambias las ondas cerebrales, cambias el sentido de identidad de la persona —me comentó Mario—. El sentido del sí mismo se transforma y el yo se hace más grande.

Al experimentar este estado oceánico, los sujetos se desplazan del pequeño yo, que está únicamente interesado en sus propias reacciones al mundo exterior, a un yo mayor.

—En este estado expandido, pueden dejar de lado más fácilmente los patrones emocionales crónicos y las creencias limitantes —me dijo—. Y les resulta más fácil sentir amor universal.

Uno de los participantes en un experimento de Mario era una madre de sesenta y cinco años cuyo hijo se había suicidado a los diecisiete. El suceso había ocurrido veinticinco años atrás, pero ella aún experimentaba culpa y estaba traumatizada por la forma en que murió su hijo. Según Mario, después de experimentar el estado cerebral correspondiente a las ondas gamma, por fin se sintió libre de su aflicción y se mostró dispuesta a seguir adelante con su vida.

Por tanto, en nuestros círculos, si los cerebros de los individuos tenían destellos de la sincronía característica del cerebro feliz, esto pudo haberlos ayudado a tener una mayor sensación de alegría. Pero los efectos sanadores que experimentaban mis participantes en sus vidas y relaciones parecían ir más allá de un sentimiento oceánico de amor universal. ¿Qué tenían los círculos que diese lugar a este efecto? Robert Cialdini, expsicólogo de la Universidad de Arizona y autor de *Influencia: la psicología de la persuasión*, sostiene que la sensación de conexión incrementa el altruismo: las personas tienen un deseo natural de ayudar cuando pierden su individualidad y entran temporalmente en un estado de unidad.[8]

Lutz y Davidson descubrieron que la práctica de la meditación de la compasión da lugar a una mayor actividad en ciertas partes del cerebro –la unión temporoparietal, la corteza prefrontal medial y el surco temporal superior– que suelen activarse cuando nos sentimos altruistamente inspirados a ayudar a alguien. Los pensamientos de sanación altruistas también parecen cambiar una serie de redes cerebrales: la corteza orbitofrontal, el cuerpo estriado ventral y la corteza cingulada anterior. Todas ellas están asociadas con la compasión y las emociones positivas, e incluso con el amor maternal.

Pude ver por qué las personas podían sanar sus relaciones y sentirse más satisfechas con sus vidas por medio de esta experiencia, pero ¿qué había en ella que les permitiese curarse de sus propios problemas físicos?

Sabemos por muchos estudios que la meditación tiene efectos directos en el cuerpo: ayuda a reducir la inflamación y altera el funcionamiento de enzimas importantes, incluida la telomerasa, que afecta a la longevidad de las células. En el trabajo que dirigió Singer en el Proyecto ReSource, sus meditadores disfrutaron de una mejoría del sistema inmunitario y de mejores respuestas del sistema nervioso y vieron reducidas las hormonas del estrés.

Pero había algo más. En mis grupos y experimentos, estos efectos sanadores fueron instantáneos y se registraron en gran medida en personas que no se habían ejercitado en técnicas meditativas. El amor debe de aumentar por medio de nuestros círculos Poder de Ocho y del Experimento de la Intención, y esto debe de generar un círculo de sanación virtuoso. Pudo haber ocurrido perfectamente que, en ese contexto, los participantes que enviaban una intención grupal se hubiesen sentido seguros al dar, y tal vez el hecho de dar era, en última instancia, todo el sentido de la actividad, el aspecto más sanador de la intención.

Había llegado el momento de contemplar el experimento al revés. En lugar de estudiar el resultado —lo que se obtenía—, debía estudiar el proceso: el acto de dar.

18 EL RETORNO DEL DAR

George parecía ser una causa perdida. Le habían diagnosticado un glioma de bajo grado, un tumor cerebral de carácter mortal, y, como investigador biomédico empleado en la universidad, era muy consciente del pronóstico: no había cura. El tumor crecería de manera lenta pero constante durante meses y él moriría dentro del plazo de dos años, fuese cual fuese el tratamiento que siguiese. Una intervención quirúrgica estaba fuera de lugar, y la quimioterapia o la radioterapia serían en gran medida ineficaces.

Al no contar con ningún pronóstico favorable por parte de la medicina convencional, George comenzó a buscar un milagro, lo que lo llevó al primer congreso de la Iglesia pentecostal de América del Norte. Allí, un conjunto de ministros rezó por él, y George sintió el Espíritu Santo en su cuerpo, un calor inmenso y una vibración parecida a una descarga eléctrica que lo hizo caerse y llorar. Se sintió tan superado que siguió los congresos de la Iglesia pentecostal en todas las regiones de América del Norte como un fanático. Siempre hacía cola para recibir sanación, y en todas las ocasiones, cuando el equipo ministerial rezaba por él, experimentaba la misma reacción de tipo eléctrico. Pero cada tres meses, cuando regresaba a su médico para hacerse una resonancia magnética, con la esperanza de encontrar algún indicio de cambio en positivo, no se podía apreciar ningún efecto en su tumor, que seguía creciendo.

En 2004, confiando todavía en que la oración funcionaría en su caso, George se unió a un viaje a Cuba organizado por el Movimiento del Despertar Global, el brazo ministerial de la renovada Iglesia pentecostal de La Viña, creado por Randy Clark, un ministro de la iglesia de San Luis (Misuri). Clark había sido, sin proponérselo, el artífice del resurgimiento del movimiento llamado Bendición de Toronto en 1994, que comenzó con un encuentro de ciento sesenta personas. Cuando invitó al Espíritu Santo a que acudiese, los asistentes de repente se estremecieron, estallaron en risas y cayeron en un estupor parecido a una borrachera; muchos aseguraron haber experimentado curaciones físicas o emocionales milagrosas. La voz corrió rápidamente y decenas de miles de personas de todo el mundo irrumpieron en Toronto para asistir a las sesiones nocturnas de sanación por medio de la oración, que Clark encabezó durante doce años. Cuando llegaron a su fin, unos tres millones de personas afirmaron haber sentido sus extraordinarios efectos.

Como miembro de uno de los equipos ministeriales de Cuba, George se unió a la oración grupal por un hombre con graves problemas de visión que apenas podía ver a más de medio metro de distancia. Después de quince minutos de plegaria, el hombre afirmó poder ver objetos a seis metros de distancia sin gafas. Otro de los sujetos era una mujer que estaba tan enferma y demacrada a causa de un cáncer de ovario que era incapaz de comer ni caminar. Durante la oración experimentó las mismas reacciones que George, pero después de caer, recuperó su fuerza y su capacidad de caminar. Su tumor, que antes de este acontecimiento se podía reconocer fácilmente por el tacto, ya no podía detectarse con las manos.

George quedó tan impresionado por esa experiencia que, después de regresar a su hogar, comenzó a orar por otras personas a cada oportunidad; a veces dedicaba tardes y fines de semana enteros a sus intentos de sanación. También continuó asistiendo a los congresos pentecostales que se celebraban en los Estados Unidos y se apuntó a más viajes con Despertar Global y otros ministerios a América Latina y África, pero estaba cada vez más centrado en la oración por los demás. Cuando ya no pudo manejar la gran cantidad de gente que pedía su sanación, creó un equipo de oración, que se quedaba al menos una hora después de cada servicio dominical para rezar por la larga fila de personas que aguardaban su turno.

Al cabo de dos años, el médico de George advirtió que su tumor había dejado de crecer; de hecho, estaba comenzando a contraerse, y George ya no experimentaba ninguno de sus síntomas anteriores. Durante los siguientes ocho años, los síntomas no volvieron a manifestarse y su informe de salud más reciente ni tan siquiera incluía la palabra *tumor*. Este hecho fue confirmado por Candy Gunther Brown, profesora asociada de estudios religiosos en la Universidad de Indiana, que documentó casos como el de George para su libro *Testing Prayer*.[1]

Aunque su curación no había sido tan inmediata o espectacular como muchas de las que afirmaba haber presenciado, George, así como Randy Clark —quien escribió su historia en su libro *Changed in a Moment* [Cambiado en un momento]—,[2] atribuyeron el vuelco al efecto acumulativo de cada oración que se había pronunciado por él, como una cuenta de ahorros que suma de repente una cantidad de interés crítica.

Pero, como acabé por ver, el factor determinante no fue la cantidad de oraciones que recibió George, ni el hecho de que se hubiese rezado por él en muchos congresos o viajes ministeriales. George empezó a ponerse mejor en el momento en que comenzó a orar por alguien distinto de él mismo.

Después del experimento de la intención sanadora (el que tuvo como objetivo a Todd Voss), empecé a considerar la posibilidad de que otra gran fuerza podía ser la responsable de todos los milagros que no había podido explicar: el poder de rebote que tiene el hecho de rezar por otras personas.

El doctor Sean O'Laoire, sacerdote irlandés católico con un doctorado en psicología transpersonal, se encontró con el efecto rebote de la oración cuando estaba buscando algo diferente. O'Laoire sentía especial curiosidad por el efecto de la oración sobre la salud emocional y mental —un ámbito muy ignorado por la investigación científica— y, como sacerdote y psicólogo clínico, estaba en una posición privilegiada para llevar a cabo este estudio.

Planeó centrarse en si aquellas personas por las que se rezaba experimentaban algún cambio en determinados estados psicológicos como la ansiedad, la depresión y el estado de ánimo, y la convocatoria que efectuó en los periódicos del Área de la Bahía de San Francisco dio lugar a cuatrocientos seis voluntarios. Los noventa que se presentaron como dispuestos a pronunciar la oración recibieron sesiones de entrenamiento, que incluían algunas técnicas de intención y visualización —yo también enseño este tipo de técnicas en mis talleres—.

Sin lugar a dudas, la oración tuvo un efecto positivo en los participantes. Los cuatrocientos seis mostraron mejoras en todas las mediciones, objetivas y subjetivas, de la salud física y psicológica. Pero cuando O'Laoire realizó un análisis más detallado, vio que quienes habían participado en la oración habían obtenido beneficios incluso superiores a los que habían logrado las personas-objetivo. Y aunque la cantidad de oración no había dado lugar a diferencias en aquellos por quienes se oraba, sí había tenido un impacto en los orantes: cuantas más oraciones efectuaron, más mejoró su estado de salud.

A O'Laoire le impactaron los resultados: «Parece, entonces, que el hecho de orar es más efectivo que el hecho de recibir oraciones», concluyó.[3] La «cuenta bancaria» de la oración se comportaba de manera exactamente opuesta a lo imaginado por Robert Clark: el aumento del interés de esta cuenta dependía por completo de cuánto se oraba por los demás.

Así, si los efectos de sanación experimentados por mis participantes eran una especie de consecuencia del altruismo, ¿qué es lo que causaría el efecto rebote? Karl Pillemer, de la Universidad de Cornell, estaba interesado precisamente en el tema del altruismo en relación con la curación —lo bastante interesado como para dedicar una gran parte de su vida a un solo estudio al respecto—. Reclutó a casi siete mil estadounidenses de cierta edad, muchos de los cuales se habían ofrecido como voluntarios para colaborar en proyectos que intentaban abordar cuestiones ambientales como la contaminación o los desechos tóxicos y muchos otros que evitaban sistemáticamente este tipo de implicación voluntaria. Pillemer hizo el seguimiento del historial de salud de los siete mil sujetos a lo largo de veinte años, y no quedó decepcionado: al final del estudio, descubrió que los voluntarios estaban mucho más sanos y físicamente activos, y tenían la mitad de probabilidades de estar deprimidos, que los otros participantes.[4]

Ofrecer el propio tiempo para trabajar por un bien mayor da lugar, obviamente, a algo más que a una cálida emoción: está demostrado que fortalece la mente y el cuerpo. En realidad, el solo hecho de enfocarse en alguien distinto de uno mismo tiene efectos beneficiosos para la salud. Como ocurrió en el caso de George, si sufres algún tipo de enfermedad, es más probable que la superes si diriges tu atención hacia otra persona. Esta fue la conclusión de un estudio cuyos sujetos fueron más de ochocientos individuos que padecían estrés grave, a los cuales hicieron el seguimiento investigadores de la Universidad de Búfalo durante cinco años para comparar el estado de su salud con el grado en que habían ayudado a personas distintas a las que vivían con ellos —lo cual incluía a parientes, amigos y vecinos—.

Bastó con que hubiesen ofrecido un poco de ayuda para que esta tuviese un efecto búmeran. Cuando se enfrentaron a situaciones estresantes como una enfermedad, dificultades económicas, la pérdida del trabajo o una muerte en la familia, quienes habían ayudado a otras personas en el curso del último año tenían muchas menos probabilidades de morir que quienes no lo habían hecho. Es más, el contraste entre las personas que habían prestado ayuda y las demás no pudo ser más marcado: cuando se enfrentaron a un nuevo evento estresante, aquellos que habían decidido no echar una mano vieron incrementadas sus probabilidades de fallecimiento en un espectacular 30%.[5]

Como descubrió el padre O'Laoire, dirigir la atención a otra persona es especialmente beneficioso para la propia salud mental, y lo contrario también es cierto: quienes están muy centrados en sí mismos tienen más probabilidades de sufrir depresión, ansiedad y estados de ánimo negativos.[6] De hecho, si tienes que elegir entre dar y recibir, ya no existe ninguna duda de que lo mejor para tu salud es que elijas dar: en un estudio llevado a cabo con estadounidenses de edad avanzada, aquellos que dieron sufrieron menos enfermedades que los destinatarios de su bondad.[7] Y entre todos los comportamientos religiosos de superación relacionados con una mejor salud mental, uno de los principales entre un grupo de pacientes con enfermedades mentales fue brindar ayuda a otras personas.[8]

El hecho de dar también parece ser crucial para la longevidad. Una investigación llevada a cabo por la Universidad de Stanford, en California, reveló que, entre las personas mayores que vivían en residencias, las que estaban implicadas en tareas de voluntariado, especialmente en el ámbito de grupos religiosos, presentaban índices de mortalidad casi dos tercios inferiores que las que no lo estaban. El menor número de fallecimientos, apuntaban los investigadores, «solo se explica parcialmente por los hábitos de salud, la actividad física, el hecho de asistir a oficios religiosos y el apoyo social».[9]

El deseo de hacer algo por alguien con quien no existe ningún vínculo o sin la perspectiva de obtener un beneficio personal tiene un impacto en la salud y el bienestar mucho mayor que cualquier otra cosa —la dieta, los hábitos, el apoyo social o las creencias religiosas—. Entre todos los factores relativos al estilo de vida, el altruismo parece ser la píldora vitamínica definitiva que asegura una existencia larga y saludable.

El acto de dar también tiene una gran repercusión sobre la felicidad. Después de que el politólogo Robert Putnam, de la Universidad de Harvard, escribió su innovador libro *Solo en la bolera*, que abrió los ojos a los estadounidenses al deshilachamiento del tejido social en todo el país, investigadores de la Facultad John F. Kennedy de Harvard decidieron explorar exactamente qué es lo que genera lo que denominaron *capital social* —felicidad, comunidades unidas y residentes satisfechos— mediante la realización de una encuesta a treinta mil miembros de diversas comunidades de todos los Estados Unidos.

Lo que descubrieron fue revelador: a menos que se fuera pobre, el dinero no marcaba la diferencia. Una vez que se alcanzaban unos ingresos anuales superiores a setenta y cinco mil dólares, la felicidad emocional tenía muy poco que ver con el saldo bancario. Las personas que se encontraban por debajo de este nivel de ingresos sufrían porque tenían dificultades para pagar las facturas, pero una vez que habían alcanzado este nivel, el hecho de ganar más dinero no las hacía ser más felices. La distinción entre poder pagar las facturas y no poder hacerlo era lo único que conectaba el dinero, de alguna manera, con la satisfacción que se experimentaba en la vida.

El único factor que, por sí mismo, ocasionaba una mayor sensación de satisfacción y felicidad era echar una mano. De hecho, quienes estaban dispuestos a donar su tiempo o dinero tenían un 42% más de probabilidades de ser felices que quienes no estaban dispuestos a ello.[10]

El gozo que experimentan las personas cuando ayudan a los demás tiene un componente físico, que es conocido por los psicólogos como *subidón del ayudador*. Cuando se encuesta a personas que prestan servicio de voluntariado, a menudo describen que se sienten físicamente igual que cuando hacen ejercicio vigoroso o cuando llevan a cabo una buena sesión de meditación: su cuerpo libera endorfinas —esas sustancias químicas generadas por el encéfalo que nos hacen sentirnos bien y contrarrestan todos los efectos biológicos del estrés—.[11] Aunque los investigadores sostienen que este tipo de comportamiento altruista requiere del contacto directo con los demás, nuestros experimentos demostraron que el contacto virtual es igual de efectivo, y que basta una fotografía para establecer la conexión.

De manera que el altruismo es bueno para la propia salud y felicidad; tal vez es incluso el mejor plan de seguros para alcanzar la longevidad, pero ¿tuvo algo que ver con el motivo por el cual mis participantes experimentaron cambios tan profundos en sus relaciones, especialmente con personas desconocidas? Para averiguarlo, debía estudiar algo fundamental sobre lo que nos ocurre cuando nos ponemos en segundo lugar. Necesitaba saber un poco más sobre la biología de la benevolencia.

19

PENSAMIENTOS PARA LOS DEMÁS

Había presentado un reto muy inusual a trece de mis grupos Poder de Ocho; inusual, especialmente, porque los miembros de esos grupos estaban enfocados en la mejora personal: *despreocupaos de vosotros mismos*. Dejad de mandar cualquier intención hacia alguien del grupo, incluidos vosotros mismos, y centraos en otra persona. Tenía a alguien en mente. El 8 de diciembre de 2015, Luke, que entonces tenía catorce años, había roto con su primera novia y, en un gesto exagerado de angustia existencial adolescente, se había arrojado contra el pavimento desde una altura de doce metros.

Milagrosamente, Luke sobrevivió, pero todo su cuerpo quedó muy maltrecho. Después de la caída, sufrió fracturas en el cráneo, en la cuenca de un ojo, en la pelvis, en el tobillo, en un talón y en un codo. Además, tenía una lesión cerebral, el pulmón derecho perforado, visión doble en un ojo, un nervio de la pelvis dañado, una infección torácica importante, una lesión en la parte inferior de la columna vertebral y lesiones en nervios del tracto urinario. Le habían realizado varias operaciones de emergencia y ahora también tenía que recuperarse de la intervención quirúrgica de la pelvis, la columna vertebral y el codo. Además de todo esto, seguía con su estado de ánimo proclive al suicidio. Estaba luchando por su vida, pero seguía careciendo de la voluntad de vivir. Su padrastro, Michael, se puso en contacto conmigo para pedirme que le dedicásemos una intención.

Este caso resonó en mí tal vez más que cualquier otro que hubiese atendido. Aún tenía una hija adolescente en casa en esos momentos. Podía haberse tratado de ella o de cualquiera de sus amigos. Le dediqué a Luke una intención de la semana y el enfoque de algunos grupos Poder de Ocho el domingo 10 de enero, y Michael iba a enviarme un detallado informe semanal sobre los progresos.

Justo después de la intención que le enviamos el domingo por la tarde, Luke se mostró bastante agitado, lo que sus padres atribuyeron a un efecto secundario de la sanación grupal. Un día después, su infección torácica comenzó a desaparecer, de modo que las enfermeras pudieron dejar de administrarle antibióticos y comenzó a dormir mejor. Se volvió más consciente y empezó a hacer más preguntas sobre su recuperación e intentó visualizarse en casa y en la escuela.

Le pedí a mi público que enviara otra intención a Luke el domingo siguiente, y Michael mandó otro informe detallado de los progresos. Su lesión cerebral se había estabilizado. Su fractura de codo se estaba curando y ahora podía usar el brazo para cargar peso, y también podía apoyar peso sobre el tobillo izquierdo. Todas sus infecciones habían desaparecido y pudo prescindir de los analgésicos y antibióticos. La visión doble del ojo izquierdo había remitido. Se le permitió empezar a desplazarse de la cama a la silla de ruedas y sus intestinos estaban mejor. De pronto, tuvo prisa por recuperarse y volver al gimnasio.

Michael envió una foto de Luke en la que se le veía explorando el pabellón y el hospital en su silla de ruedas —«¡un gran logro!»—, y después otra en la que estaba chocando los cinco con sus tres mejores amigos, que habían ido a visitarlo.

Todo estaba yendo por el buen camino, cuando Michael informó de otra novedad: Luke aún no tenía sensibilidad en el intestino y la vejiga, lo cual le generaba mucha incomodidad y le causaba un gran dolor. Debía seguir usando una bolsa de orina y también corría el riesgo de que tuviesen que ponerle una bolsa de colostomía. Su estado de ánimo estaba por los suelos. En bastantes ocasiones comentó que no quería seguir viviendo. Más tarde, ese mismo día, Michael escribió para confirmar que Luke no estaba «bien emocionalmente».

Ejecutamos una tercera intención el 24 de enero y recibimos una nota de Michael unos días después: «La mente y el cuerpo de Luke han respondido espectacularmente a la intención sanadora del domingo a las seis de la tarde. De hecho, su madre notó una increíble mejoría en su estado de ánimo a las seis exactamente, justo en el momento de nuestra intención», escribió.

En ese mismo momento, dijo, el humor de Luke se transformó. Comenzó a hablar con una actitud más positiva con su madre y poco después evacuó el contenido de sus intestinos bloqueados, después de lo cual dejó de sentir dolor. Durante los últimos cuatro días se había negado a salir de la cama, pero justo después de la intención se mostró ansioso por ir al gimnasio a hacer ejercicios de fisioterapia. Charló en positivo con su madre sobre regresar a la escuela y pasar unas vacaciones de verano en familia. «¡Este es un avance increíble teniendo en cuenta que el viernes pasado volvía a tener pensamientos suicidas!», escribió Michael.

La semana siguiente, estaba previsto que Luke se reuniese con sus médicos, y con todas estas mejorías, era probable que le indicasen que empezase a caminar. Pero el cambio más sorprendente fue un vuelco de su estado de ánimo; su madre pasó a encontrarlo muy «confiado y positivo». «¡Este es un gran paso adelante!», escribió Michael.

Más adelante, esa semana, después de que los doctores lo equiparan con un sistema de catéter diferente para su vejiga, Luke ya no tuvo que seguir llevando una bolsa de orina, lo que mejoró aún más su humor y su bienestar. Ahora, su estado mental era tranquilo, incluso esperanzado. Pudo verse de nuevo en la escuela después de las vacaciones de verano. No le importaba repetir el curso.

¿Era ello el resultado de una buena atención médica, sin más, o fomentamos de algún modo que Luke quisiera vivir? Tanto Michael como su esposa, Clair, estaban convencidos de que el cambio que había experimentado era el resultado directo de la intención sanadora. «Las mejorías fueron muy repentinas y totalmente inesperadas», escribió Michael. Solo puedo decir una cosa sobre el vuelco total de la situación de Luke: no se debió a un efecto placebo. Luke no creía en absoluto en lo que estábamos haciendo. Como la mayoría de los adolescentes, pensaba que la creencia de sus padres en el poder de la intención curativa era una estupidez.

Andy era una de las participantes que perseveraron en el envío de la intención sanadora a Luke, y una vez que empezó a centrarse en él, comenzó a experimentar cambios en su vida.

Durante los últimos seis meses, lo había intentado todo para erradicar viejos patrones que habían interferido en su capacidad de ganarse bien la vida. Cuando se unió al grupo, compartió una intención muy concreta: encontrar un trabajo de ensueño que, además, le procurase unos buenos ingresos. Formuló su intención de esta manera: «Estoy permitiendo con facilidad y alegría que fluyan hacia mí unos ingresos netos de veinte mil dólares mensuales, o superiores, de muchas formas maravillosas. Obtengo una muy buena remuneración por hacer lo que me gusta, que siento más como una afición que como un trabajo». Su otra intención era «tratar de definir bien mi nuevo empleo, dar charlas, enseñar y curar» después de cerrar en 2013 la tienda de regalos que había tenido durante dieciocho años.

Ninguna de las intenciones del grupo le funcionó. Incluso había intentado, como le sugerí, volver al «momento semilla» en el que albergó por primera vez pensamientos limitantes sobre sí misma; una vez localizada esa situación, debía imaginar que la cambiaba de alguna manera. Andy recordó un momento muy concreto de su niñez en el que experimentó una sensación muy visceral de no tener suficiente dinero. Esta estrategia tampoco produjo ningún gran cambio en su situación económica.

A continuación, empezó a experimentar con el altruismo. Pasó a dirigir su intención a Luke y a otras personas externas al grupo, y de pronto se produjo el gran cambio que necesitaba. «Dos días después de mandar las intenciones, recibí una oferta inesperada para encargarme del desarrollo de productos y la estrategia comercial para una organización *online* involucrada en el desarrollo humano, un trabajo que me permitiría ganar dinero haciendo lo que me gusta. ¡Para mí, trabajar en algo así es como jugar!», dijo Andy. Cuando se dio cuenta, sin embargo, de que no era el empleo de sus sueños, tuvo el valor de pararle los pies a su jefe y renunciar. Seguidamente, aceptó trabajar como *coach* para un profesional del *coaching* muy conocido y respetado, quien se manejaba «con una gran integridad y de una forma coherente con mis valores».

«A veces, concentrarse en la propia intención puede ser el equivalente metafísico de observar una olla que no hierve –me escribió Andy más adelante—. El hecho de centrarnos en el bien de los demás y en ser útiles hace que dejemos de enfocarnos en nosotros mismos de una manera que permite el movimiento sin que percibamos el paso del tiempo. Tal vez el altruismo es la manera secreta de NO observar, de forma tanto consciente como no consciente, de tal manera que pueda producirse el resultado deseado».

Dacher Keltner, psicólogo de la Universidad de California en Berkeley, ha convertido en el trabajo de su vida contrarrestar la opinión predominante de que los seres humanos están diseñados para ser egoístas, y lo hace poniendo de manifiesto un simple axioma: estamos más saludables y somos más felices en todos los sentidos cuando practicamos el dar en lugar del tomar. En su libro *Born to Be Good* [Nacido para ser bueno],[1] Keltner cita a Confucio sobre el cultivo del *jen*, un concepto chino que significa que quien desee establecer su propio «carácter» lo haga por medio de hacer que los demás obtengan aquello bueno que desean. El *jen* es esencialmente un efecto rebote: el propio bienestar general, la propia naturaleza esencial, se ven definidos, de hecho, por la medida en que ayudamos a los demás a desarrollarse.

Para que entendamos por qué esto es así, nos sugiere que tomemos en consideración la función del nervio vago, uno de los más largos del cuerpo, que tiene su origen en la parte superior de la médula espinal y se abre camino por el corazón, los pulmones, los músculos de la cara, el hígado y los órganos digestivos. Keltner señala que este nervio tiene tres funciones: conectarse con todos los sistemas de comunicación relacionados con el cuidado, reducir la frecuencia cardíaca y apaciguar así los efectos de cualquier actividad del sistema nervioso autónomo de lucha o huida —la respuesta del cuerpo a cualquier tipo de estrés— e iniciar la liberación de oxitocina —un neuropéptido que juega un papel en el amor, la confianza, la intimidad y la devoción—. Si la oxitocina es la «hormona del amor», como se la denomina generalmente, el nervio vago, sostiene Keltner, es el nervio del amor, una hipótesis que adquiere peso a partir del trabajo de Chris Oveis, uno de sus estudiantes de posgrado en la Universidad de California en Berkeley. Chris quería determinar si la activación del nervio del amor ayuda a fomentar el amor universal en las personas y a promover una mayor aceptación de las diferencias entre uno mismo y los demás. Con este fin, puso en marcha un singular proyecto de investigación en el que implicó a unos cuantos alumnos de la universidad.

En el contexto del estudio, Chris les mostró a un grupo de estudiantes fotos de niños desnutridos —las víctimas por excelencia del mundo—. Tan pronto como vieron las fotos, el nervio vago de los alumnos se activó al máximo. Este efecto no se produjo en otro grupo de estudiantes, a los que se mostraron fotos diseñadas para suscitar el orgullo de pertenecer a la propia universidad, como imágenes de lugares emblemáticos del campus o de eventos deportivos de la institución.

Pero el efecto más interesante tuvo lugar cuando se mostraron a los alumnos fotografías de otros veinte grupos de personas desconocidas que eran marcadamente diferentes de ellos: demócratas, republicanos, santos, delincuentes convictos, terroristas, personas sin hogar e incluso estudiantes de la institución con la que había un mayor sentimiento de competencia, la Universidad de Stanford. Los alumnos que habían recibido un «bombardeo de amor» por parte de su propio nervio vago informaron sentir una afinidad mucho mayor con todos los grupos dispares que aquellos que habían estado expuestos a fotos concebidas para estimular el orgullo. La actividad del nervio vago ayudó a erradicar los límites separadores, lo cual hizo que los estudiantes se centraran más en las similitudes que en las diferencias; y cuanto más aumentaron los sentimientos de afinidad, con mayor intensidad se activó el nervio vago. Incluso los alumnos que se identificaban como demócratas reconocieron de pronto las similitudes existentes entre ellos y los republicanos.

Un examen más minucioso de los resultados reveló algo incluso más fascinante: este grupo de alumnos experimentó un mayor sentimiento de compartir la misma condición humana con todas las personas que estaban en situación de necesidad –los indigentes, los enfermos y los ancianos–, mientras que aquellos a quienes se les había activado el sentimiento de orgullo se identificaron mucho más con los grupos más fuertes y acomodados, como los abogados u otros alumnos de universidades privadas.[2] Cuando se activa el nervio vago, en lugar de identificarnos con las personas más parecidas a nosotros nos vemos inducidos a experimentar mayor cercanía con las personas diferentes, especialmente aquellas que necesitan nuestra ayuda, y tendemos más a acercarnos a ellas.

Investigaciones llevadas a cabo en la Universidad de Stanford encontraron efectos similares en un grupo de voluntarios a quienes se les enseñó una sencilla meditación budista de bondad amorosa. Primero se les pidió que imaginasen a dos seres queridos de pie a su lado y que les enviasen su amor, y después que redirigiesen esos sentimientos de amor y compasión hacia la fotografía de un extraño. Después de este ejercicio tan sencillo, un conjunto de pruebas revelaron que esos meditadores experimentaron una mayor disposición a entrar en contacto con personas desconocidas en comparación con un grupo al que se le había indicado un ejercicio similar si bien no había realizado la meditación de la bondad amorosa.[3] Basta una simple formulación que declare el amor por todos los seres vivos para que se active el nervio del amor y la persona se sienta impulsada a poner en práctica esta declaración en el mundo.

Esto podría explicar por qué mi público se sentía mucho más abierto a los extraños después de participar en los experimentos y por qué muchas de los árabes y occidentales que participaron en el experimento de intención para la paz en relación con el 11-S comenzaron a perdonarse mutuamente. La compasión suscitada en mis participantes por los experimentos de intención de la paz y el de la sanación pudo haber activado una reacción compleja del sistema nervioso que generó una mayor disposición a conectar con el «enemigo» —y, de hecho, con toda la humanidad—.

En términos biológicos, la activación del nervio vago y el aumento de los niveles de oxitocina, que tienen lugar por ejemplo cuando mostramos bondad o compasión hacia los demás, tiene un marcado efecto curativo en el cuerpo. David Hamilton, exinvestigador médico y autor de *Why Kindness Is Good for You*, realizó un estudio sobre los efectos sanadores del aumento de los niveles de oxitocina y encontró pruebas de que este incremento reduce la inflamación y estimula el sistema inmunitario, ayuda a la digestión, baja la presión arterial, hace que las heridas se curen con mayor rapidez e incluso repara el daño que ha sufrido el corazón después de un infarto.[4]

La oxitocina tiene un efecto tan protector que puede defendernos contra los ataques de las bacterias. En un innovador estudio austríaco llevado a cabo en la Universidad Médica de Viena, se inyectaron a diez hombres sanos bacterias causantes de enfermedades y luego se les suministraron ese mismo tipo

de bacterias más oxitocina. Después de recibir la primera ino-
culación de bacterias, los niveles de citocinas proinflamatorias
aumentaron rápidamente en los sujetos, lo cual demostraba que
había una mayor inflamación. Sin embargo, estas citocinas se redujeron notablemente cuando se les inyectó oxitocina junto con
las bacterias.[5] La oxitocina incluso desempeña un papel clave a
la hora de convertir células madre indiferenciadas en células ma-
duras, a las cuales también ayuda a repararse y renovarse.[6]

El acto puro de dar a personas con las que no existen vínculos, tan poco ejecutado en nuestra sociedad moderna, también puede ser curativo, como descubrió François Gauthier,
de la Universidad de Quebec, al estudiar tres ejemplos de sanación en el festival *Burning Man* (Hombre en llamas). Realizado en el desierto de Black Rock (Nevada) todos los veranos, el
festival funciona sobre la base de la ausencia de transacciones
económicas. La organización no ofrece nada aparte del espacio
y los baños, los primeros auxilios y la talla del hombre al que se
prende fuego. Los asistentes deben traerse su propia comida,
agua y refugio, y no se permiten intercambios monetarios más
allá del pago del precio de la entrada. Esto alienta un intrincado
sistema de trueques y regalos, que incluye sanaciones. El «regalo» en sí de sanar a otra persona y «la prevalencia de las relaciones sociales» resultó ser la más potente de las terapias para
muchos de los que acudieron al desierto a curarse de heridas
psíquicas o físicas. «Cuando los asistentes al evento se dan a sí
mismos y trabajan para la sanación y el bienestar de los demás,
trabajan juntos para su propio bienestar y su propia sanación»,
señaló Gauthier.[7]

Aún estaba desconcertada por los efectos sanadores de los experimentos de la intención y los motivos por los cuales permitían superar problemas de larga duración cuando encontré la que era tal vez la investigación más convincente sobre los efectos transformadores del altruismo. La habían llevado a cabo psicólogos de la Universidad de Carolina del Norte en Chapel Hill que quisieron examinar las diferencias en su posible salud futura entre personas sanas que tenían una vida centrada en los placeres —lo que normalmente definimos como una buena vida— y las que tenían una vida llena de propósito o significado.

Los investigadores examinaron las expresiones genéticas y los estados psicológicos de ochenta voluntarios sanos pertenecientes a ambas tipologías. Aunque los miembros de ambos grupos presentaban muchas similitudes emocionales y todos afirmaban estar muy satisfechos y nada deprimidos, el perfil de su expresión genética no pudo haber sido más divergente. Entre los buscadores de placer, los psicólogos se sorprendieron al descubrir altos niveles de inflamación, que se consideran un indicador de enfermedades degenerativas, y niveles más bajos de la expresión genética implicada en la síntesis de anticuerpos —la respuesta del organismo frente a los ataques externos—. Quien no hubiese conocido sus circunstancias habría llegado a la conclusión de que se trataba de los perfiles genéticos de personas expuestas a una gran adversidad o que se encontraban en medio de crisis vitales importantes —un bajo nivel socioeconómico, una situación de aislamiento social, el diagnóstico de una enfermedad potencialmente mortal o la pérdida reciente de un ser querido—. Todos esos individuos eran candidatos perfectos a padecer un ataque cardíaco, alzhéimer o incluso cáncer. En unos años, caerían como moscas.

Por otra parte, aquellas personas que no se encontraban en una situación tan acomodada o tan libres de estrés pero cuyas vidas estaban llenas de propósito y significado presentaban unos marcadores inflamatorios bajos y una regulación a la baja de la expresión genética relacionada con el estrés. Ambos factores eran indicativos de un estado muy saludable. Los investigadores formularon la conclusión de que si se trata de elegir entre ambos caminos, optar por una vida llena de significado en lugar de dedicarla a perseguir placeres es innegablemente mejor para la salud.[8]

Todo esto nos suena ilógico en Occidente, con el énfasis que ponemos en el éxito material a toda costa, pero tiene que ver con el sentido que les otorgamos exactamente a nuestras vidas, y la mejor manera de determinar dicho sentido es lo que finalmente ayuda a las personas enfermas a ponerse mejor; es el único aspecto de la vida que permite recuperarse de una enfermedad grave. Científicos del Boston College descubrieron esto al tratar de averiguar por qué pacientes que sufrían dolor crónico y depresión mejoraban notablemente en cuanto a sus incapacitaciones y su estado de ánimo una vez que empezaban a ayudar a otras personas que se encontraban en las mismas circunstancias. Como señalaron repetidamente a los investigadores, todo consistía en «establecer una conexión» y adquirir «un sentido de propósito».[9] Nuestra necesidad de ayudar a los demás es tal vez el elemento que les da mayor sentido a nuestras vidas.

Pero había otro factor del que no se había ocupado ninguna de estas investigaciones. Los actos altruistas de mis participantes se habían llevado a cabo en el contexto de un grupo de oración virtual gigantesco, y esto pareció aumentar el poder sanador de alguna manera. Ciertamente, en todos los escritos sagrados de todas las grandes religiones se describen los efectos sanadores de las creencias y prácticas espirituales realizadas en grupo; este fenómeno cuenta con una larga tradición. Se ha demostrado que las personas que se reúnen regularmente en las iglesias para rezar juntas tienen una presión sanguínea más baja,[10] disfrutan de un sistema inmunitario mucho más fuerte,[11] pasan muchos menos días en el hospital[12] y presentan un tercio menos de probabilidades de morir, incluso cuando se controlan todos los demás factores.[13] Los científicos estiman que los individuos que cuentan con veinte años actualmente y que nunca van a la iglesia tienen una esperanza de vida siete años inferior que aquellos que asisten a la iglesia más de una vez por semana.[14]

Lo relevante no es solamente el fervor religioso que se pueda experimentar o el hecho de reunirse en comunidad; la práctica espiritual colectiva parece ser tan importante como el efecto grupal. Un estudio encontró que quienes vivían en un *kibutz* religioso y rezaban juntos presentaban una tasa de mortalidad la mitad de elevada, aproximadamente, que quienes vivían en un *kibutz* no religioso.[15] Al igual que los grupos que ponen el significado a la vanguardia de sus vidas, quienes asisten a la iglesia con frecuencia tienen un sistema inmunitario más fuerte que quienes asisten con menor frecuencia. Así lo muestra la existencia de niveles más bajos de interleucina-6 (IL-6) en plasma en el caso de los primeros —un nivel elevado de interleucina es un indicador de enfermedad degenerativa, como el alzhéimer, la diabetes, la osteoporosis o el sida—.[16]

La fe religiosa es fortalecedora por sí misma, pero no tanto, parece, como la experiencia grupal de la oración. De hecho, el aspecto colectivo de la oración puede ser el factor esencial que genere los efectos curativos. Rich Deem, que fue sanado de una enfermedad «incurable» en 1985, pasó a estudiar la relación entre la oración y la sanación, en particular los encuentros evangelísticos que tenían lugar en zonas rurales de Mozambique. Los dirigentes religiosos reclutaron a sujetos ciegos y sordos en los encuentros en los que se impartía sanación por el tacto, y había médicos que midieron la agudeza visual y auditiva antes e inmediatamente después de la oración. Todas las personas que recibieron la sanación estuvieron en encuentros en los que se practicó la oración grupal y la imposición de manos. De diez sujetos, todos menos uno experimentaron un incremento de la agudeza visual, y también todos menos uno vieron mejorada su capacidad auditiva. A continuación, los científicos compararon estos resultados con los obtenidos en estudios en los que se empleó la sugestión y la hipnosis en sujetos que tenían esas mismas enfermedades. Aunque los resultados de estos últimos alcanzaron significación estadística, palidecieron en comparación con los que arrojó el estudio centrado en la oración colectiva.[17]

Está claro que el altruismo saca a relucir todas nuestras emociones más elevadas. Es posible que sea la emoción que más define nuestra humanidad —nuestro sentido de lo que es una vida bien vivida— y dote de significado a nuestra existencia. Incluso puede ser la clave de que sigamos viviendo o muramos. Pero los potentes mecanismos de transformación que estaban en acción en mis grupos de sanación por medio de la intención parecían ser el poder único que tenía la oración grupal junto con un enfoque deliberadamente alejado del yo.

La indicación había estado ahí todo el tiempo, en las primeras enseñanzas cristianas, en todas esas homilías tan familiares que actualmente nos suenan como palabras de una tarjeta de felicitación: *haz el bien a los demás. Amarás a tu prójimo como a ti mismo.* El hecho de centrarse en otra persona sana al sanador.

Todas estas investigaciones me estaban conduciendo a un pensamiento herético: tal vez el efecto final del escenario de la buena vida basada en el «quiero y obtengo» es que acaba por matarnos. *Quiero, obtengo, enfermo.* La clave para una existencia larga y saludable es vivir una vida dotada de un significado que vaya más allá de satisfacer las necesidades asociadas con el hecho de querer ser el número uno. Pensé en lo peligrosos que podían ser algunos principios del movimiento de la «autoayuda»: poner tanto el acento en uno mismo podía ser terrible para la salud, y muy innecesario. La forma más rápida de lograr reescribir el guion de la propia vida puede ser, sencillamente, tender la mano a otro ser humano. Si esto es cierto, todos los postulados de la nueva era relativos a la intención —según los cuales, esencialmente, podemos usar el universo como un restaurante en el que nosotros, los clientes, podemos pedir cualquier plato que nos apetezca— son erróneos.

Conseguir lo que quieras en tu propia vida empieza con tu disposición a dar.

Como escribió mi marido en una ocasión, Jean-Paul Sartre estaba equivocado. El infierno no son los demás. El infierno es pensar que hay otras personas.[18] Bryan estaba hablando del hecho de que somos una sola conciencia y de la falsedad de pensar que estamos separados. Solo añadiría una pequeña observación final: al vernos a nosotros mismos en el otro, al unirnos como uno, resulta que los demás son nuestra salvación —especialmente si «los demás» son un pequeño grupo en el que oramos—.

20 UN AÑO DE INTENCIONES

atty Rutledge, una atractiva mujer de cincuenta y cinco años con el cabello rojizo, tenía dificultades en todos los ámbitos de su vida excepto uno: su matrimonio. Su marido, Stephen, y ella se habían reconocido como almas gemelas desde el momento en que se conocieron y supieron que se casarían en un plazo de seis semanas. Stephen era viudo y tenía cuatro hijos adolescentes —tres chicas y un chico—, todos ellos traumatizados por la muerte súbita de su madre debida a un cáncer cerebral, y llevaban un gran peso a cuestas. Cada uno de ellos le planteaba ciertos desafíos a Patty como madrastra; también era difícil la relación que mantenía con su propia madrastra, una mujer muy exigente que se había casado con su padre un año después de que enviudase. Patty estaba muy unida a sus cuatro nietos pero anhelaba tener una relación más cercana con sus tres hijastras y su hijastro. Además, tenía serios problemas de salud. Hacía trece años que padecía, de forma intermitente, manifestaciones del virus de Epstein-Barr y fatiga crónica grave.

«He seguido viviendo la vida e incluso he seguido viajando, pero la mayor parte de las veces me siento bastante agotada», dijo.

Además de Patty había otros doscientos cincuenta individuos, personas corrientes como tú y como yo cuyas vidas no iban tan bien como habrían deseado y que, con la esperanza de que algo cambiase, habían aceptado formar parte del más radical de los experimentos: un teleseminario que dividiría a los participantes en grupos Poder de Ocho que trabajarían juntos virtualmente a lo largo de todo un año. Hasta ese momento solamente había puesto a prueba los efectos de este tipo de grupos pequeños en encuentros de fines de semana, y se habían centrado casi exclusivamente en la sanación física, pero había empezado a preguntarme si el hecho de trabajar en grupo durante un año entero permitiría que los participantes experimentasen también otro tipo de cambios. ¿Empezarían a arreglarse sus vidas en todos los aspectos?

Anuncié que ese teleseminario tipo «curso magistral» comenzaría a principios de 2015. Lo primero que haríamos sería un curso de capacitación de varios meses de duración, después de lo cual organizaríamos a los participantes en pequeños grupos de unas ocho personas y llevaríamos a cabo un seguimiento de sus progresos a lo largo de los doce meses siguientes. El proceso acabaría por desembocar en una prueba definitiva del poder de los grupos con un experimento a largo plazo sobre el terreno, en el que el objeto de la intención sería una enorme placa de Petri de mi propiedad, la cual sería observada minuciosamente mes tras mes durante todo un año.

Le dimos a cada grupo un nombre griego —Tritón, Cronos, Helios, Proteo, Morfeo—, los configuramos en Google Hangouts o Skype y los alentamos a reunirse al menos una vez por semana. Todos los viernes les lanzaría un nuevo desafío por correo electrónico y cada diez semanas mantendría una conferencia telefónica con ellos para responder preguntas y verificar más de cerca sus avances. Los miembros de los grupos se mandarían intenciones entre sí por turnos y luego pasarían a objetivos externos y responderían encuestas mensuales para comprobar si las intenciones se correlacionaban de alguna manera con cambios importantes en su salud, sus relaciones, su profesión, su situación económica o su propósito de vida. Hice hincapié en que no se inventasen ningún efecto.

A las pocas semanas de haberse establecido los círculos y de que los participantes se hubieron familiarizado con los aspectos tecnológicos, la mayor parte de los grupos estaban muy cohesionados. Al cabo de pocos meses empecé a recibir comentarios de efectos sanadores similares a los que había empezado a experimentar Patty.

En el momento en que Patty comenzó el curso, había renunciado a ir al gimnasio. En el pasado, después de hacer ejercicio, tenía que echar una cabezada o aceptar sentirse muy mal el resto del día. «Era como si agotase las pilas en esa hora», dijo. Lo menos problemático para ella era sacar a pasear al perro durante diez minutos dos veces al día. Aunque se había formado como *coach* de vida y consejera, no podía trabajar mucho, debido a la fatiga. Para empeorar las cosas, una resonancia magnética en la que se utilizó un medio de contraste le había confirmado recientemente que tenía dos bultos en el pecho. Aunque las pruebas mostraban que no eran cancerosos, el análisis termográfico revelaba que podían llegar a serlo.

Las pruebas médicas habían confirmado que su organismo estaba sobrecargado de metales pesados, lo cual estaba causando estragos en su sistema endocrino, y además estaba presente en su cuerpo el *Stachybotrys chartarum*, o moho negro, con un tamaño ciento cincuenta veces mayor de lo normal. Durante años, Patty había estado probando diligentemente con varios sistemas de medicina alternativa, pero no había avanzado en la recuperación de sus antiguos niveles de energía.

Además de estar preocupada por su propia salud, Patty también lo estaba por la de Stephen, quien era propenso a ganar peso y tenía dificultades para mantener una dieta saludable. Stephen, médico alopático, estaba abierto al enfoque integral de Patty en cuanto a su salud, pero no le daba crédito.

Al comienzo del curso, Patty tenía una larga lista de peticiones muy concretas para su grupo, Tritón: mejorar su salud y sus niveles de energía; forjar una relación más profunda con sus hijastras y su hijastro; inspirar a Stephen a perder dieciocho kilos, cambiar su dieta y hacer ejercicio regularmente bajo la dirección de un entrenador, y obtener más claridad sobre cómo aplicar mejor sus habilidades profesionales. Pero cuando aparecieron los bultos de los senos, pasaron a constituir su nueva prioridad. En agosto —el cuarto mes— le pidió a su grupo que se centrara en encontrar y sanar la fuente de su fatiga y en hacer que los dos bultos mamarios se disolvieran.

Al principio, su estado de salud no cambió en modo alguno. Tras seguir un régimen de desintoxicación durante el verano, vio cómo sus niveles de metales pesados y de moho negro descendieron en un 99%, pero su nivel de energía seguía estando igual de bajo; en todo caso, empeoró. Dos viajes que hizo a Utah por la boda de una de sus sobrinas y otro que hizo a Washington D. C. para ver a otra sobrina la dejaron exhausta.

Con el apoyo de su grupo, Patty emprendió una serie de iniciativas de carácter alternativo: una limpieza del hígado, una dieta a base de zumos, la práctica del *chi kung*, la acupuntura y la biorretroalimentación. A la vez, llevó a cabo con regularidad intenciones y visualizaciones en las que imaginaba que su secador de pelo disolvía los dos bultos. El 26 de agosto obtuvo su primer éxito: una nueva mamografía reveló que los tumores habían desaparecido por completo.

A pesar de este avance, sus niveles de energía no aumentaron y se sintió incluso más agotada después de un viaje a Santa Fe, en el que se encontró con que apenas podía subir escaleras: «Estuve a punto de echarme a llorar –dijo–. Sentía que mis piernas eran como fideos húmedos». Cuando regresó a su hogar, en Virginia, empezó a investigar y descubrió que tal vez se había deshidratado a causa de la altitud de Santa Fe, que habría afectado a sus reservas de glucógeno en el hígado –la energía que les da a los músculos la capacidad de moverse–. Ese fue un momento revelador. Las pruebas que le realizó su médico naturópata revelaron que sus corazonadas eran correctas: su hígado no producía ni liberaba el glucógeno correctamente.

Ese mes efectuó otro descubrimiento vital cuando encontró la fuente de su infección por moho: después de llamar a expertos en el tema, descubrieron que había moho negro en su desván y detrás de su ducha, cerca de su vestidor y su dormitorio, donde pasaba muchas horas todos los días. Inmediatamente hizo arreglar el problema del moho y la fuente de la humedad. «Por fin llegué a la raíz del problema: la causa subyacente era el moho», contó. Entre esta resolución y los tratamientos de naturopatía que siguió para el hígado, su salud comenzó a transformarse: «¡Al cabo de una semana, estaba levantando pesas otra vez! –proclamó. Llevaba un año sin poder hacerlo–. Y he hecho ejercicio varios días a la semana SIN romperme».

Un poco más adelante, en el contexto de unas vacaciones que tuvo ese mismo mes, Patty pudo hacer caminatas, *paddle surf* (remar de pie sobre una tabla), montar en una moto de agua, hacer entrenamientos de pilates especialmente enérgicos y sacar al perro a dar largos paseos. También empezó a dormir mejor —hasta el momento, su sueño había sido muy irregular—.

A finales de octubre, siguió mejorando, hasta el punto de que un análisis efectuado utilizando técnicas de biorretroalimentación mostró que su edad celular había pasado a ser de treinta y cinco años: «No está mal para una mujer de cincuenta y cinco años que acaba de pasar por la tormenta perfecta de la sobrecarga de metales pesados, el virus de Epstein-Barr y el moho negro», comentó.

A medida que avanzaba el otoño, Patty encontró la energía que le permitió volver a trabajar y asumir nuevos clientes, y en el séptimo mes, Stephen, voluntariamente, se había suscrito a *Townsend Letter for Doctors*, una revista dedicada a la medicina alternativa. Poco después tuvieron, por primera vez en el curso de su relación, la primera conversación positiva sobre la salud de Stephen: «Se sintió respaldado y respetado y luego concertó una cita con un médico integrativo para abordar sus problemas —escribió—. Este era el tipo que había dicho: "¡Yo no creo en todas estas cosas!"».

Otras áreas de su vida también se estaban transformando. Patty aprendió cómo poner límites a su exigente madrastra y cómo marcar distancia con sus hijastros para evitar terminar siendo el chivo expiatorio.

En noviembre, el grupo Tritón comenzó a enviar la intención de que la familia de Patty se llevara mejor, mientras que ella empezó a enviar la intención de «cambiar el guion» de la relación que tenía con dos de sus hijastras. A lo largo del mes, notó que ella y su hijastra más joven, Jessica, tenían conversaciones telefónicas en las que se evidenciaba una mayor cercanía —mucho mayor que la que habían experimentado durante una década—.

Luego, en diciembre, se juntaron todos durante una semana con ocasión de hacerse una gran foto familiar *oficial* y lo pasaron mejor que nunca en años. Mientras estaban en Santa Fe, ella y Stephen pasaron junto a una casa en venta que estaba a una hora de distancia, en coche, de tres de los cuatro hijos, que vivían en Albuquerque. Habían hablado durante años acerca de tener una propiedad como inversión inmobiliaria, pero no habían considerado seriamente esta idea. La propiedad tenía seis habitaciones y tres espacios habitables separados, como si hubiese sido expresamente diseñada para acoger a la familia extensa de Patty cuando fuese de visita.

—Dado que tres de nosotros ya estamos en Albuquerque, podríais jubilaros aquí —comentó Jessica mientras recorrían las habitaciones, una opinión de la que se hicieron eco dos hijos más. Finalmente, Stephen y Patty no compraron esa casa, pero encontraron otra similar cerca. «Es como si mi grupo me hubiera ayudado a manifestar la casa perfecta para nuestra familia», escribió Patty.

¿Se debieron todos esos progresos a las intenciones del grupo Tritón? Lo que le funcionó mejor a Patty fue tener que comprometerse públicamente «con el universo», a través de su grupo, lo que la obligó a buscar con mayor intencionalidad el origen de sus problemas de salud y a lidiar con más ahínco con esa causa: «Lo que he notado es que las intenciones no paran de estimular mis esfuerzos por sanar —reveló—. Dicho de otro modo: he dado mi palabra y estoy poniendo mi intención, y esto me motiva a continuar. No sé si son las intenciones mismas las que actúan o si lo que hacen es mantenerme muy enfocada y comprometida con mi plan de curación». También la ayudaron a establecer un nuevo propósito: «Durante años fui una persona entregada, pero actualmente me siento supermotivada en mi compromiso de hacer una gran contribución a este mundo. Y necesito estar sana para hacer esto».

En el caso de Patty, la intención grupal, ante todo, la motivó a descubrir el origen de sus problemas de salud. Ocurrió lo mismo en el caso de Mitchell Dean, otro participante, quien llevaba deprimido tanto tiempo como alcanzaba a recordar. Psicólogo clínico de cuarenta y cuatro años de edad, atribuyó su problema a un parto traumático en el hospital Johns Hopkins, donde nació por cesárea y lo alimentaron durante tres días con agua azucarada mientras su madre se recuperaba de la operación: «Eso debió de haber activado en mí una fuerte reacción paralizante —dijo Mitchell—. Por más que chillase, no podía obtener ayuda o comida. Una situación como esta hace que la persona empiece a desconectar».

Mitchell era muy querido por su familia y había sido un estudiante diligente que había obtenido buenas calificaciones, pero a lo largo de toda su infancia y ya en la edad adulta le resultaba difícil estar en el mundo. A veces caía en una depresión mayor; entonces albergaba pensamientos de suicidio durante todo el día. Nunca actuó de acuerdo con sus pensamientos —no podía soportar la idea de lastimar a sus padres o, como adulto, a su esposa y su hijo de nueve años—, pero si veía pasar un autobús, a menudo deseaba que invadiese la acera y lo atropellase. El hecho de padecer depresión siendo psicólogo entrañaba que la dificultad fuese aún mayor. Como terapeuta integrativo, había intentado todo tipo de soluciones a lo largo de los años, desde enfoques dietéticos y la ingesta de suplementos y hierbas chinas hasta la quiropráctica, pero no parecía que nada le hubiese ayudado.

No mucho después de que Helios, su grupo, enviase una intención para apoyarlo con su problema, se sintió inspirado a trabajar con un quiropráctico que hizo una evaluación de cuarenta y

seis aspectos. Cuando obtuvo los resultados, cuarenta y cinco pa-
rámetros estaban normales. Pero había un problema: uno de sus
sistemas de filtración hepática no funcionaba. Esto significaba
que algunas de las toxinas que entraban en su cuerpo iban directamente al cerebro. Mitchell emprendió un nuevo tratamiento
en el que combinó la medicina china, la dieta y los suplementos,
y esta vez funcionó.

Finalmente hizo verdaderos progresos; aunque la depresión
siguió regresando durante un día o dos de vez en cuando, había
remitido. «Dios santo, ¡me siento mucho mejor!», pensó en un
determinado momento. Pero el efecto más profundo lo experimentaba cada vez que mandaba una intención para otra persona:
«Parece que me ocurren más cosas buenas –dijo–. Algo en mí
parece estar más centrado, más sólido, más conectado. Es como
si estuviese vinculado con el espíritu».

Alison Maving, una mujer de cincuenta y cuatro años que
vive en Bélgica, padecía vitiligo desde 1991. En el momento en
que se unió al grupo, la piel de Alison tenía manchas blancas por
los brazos y el resto del cuerpo. Un tratamiento alternativo que
había probado a lo largo de los años había atenuado el problema, pero nada le había funcionado realmente, y aunque estaba
resignada a seguir teniendo vitiligo, quería averiguar por qué lo
había contraído. Durante las primeras siete semanas del curso,
mientras sostuvo la intención de comprender la causa de su problema, se encontró con algunos artículos y libros que afirmaban
que ciertas deficiencias de vitaminas y minerales podían ser un
factor en enfermedades autoinmunes como la suya. Era la primera noticia que tenía de esta asociación.

En los meses cuarto y quinto del curso, después de haberle pedido al grupo que se centrara en la curación de su problema cutáneo, Alison descubrió artículos que sostenían que las

deficiencias de vitamina D son una causa del vitiligo. Fue a que le hicieran un análisis de sangre, y aunque sus niveles eran adecuados según su médico, eran muy inferiores a los que recomendaban los artículos que leyó, por lo que comenzó a tomar suplementos de vitamina D. Casi de inmediato, la piel de sus brazos y piernas empezó a adquirir pigmentación, lo cual demostró compartiendo fotos mensuales del antes y el después conmigo y con su grupo. En octubre, su piel seguía recuperando la pigmentación, y su hermana, que también padecía vitiligo, comenzó a tomar vitamina D, y su piel también empezó a repigmentarse. «Han sido veinte años de búsqueda de una solución», escribió.

Alison era ama de casa y tenía un pequeño negocio de artesanía, en el que estaba perdiendo interés. Estaba ansiosa por encontrar el propósito de su vida y tenía la esperanza de que pudiera tener que ver con la medicina alternativa, que la apasionaba. En noviembre, después de hacer un curso de Sanación Reconectiva en Bruselas y otra formación en sanación energética, tomó la decisión de ser sanadora profesional. «Siento que he encontrado el propósito de mi vida», indicó en el informe de sus progresos. Al mismo tiempo, todas sus relaciones familiares mejoraron enormemente —esta era otra de sus intenciones—. «Mi relación con mi hermana está mejor que nunca», escribió.

El grupo Morfeo decidió enfocarse en alguien externo al grupo y en tratar de ayudar a Laura —una amiga de uno de sus miembros— a recuperar la salud. Laura estaba aquejada de ciática aguda y problemas respiratorios serios, que drenaban su energía y le hacían padecer insomnio crónico. A finales de septiembre, su salud había cambiado por completo, hasta el punto de que su farmacéutico efectuó cambios en su régimen de medicamentos. Su dolor se redujo en gran medida y empezó a dormir hasta cinco horas de forma ininterrumpida. En diciembre ya podía ir de compras, salir a hacer recados y cocinar –anteriormente, le resultaba imposible hacer nada de todo esto–. Su salud y su energía mejoraron tanto que se fue de viaje a un parque nacional, donde pudo hacer pequeñas caminatas.

En los casos de Alison, Mitchell y Patty, la intención demostró ser un impulso que les ayudó a llegar a la raíz de sus problemas de salud y comenzar a superarlos. En el caso de Joanne Brockway, el apoyo del grupo la abocó a un gran ejercicio de confianza. Su hija Jessye, de veintidós años y deportista paralímpica, había sido elegida por el equipo de Canadá para competir en las modalidades de disco, bala y jabalina en el Campeonato Mundial Juvenil de la Federación Internacional de Deportes en Silla de Ruedas y de Amputados que iba a celebrarse en Stadskanaal (Países Bajos) en julio de ese año. Nacida con las caderas dislocadas, lo cual hacía que tuviese movilidad limitada en las piernas, Jessye empezó a implicarse con el deporte dos años antes, un día en el que «probó suerte». Hasta el momento había ganado dos medallas de oro, había batido el récord de lanzamiento de disco en competiciones nacionales canadienses y había llegado a ser la campeona mundial junior 2014 en los lanzamientos de disco y bala paralímpicos.

Joanne había planeado acompañar a Jessye a los Países Bajos y viajar por Europa después del evento.

Durante uno de los teleseminarios, después de que los asistentes se hubieron dividido en grupos, Joanne se puso en contacto con Iris y Lynette. Aunque no estaban en el mismo grupo de envío de intenciones, habían mantenido contacto por teléfono y correo electrónico, y antes de partir, Joanne les pidió que mandasen una intención para que su hija y ella gozasen de seguridad y bienestar durante el viaje, para que encontrasen fácilmente transporte de «formas maravillosas y sorprendentes» y para que el desplazamiento estuviese lleno de momentos «significativos y sincrónicos». Iris y Lynette decidieron empezar por enviar la intención de que Joanne obtuviese el dinero para los billetes de avión, «y de pronto empezó a aparecer dinero de formas inesperadas», dijo. Joanne estaba tan impresionada que decidió confiar en el poder de la intención de sus amigas y no planificó nada en cuanto al transporte aparte del vuelo transatlántico.

El primer episodio de suerte tuvo lugar cuando Athletics Canada amplió la fecha de regreso de Jessye sin cargo adicional. El transporte de Jessye desde el aeropuerto de Ámsterdam-Schiphol hasta el evento deportivo de Stadskanaal estaba pagado, no así el de Joanne. En caso de ser necesario, podría alquilar un automóvil, pagando trescientos dólares por las tres horas de trayecto, pero quería evitar gastar ese dinero si podía y decidió no hacer ninguna reserva al respecto. «Puesto que Iris y Lynette estaban sosteniendo una intención para nosotras, me sentía a gusto improvisando, confiando en que sucedería algo interesante», dijo.

Aunque venía de otra parte del país, la madre de la única otra deportista canadiense que iba a participar en el campeonato tomó el mismo vuelo a Europa que Joanne y su hija, y resultó que había reservado un automóvil. Charlaron y Joanne se ofreció a ser su compañera de viaje y a compartir los gastos, y trabaron amistad de inmediato. Durante la celebración de los juegos, compartieron viaje a los eventos deportivos diarios y comieron juntas cuando sus hijas estaban ocupadas y, después de los entrenamientos, las obsequiaron con cenas y visitas turísticas.

Aunque Joanne había pagado la totalidad del importe de la habitación de su hotel con los puntos acumulados con Best Western, el gerente del hotel, sin embargo, se presentó, registró su entrada personalmente y la alojó en una habitación grande y

lujosa, que tenía un balcón gigantesco y desde la cual se disfrutaba de una vista panorámica de la ciudad. Era una de las mejores
habitaciones dobles del establecimiento.

Lynette e Iris mantuvieron la intención hacia madre e hija
durante su estancia en los Países Bajos, y Jessye pareció benefi-
ciarse de ello incluso en el ámbito deportivo. Ganó una medalla
de oro en lanzamiento de disco y otra de bronce en lanzamiento de jabalina, y también fue la deportista más fotografiada del
evento.

Después del campeonato y de dedicar algunos días a realizar
un recorrido turístico por Ámsterdam con Jessye, Joanne sugirió, por sorpresa, que tomaran el tren Thalys, de alta velocidad,
hasta París, una ciudad que Jessye siempre había querido visitar.
A pesar de que compraron los billetes en el último minuto y el
tren estaba lleno a rebosar, gozaron de unas plazas increíbles en
un vagón especial acristalado, en el que dispusieron de mesas y
asientos confortables para ellas solas. Cuando llegaron al hotel,
que también habían pagado con puntos, se les dio una habitación
grande y hermosa con vistas panorámicas al río Sena.

Un día, al intentar visitar la torre Eiffel, se quedaron cons-
ternadas al ver la gigantesca cola que había para tomar el ascensor hasta lo alto. De pronto, un guardia de seguridad las llamó
y las condujo directamente a un ascensor trasero, que las subió
hasta la parte superior. Siguieron teniendo este tipo de suerte en
los paseos en barca, las comidas en restaurantes y las excursiones
a distintos sitios; nunca tuvieron que esperar en fila para nada,
a pesar de encontrarse en mitad de la principal temporada tu-
rística de la ciudad. Cuando se perdieron una noche, de repente apareció un taxi que las llevó a su hotel, donde, en la última
mañana de su estancia, el gerente las obsequió con una comida
de cortesía. «Pueden parecer experiencias normales, pero no

lo fueron —explicó Joanne—. Tuvieron lugar muchos acontecimientos sincrónicos en los que se nos daba lo que necesitábamos exactamente cuando lo necesitábamos, mientras disfrutábamos de una conexión totalmente positiva con las personas con las que nos encontrábamos. Nos sentimos a salvo, incluso cuando nos perdimos en plena noche». Y lo mejor de todo fue que la totalidad del viaje terminó por no costarles más dinero de lo que valieron dos viajes de ida y vuelta en tren, la manutención diaria y el vuelo de Joanne.

En el caso de Karen Hayhurst, madre soltera de cuarenta y nueve años con dos hijas, la intención del grupo actuó como un trampolín que le dio el valor de trabajar menos horas en su insulso empleo como profesora de autoescuela, que solo estaba conservando para pagar las facturas, y volver a hacer el trabajo que realmente amaba. «Siempre sentí que el trabajo energético era mi propósito, mientras que enseñar a conducir solamente era mi empleo», escribió.

Cuando comenzó el curso de un año, Karen padecía dolor en la parte baja de la espalda y en las rodillas por pasar largas horas en un automóvil con poco tiempo para algo más que comer y dormir. La falta de ejercicio también le estaba haciendo ganar peso, a pesar de que no comía mucho durante sus largas jornadas laborales. Aunque tenía muchos amigos, su horario laboral y doméstico sobrecargado le dejaba poco tiempo para socializar.

Al final de las primeras siete semanas del curso, su dolor de espalda y rigidez del cuello habían empeorado tanto que tuvo que dejar su empleo como profesora de autoescuela.

Durante una de nuestras llamadas del teleseminario, tras haber sido ubicada en un círculo y en pleno envío de la intención a uno de los miembros, Karen se sintió impactada por las vibraciones amorosas del grupo, que llegaban a ella en oleadas.

Justo después de participar en esta actividad, bajó la mirada y vio ante sí un artículo sobre investigaciones energéticas. Enseguida acudieron a su mente estas palabras: ¿cómo pudiste dejarlo? «Vertí lágrimas y supe que había llegado la hora de retomar mi vocación», escribió.

Puesto que apenas podía conducir a causa de su dolor en el cuello, pasó a contar con espacio y tiempo para regresar a la investigación de la energía y elaboró un curso *online* durante su recuperación: «Aprendí un montón sobre la producción de vídeos y audios de calidad y sobre cómo editar los vídeos —escribió—. Además, comencé a recopilar toneladas de investigaciones sobre trabajo energético. Me sentí eufórica».

Durante su temporada de recuperación, Karen tuvo por fin tiempo de tomar un café con sus amigos y hacer nuevos; incluso fue de excursión todo un día, en coche, con una buena amiga, cosa que no se había permitido hacer durante años. Por primera vez, pudo pasar un tiempo de calidad ininterrumpido con sus hijas y retomar las llamadas diarias a su madre, lo cual le había sido imposible anteriormente, con sus largas jornadas. En verano, su lesión cervical se estaba curando y pudo salir a caminar todas las mañanas, lo cual la ayudó a perder peso.

El inconveniente era que no cobraba a final de mes y tenía que depender de sus ahorros. Sin embargo, después de enterarse de la lesión de Karen, su padre, con quien estaba enemistada y no había hablado durante siete años, contactó con ella y le envió dinero para ayudarla a superar ese bache. Ella no solo se sintió agradecida por su ayuda, sino que la nueva toma de contacto, dijo, «calmó las aguas entre nosotros».

Cuando llegó el otoño, además de disfrutar de una mayor intimidad con su madre, sus hijas y sus amigos, Karen recibió noticias por parte de contactos anteriores, que empezaron a pasarle enlaces relacionados con el ámbito de la investigación. A partir de ahí, comenzaron a presentársele varias oportunidades de desarrollo profesional: «Actualmente, me encuentro con que soy el "centro de investigación" de muchos de mis colegas del campo de la medicina energética y holística –escribió–. Tengo un sitio web en funcionamiento, un blog en el que escribo de forma regular y una lista de suscriptores que va en aumento». Retomó su trabajo como profesora de autoescuela pero a tiempo parcial, solo para pagar las facturas; no permitió que la absorbiera, como había ocurrido anteriormente. Se sacó una licenciatura en ciencias de la salud holística y actualmente está trabajando para conseguir un máster y un doctorado en medicina natural.

Al igual que Karen, Melissa Fundanish, una mujer de cincuenta años de Tega Cay (Carolina del Sur), se apuntó al curso con la intención específica de encontrar una nueva oportunidad laboral. Al principio del curso, tenía una mala relación con su jefe y se sentía atrapada en medio de dos equipos que parecían incapaces de pensar cómo colaborar para una causa común que era el bien del cliente. Además, el producto que estaba apoyando tenía una vida limitada y era probable que quedara obsoleto en los próximos años. «Me cuesta determinar el tipo de cargo que quiero y cómo buscarlo. Me siento bloqueada», escribió en su informe de progresos a principios de verano.

En julio, después de establecer una intención con su grupo para encontrar un empleo satisfactorio, Melissa recibió un correo electrónico de una colega. Sabía que esa mujer tenía experiencia en la realización de búsquedas laborales y se atrevió a preguntarle si podían tener una conversación privada. Cuando se reunieron, Melissa le confió su deseo de cambiar de trabajo. Ocurrió que la mujer estaba buscando candidatos para un puesto perfectamente adecuado para ella: «Pedí una descripción del trabajo, pensé en ello esa noche y decidí optar al empleo –escribió Melissa en su siguiente informe mensual–. Me hizo pasar por el proceso de selección de forma acelerada: en el plazo de una semana, tuve que pasar por cuatro entrevistas y realizar una exposición, y a la semana siguiente recibí una oferta por mucho más dinero del que esperaba».

Melissa se estrenó en su nuevo empleo en agosto. «Mi nuevo trabajo es increíblemente maravilloso –escribió–. Llevo dos meses y adoro a mi jefe, mis compañeros, mis empleados, la cultura de la empresa y mis responsabilidades. Realmente no creía que me sería posible encontrar algo que me gustase y que, a la vez, me plantease retos».

Además de enfocarse en el tema laboral de Melissa, el grupo Proteo se centró también en una petición muy específica de esta: poder vender su BMW M3 por cinco mil dólares y hacerlo concretamente a alguien que adorase los BMW. «De repente, recibí una llamada de un caballero de Colorado. Tuvimos una agradable conversación y me dijo: "¡Bien, quiero comprar el coche!". Le respondí: "Genial, ¿cuánto quiere pagar por él?". Me dijo que cinco mil dólares. También me alegré mucho de vendérselo a un entusiasta del BMW M3».

Melissa decidió establecer una intención similar y muy específica para el automóvil de su hermana, que llevaba tres meses a la venta y no había despertado el interés de posibles compradores. Tres semanas después, su hermana vendió el automóvil por diez mil dólares, lo cual se correspondía con lo manifestado en la intención, a otro aficionado a los BMW.

Melissa afirmó que el grupo la ayudó a volver a enamorarse de su vida: «Encuentro que, en general, estoy fluyendo maravillosamente con la vida. Las cosas ocurren más fácilmente y estoy disfrutando este fluir». Ella y su hermana tienen ahora una relación más estrecha y profunda, y medita con regularidad. Incluso envió la intención de encontrar a alguien con quien comenzar una relación: «Al cabo de una o dos semanas, un amigo de mi hermana programó un almuerzo al que asistiríamos él, mi hermana, un compañero de piso del amigo y yo. Resultó que el compañero y yo éramos sorprendentemente compatibles. Hemos tenido una primera cita y lo hemos pasado realmente bien».

Robert Morales, de sesenta y siete años, de Beaumont (California), también disfrutó de una mejoría de su estado de salud como resultado de trabajar dentro de su grupo, Helios. Al principio del curso, tenía problemas con el corazón, la próstata, el páncreas, la rodilla izquierda, el tracto urinario y el sueño. También le habían diagnosticado diabetes tipo 2. Le pidió al grupo que enviara intenciones en favor de su salud. En octubre, también solicitó ayuda a algunos de los miembros del grupo para acabar con el dolor que sentía en la rodilla izquierda. En un plazo de ocho a diez días, el dolor remitió. «No tengo ningún problema con esta rodilla hasta la fecha», escribió.

Después, el 9 de diciembre, contrajo la gripe, en parte, pensó, a causa del cansancio y de las muchas horas que trabajaba. Debido a esta enfermedad, no pudo asistir a las sesiones habituales de los jueves con Helios y pidió que le enviasen la intención de que se mejorase. El 11 de diciembre, se sintió tan recuperado al despertarse que se fue al trabajo. Sintió como si le hubiesen quitado un gran peso de los hombros. Pudo dormir mejor; dejó de tener palpitaciones y arritmias por la noche. Los síntomas de la próstata desaparecieron en gran medida, hasta el punto de que su sueño se vio interrumpido una sola vez esa noche y las noches siguientes, y, por primera vez en mucho tiempo, pudo comer carne sin que su organismo manifestase ninguna reacción adversa. De hecho, por primera vez en muchos años pudo comer *algo*

UN AÑO DE INTENCIONES

sin padecer ninguna reacción adversa: «Me sentí absolutamente normal, como si no tuviese ningún problema. Me sentí curado y con energía. Fue uno de los mejores períodos de cinco días que he vivido en mucho tiempo».

Robert y su esposa estaban teniendo dificultades económicas para pagar sus facturas, por lo que les pidió a algunos miembros una intención para obtener ayuda. En menos de treinta días, recibió un cheque bancario por valor de dos mil cuatrocientos setenta y cinco dólares. «Sabíamos que el banco nos devolvería algo por haber comprado una casa este año, pero desconocíamos la cantidad y la fecha de la devolución», dijo.

Cuando Beverley Sky Fulker pidió apoyo a su grupo para mejorar sus finanzas, no tenía en su haber más que doscientas libras esterlinas. Tuvo un encuentro fortuito con alguien que la informó de que cualquiera que hubiese trabajado previamente para la aseguradora Lloyd's de Londres podía solicitar ayuda si la necesitaba. Beverley había trabajado para Lloyd's, así que hizo la solicitud. Aunque son muy selectivos con respecto a los solicitantes, la eligieron a ella: «Me enviaron un cheque bastante bonito», dijo.

Nacida con un hemangioma plano en la cara, Bev había lidiado con el acoso escolar de niña y durante años había cubierto su rostro con maquillaje y había considerado la posibilidad de la cirugía plástica. Ya adulta, decidió crear un sitio web para ofrecer historias inspiradoras y consejos para alentar a otras personas con cicatrices o marcas de nacimiento a sentirse seguras y a pensar en positivo acerca de sí mismas. El dinero de Lloyd's también la ayudó a actualizar su sitio (LoveYourMark.com): «Llegó justo a tiempo —escribió—. Justo cuando lo necesitaba».

Mitchell Dean se encontró con que, con la ayuda del grupo, sanó no solo su depresión crónica, sino también unos problemas «excepcionalmente dolorosos» que habían contribuido a ella: «He hecho más progresos en el último año que en los cuarenta y cuatro años anteriores, con diferencia –explicó en una entrevista–. Tanto es así que finalmente he pasado a abordar otros problemas, prioritariamente, por el bien de mi salud, los cuales también se están resolviendo». Superó el bloqueo del escritor que le impedía escribir un libro que hacía años que tenía en mente, perdió siete kilos –regresó así al peso que había tenido en el instituto– y se puso más en forma de lo que había estado durante años. También volvió a cantar y tocar la guitarra, algo que llevaba décadas sin hacer con regularidad. Además, de pronto, una actriz muy conocida «descubrió» una técnica de *mindfulness* que Mitchell había estado enseñando a sus pacientes durante muchos años y se ofreció a ayudarlo a correr la voz.

La intención grupal de Andy la ayudó a «desvincularse» conscientemente de su marido con un mínimo de dolor y desacuerdos. Habían aceptado divorciarse pero no habían emprendido medidas concretas para poner fin a su matrimonio. En los primeros meses de envío de intenciones por parte del grupo, mandó un correo electrónico a un abogado matrimonialista colaborativo, y el primer encuentro fue bien. Después de una cita con un segundo abogado colaborativo, decidieron contratar a sus propios abogados, a raíz de lo cual Andy se enteró de que su marido tenía una novia formal. Esto le dio un impulso importante al proceso, ya que acordaron decirles a los niños que se estaban divorciando y el marido de Andy se mudó. Con el apoyo de su grupo, ella pudo mantenerse fuerte a pesar de los comentarios insensibles que hacían otros miembros de la familia. «Nuestra comunicación es mayor, más profunda y más abierta ahora que en cualquiera de los años en que estuvimos casados», dijo Andy. Se implicaron en un «divorcio no contencioso»; acordaron no litigar, y sus abogados quedaron tan sorprendidos por su habilidad de negociar los detalles de la separación en beneficio de todos que les pidieron que compartiesen su sistema con sus otros clientes como un modelo de lo que era posible en un proceso de divorcio.

Margaret, una agente de libertad vigilada de California, donde el consumo de drogas sigue siendo un problema serio entre los exdelincuentes, le pidió al grupo que enviara una intención a los exconvictos que eran sometidos a pruebas aleatorias de control de consumo de drogas: que los resultados positivos de los análisis de orina se redujesen en un 50%. Muy pronto lo hubo logrado.

Trudy recuperó algo de audición.

Después de la intención del grupo Aqueloo, la nuera de Amanda, que había atravesado por dos partos difíciles que se habían prolongado durante días, tuvo su tercer hijo quince minutos después de llegar al hospital.

Rose White vendió su casa en dos semanas y encontró el hogar de sus sueños.

Mes tras mes, la lista de transformaciones extraordinarias siguió aumentando. Pero me quedaba un último experimento por hacer: debía echar un último vistazo a los entresijos del reloj para encontrar el mecanismo central que hacía posible su funcionamiento.

21

EL ESTUDIO
«PODER DE OCHO»

E l doctor Guy Riekeman, de Life University, es un provoca-
dor, un hecho que deja claro en la misma página de inicio
de la web de la universidad al declarar que se trata de un
lugar destinado a «visionarios implacablemente comprometidos
con la innovación social disruptiva». Desde su punto de vista, y
del de sus compañeros de facultad, están impulsando una revolución en el ámbito del cuidado de la salud, en la que los alumnos
son pioneros del alejamiento del modelo médico convencional,
que lo que hace es «cuidar de la enfermedad», en favor de un
modelo de bienestar holístico. Guy y los otros quiroprácticos de
Life University proceden de la rama de la quiropráctica que cree
en el vitalismo, según el cual, como sostiene la universidad, todos
los sistemas del universo «son conscientes, se autodesarrollan,
se automantienen y se autosanan». Los vitalistas consideran que
su trabajo consiste solamente en eliminar los impedimentos, en
forma de vértebras mal ubicadas que impiden el libre flujo de la
energía –igual que impedirían la circulación ferroviaria una gran
cantidad de ramas caídas a lo largo de una vía–.

Guy, un hombre de setenta años con cara de pocos amigos, es un gigante de la profesión quiropráctica que, después de asumir la presidencia en 2004, agarró la universidad por el cuello y en una década transformó un pequeño conjunto de edificios de hormigón ubicados en un remanso arbolado de Marietta (Georgia) en la universidad de quiropráctica más grande del mundo. Me senté con él y otros miembros de la facultad una tarde de abril de 2015 tras haber dado una conferencia en el lugar, encuentro que se vio amenizado por una botella de vino tinto especialmente memorable procedente de la colección particular de Guy. Este ofreció los servicios de la universidad para estudiar lo que estaba sucediendo en mis grupos Poder de Ocho; puso a mi disposición los departamentos de Biología y Psicología, con todos sus equipos de medición científica.

Tal despliegue de generosidad me dejó impactada. Eso era exactamente lo que había estado buscando desde 2007: una universidad de prestigio que estuviese dispuesta a hacer un experimento con base en mis círculos Poder de Ocho.

En mi opinión, el tema más importante de nuestro estudio no era descubrir si podíamos afectar a quienes recibían las intenciones, sino examinar lo que sucedía en el interior de quienes las enviaban. Guy me puso en contacto con la doctora Stephanie Sullivan, neurocientífica y directora del Centro de Investigaciones Quiroprácticas Dr. Sid E. Williams, quien tiene una gran experiencia en el ámbito de la investigación científica. Con su ayuda, preparamos un estudio sencillo cuyos sujetos serían individuos que participasen en grupos Poder de Ocho. Estos grupos estarían formados por voluntarios procedentes del alumnado de la universidad. Yo les proporcionaría algunas instrucciones sencillas a través de Skype o un vídeo de YouTube. Uno de los miembros de cada grupo se ofrecería como objetivo y el resto de los participantes de su grupo le enviarían una intención, tal como había hecho en mis talleres. Stephanie y su equipo examinarían los patrones cerebrales de las personas que enviarían la intención en cada uno de los grupos sucesivos a través de un electroencefalograma cuantitativo –una tecnología estándar que permitiría medir distintos patrones de ondas cerebrales antes, durante y después del envío de las intenciones grupales–. Todos los participantes rellenarían formularios de evaluación de sus estados de ánimo antes y después para que cualquier cambio estuviese registrado.

Para que nuestro estudio gozase de credibilidad científica, Stephanie planificó llevar a cabo el ensayo siete veces con un grupo Poder de Ocho distinto en cada ocasión, integrado por individuos diferentes, novatos en el envío de este tipo de intención; se efectuarían mediciones de las ondas cerebrales en todos ellos. A continuación, compararía los resultados de las lecturas del electroencefalograma cuantitativo con las que habían sido tomadas en individuos que habían participado en estudios como el de Andrew Newberg y el de Richard Davidson para ver si mi procedimiento de envío de intenciones daba lugar a alguna diferencia inequívoca. Si bien no se trataba de un ensayo totalmente controlado, contaríamos con un estudio preliminar decente que podría darnos algunas pistas sobre por qué los participantes en mis experimentos habían recibido esos efectos que les habían cambiado la vida. Más adelante, examinaríamos los marcadores del sistema inmunitario y otra actividad biológica tanto en las personas que habían enviado la intención como en las que la habían recibido, para averiguar si se había producido algún otro cambio sustancial.

Stephanie envió los primeros resultados a principios de febrero de 2016, los cuales, según escribió, eran «bastante sorprendentes». Afirmó que se habían registrado cambios cerebrales globales inmediatos e importantes en los participantes, que diferían considerablemente de lo normal.

Unos meses después, tras llevar a cabo y analizar seis de los siete estudios (uno resultó ser inutilizable), el equipo de investigación de Life University descubrió una disminución científicamente significativa de la actividad de los lóbulos temporales derechos, los lóbulos frontales y los lóbulos parietales derechos de los participantes durante las sesiones de envío de las intenciones –un aquietamiento del cerebro casi total que tenía lugar en distintas bandas de frecuencia (o de ondas cerebrales)–. De hecho, nuestros resultados eran los opuestos a los que tienen lugar en la meditación en general, la cual tiende a ocasionar un incremento de la potencia de las ondas cerebrales alfa y *theta* en la mayor parte de la corteza: en el caso de nuestros participantes, las ondas alfa *disminuyeron*. Los mayores cambios tuvieron lugar en todo el lóbulo parietal derecho del cerebro –la parte que distingue nuestro sentido del yo de todo lo que no es el yo–, los lóbulos temporales –incluida la región occipital, que generalmente se relaciona con la visión– y las regiones frontales del cerebro –vinculadas con procesos ejecutivos como la planificación y la toma de decisiones–. Los lóbulos temporales también están asociados con la memoria, la representación visual y el procesamiento auditivo. El hecho de que nuestros resultados fuesen estadísticamente significativos y sistemáticos en todos los estudios sugería que no se debían al azar, indicó Stephanie, especialmente porque se produjeron de inmediato, justamente durante los diez minutos de envío de las intenciones sanadoras y entre personas que nunca habían participado en un círculo de intención Poder de Ocho con anterioridad.

Buscar la iluminación mediante la participación en ejercicios contemplativos es, en última instancia, una práctica centrada en uno mismo, que se refleja en un aumento de la actividad en las partes del cerebro vinculadas con el yo. Newberg escribió:

Cuando una persona elige buscar la iluminación a través de una práctica específica –ya sea oriental u occidental, religiosa o secular–, inicialmente comienza a aumentar la actividad en el lóbulo frontal cuando esa persona empieza a meditar o a sumergirse en la reflexión contemplativa. También vemos en nuestros estudios de exploración cerebral un aumento inicial de la actividad de los lóbulos parietales. Nuestra conciencia de nosotros mismos en relación con el mundo o el objeto de la meditación va en aumento, y la actividad parietal nos ayuda a identificar nuestra meta y avanzar hacia ella.[1]

Pero en nuestros grupos Poder de Ocho y en los de los experimentos de la intención, el hecho de desinteresarse por uno mismo y enfocarse en el «otro» reducía inmediatamente la actividad en muchas de las áreas relacionadas con el yo, particularmente las ubicadas en el lado derecho del cerebro, el cual, además de estar asociado con la creatividad, lo está también con los pensamientos negativos, el miedo, la preocupación y la depresión. Específicamente, encontramos una menor actividad en la corteza prefrontal derecha, lo cual podría indicar una disminución de los niveles de estrés y los estados de ansiedad y un incremento del aspecto emocional, escribió Stephanie. De hecho, según la escala breve de introspección del estado de ánimo –una prueba estándar de puntuación psicológica que se les hizo responder a los participantes de todos los grupos antes y después de los círculos de intención Poder de Ocho–, se observó una mejora significativa tanto de la puntuación relativa al estado de ánimo general de los participantes como de la relativa a su estado de tranquilidad y relajación. Stephanie también les dio un test científico estandarizado destinado a medir cualquier cambio en los grados de dolor. Aunque no observamos ninguna tendencia significativa —estos grupos Poder de Ocho estaban compuestos por estudiantes jóvenes y saludables—, sí hubo varios miembros que informaron de la desaparición espontánea de diversos tipos de dolencias —migraña, dolor en las articulaciones, problemas de espalda— y las molestias asociadas a ellas.

Las características de las ondas cerebrales de nuestros participantes eran semejantes a las de muchos de los grupos que estudió Andrew Newberg compuestos por personas que aspiraban a la iluminación, pero principalmente a través de un proceso de rendición. Este era el caso de monjas, monjes, médiums, maestros sufíes que practicaban la recitación e incluso, hasta cierto punto, miembros de la Iglesia pentecostal que hablaban en lenguas desconocidas. En estos casos, en los que el intento de alcanzar la iluminación no está centrado en el yo, y en el caso de nuestros grupos Poder de Ocho, la actividad del lóbulo frontal tiende a desaparecer de inmediato, a medida que la persona se va fusionando con el objeto de contemplación. Nuestro estudio Poder de Ocho también mostró evidencias de un aumento de la coherencia entre los lóbulos parietales y frontales. En el ámbito cerebral, *coherencia* significa el grado de comunicación entre las distintas partes del cerebro. En nuestro caso, aunque la actividad neurológica fuese menor, los cerebros de los participantes parecían estar operando como un todo mayor. También mostraban una actividad reducida en la franja sensitivomotora y en las áreas donde se producen las asociaciones —es decir, las zonas donde tiene lugar el procesamiento sensorial y motor, y donde el cerebro da sentido a las sensaciones, incluida la música–. Esto sugería que los miembros de los grupos Poder de Ocho habían entrado en otra dimensión en la que eran mucho menos conscientes de su entorno inmediato.

Estos resultados abundaban en la evidencia de que los cambios no tenían mucho que ver con la música de cantos de reiki utilizada, ya que los participantes experimentaban una reducción de la actividad en todas las partes del cerebro que reconocen y procesan la música. Y el descenso de actividad en la región occipital, relacionada con la visión, podía guardar relación con el hecho de que los participantes dirigían la atención visual hacia dentro, hacia la visualización de la persona a la que correspondía enviar la intención sanadora.

Los miembros de nuestros grupos parecían experimentar un estado de conciencia alterado, como los monjes y las monjas del estudio de Newberg. Pero los miembros de los grupos Poder de Ocho no estaban en santa comunión con Dios, sino que estaban en santa comunión entre sí y con la persona o situación que intentaban sanar. El estudio de Life University sugería que los participantes de nuestros experimentos mundiales y de los grupos Poder de Ocho vivían algo parecido a un momento de éxtasis, que posteriormente pudo tener un efecto transformador en sus vidas. Pero a diferencia de las monjas, los monjes o los sufíes de Newberg, nuestros participantes no alcanzaron ese estado tras haber recitado o reflexionado intensamente durante una hora, o tras años de práctica devota. En el caso de los sujetos de Newberg, según explica, «por lo general, necesitaron entre cincuenta y sesenta minutos para generar esos mismos cambios neurológicos». Según el mismo Newberg, este es también el caso de los individuos que practican la mayor parte de las formas de oración contemplativa.[2]

En el caso de mis participantes, había ocurrido algo muy diferente: entraron en ese estado unos minutos después de que el grupo Poder de Ocho o el experimento de la intención se pusiesen en marcha, y su experiencia de iluminación no solo fue inmediata, sino también inesperada y no pretendida. Y a diferencia de los típicos procedimientos de carácter religioso o indígena conducentes a experiencias de iluminación, no había habido mantras, ni ayunos, ni autonegación, ni privaciones, ni una cabaña de sudar, ni ejercicios de yoga, ni postraciones, ni iconos, ni ayahuasca, ni se hablaba en lenguas, ni se realizaba un «gran esfuerzo de la mente, como había dicho san Agustín en una ocasión. De hecho, no se había realizado ningún esfuerzo verdadero en absoluto; la experiencia había acontecido principalmente ajena al control de los participantes. No la activaron; sencillamente, su implicación en la intención grupal hizo que tuviera lugar. La única inducción inicial fue la energización —el breve ritual de meditación consciente que usamos en todos nuestros experimentos de la intención—. Todas las personas que examinamos en nuestro estudio eran neófitas y nunca antes habían practicado la energización; la mayor experiencia que habían tenido había sido una meditación intermitente y su único manual de instrucciones había sido un vídeo de YouTube de trece minutos que había hecho yo para describir la forma de proceder. En nuestros experimentos de la intención y en mis talleres, la gran mayoría de los participantes tampoco habían practicado mi técnica de energización con anterioridad. Aunque eran, mayoritariamente, meditadores experimentados, como habían reflejado en las encuestas, para la mayor parte de ellos esta experiencia fue cualitativamente distinta de la meditación ordinaria. En todos los casos, todos se vieron transportados a ese estado en un instante.

No podía sacar ninguna otra conclusión: enviar pensamientos altruistas de sanación dentro de un grupo era una vía rápida hacia lo milagroso.

Tras estudiar los electroencefalogramas de varios dúos de guitarristas, el psicólogo Ulman Lindenberger y sus colegas del Instituto Max Planck para el Desarrollo Humano de Berlín descubrieron que cuando dos o más individuos tocan música «como si fueran uno solo», sus cerebros se imitan entre sí. Las ondas cerebrales de cada uno de estos músicos pasan a estar muy sincronizadas y entran «en fase» —es decir, alcanzan los máximos y los mínimos a la vez, en ciertos momentos clave—. Áreas enteras de los cerebros de ambos generan patrones sincronizados, especialmente las regiones frontales y centrales, pero también las temporales y parietales —las partes de nuestro cerebro que gobiernan nuestro sentido del yo en el espacio—. Y, en este caso, la sincronía existente sugiere que los guitarristas experimentan un sentimiento de unidad con sus compañeros de dúo.[3]

El mismo equipo pasó a estudiar a guitarristas que improvisaban juntos y descubrieron lo que ha venido a denominarse el *patrón del hipercerebro* —la tendencia de los cerebros a trabajar tan estrechamente en tándem que acaban por parecer un solo cerebro gigantesco, sobre todo cuando ambos guitarristas están tocando a la vez—.[4] Otros científicos, de la Universidad de Lancaster, en el Reino Unido, y la Universidad de Chieti-Pescara, en Italia, han obtenido los mismos resultados al estudiar el pensamiento compartido, o lo que denominan *modelos mentales de equipo*, entre grupos de malabaristas. Los dúos de malabaristas no solo desarrollan el patrón del hipercerebro, sino que, además, sus ritmos cardíacos y respiratorios aparecen coordinados.[5]

En el caso de mis grupos Poder de Ocho, ya no estaban formados por conjuntos de individuos separados. El límite que los separaba había desaparecido. Constituían una colmena impresionante, un supergrupo. No solo conectaban: se fusionaban.

También podía ser que los cambios experimentados por los grupos Poder de Ocho se transmitiesen al entorno. Konstantin Korotkov había perfeccionado un dispositivo sensible que había bautizado jocosamente como *Sputnik*, en recuerdo del primer satélite que lanzó al espacio la Unión Soviética en 1957. Su artilugio era, por su configuración, una especie de síntesis del Proyecto de Conciencia Global de Roger Nelson, en tanto que su autor afirmaba que era capaz de medir las influencias ambientales sobre las emociones humanas. Había desarrollado el Sputnik como una antena especialmente diseñada para su GDV, y le gustaba definirlo como un «analizador integral del entorno». Junto con la información suministrada por su GDV, el propósito de este dispositivo altamente sensible era medir cualquier cambio que tuviese lugar en la atmósfera en relación con cualquier cambio que experimentasen las personas que ocupasen ese espacio. Korotkov afirmó que el pequeño sensor podía captar la capacitancia, o capacidad de almacenar la carga, del medioambiente a través de su extrema sensibilidad a los cambios que se producían en los campos electromagnéticos ambientales.

Como las emociones humanas están relacionadas con la actividad del sistema nervioso parasimpático, cualquier cambio que tenga lugar en este sistema modifica también la circulación de la sangre, la transpiración y otras funciones, lo cual, en consecuencia, hace que cambie la conductividad eléctrica general del cuerpo. Consciente del conjunto de pruebas que demuestran el efecto de la actividad solar, las perturbaciones tectónicas, los conflictos y el campo electromagnético ambiental sobre la salud humana, Korotkov sostenía que lo contrario también era cierto: cuando una persona experimenta un cambio emocional, este afecta a la electricidad del medioambiente, que a su vez puede ser captada por su sensor Sputnik. «Los cambios en el estado funcional del cuerpo humano conducen a un cambio en [...] la distribución del campo alrededor del cuerpo, la composición química del aire ambiental a causa del aire exhalado y las emisiones de sustancias endocrinas a través de la piel», escribió en un artículo sobre su invento.[6] Tenía la teoría de que su Sputnik era capaz de captar incluso la más sutil de estas cargas ambientales.

Korotkov se había pasado varios años probando el dispositivo en el contexto de expediciones a Perú, Colombia, Ecuador, India, Birmania, Siberia y otros lugares antes de convencerse de que era lo suficientemente sensible como para evaluar las condiciones ambientales locales y sus idiosincrasias después de descubrir variaciones sensibles de la señal del sensor durante el amanecer y la puesta del sol o antes de una tormenta eléctrica. En 2008, había efectuado una serie de mediciones en varios lugares de Rusia –Novosibirsk, Berdsk, Irkutsk y Abakan– utilizando siete dispositivos Sputnik independientes durante un eclipse solar total. Los siete mostraron curvas de actividad similares antes del eclipse y todos recuperaron la estabilidad de manera similar después de que el evento hubo terminado.

El efecto más interesante que atribuía al Sputnik su creador era que tenía la capacidad de medir las reacciones psicológicas y emocionales subliminales de grupos de personas. Había efectuado mediciones en una diversidad de encuentros colectivos –ceremonias religiosas, ejercicios de yoga, meditaciones grupales, presentaciones musicales e incluso conferencias públicas– y había constatado cambios estadísticamente significativos que se correlacionaban con la duración de los eventos y las emociones colectivas que se daban en el seno de los grupos –cuanto mayores eran los cambios en la señal del Sputnik, mayor era la carga emocional en la estancia–. En un estudio, como Roger Nelson con las máquinas REG, descubrió cambios importantes en lo que producía el aparato durante los períodos de meditación intensa.

También demostró los efectos de las emociones subliminales en la carga de una habitación con un sencillo estudio del impacto de un sonido de baja intensidad en un grupo de estudiantes voluntarios. Se les había pedido que entraran en un aula y trabajaran con ordenadores; sin que ellos lo supieran, Korotkov encendió un dispositivo que emitía un sonido de 20 Hz; un sonido de baja intensidad, que se encontraba en el límite de lo que podía captar el oído humano, pero que tenía la suficiente entidad como para inducir una perturbación subliminal. Una vez finalizado el estudio, un cuestionario que evaluaba el estado mental y emocional de los alumnos, incluida la percepción que tenían de su estado anímico y de salud, mostró sin lugar a dudas que se habían sentido estresados durante el experimento, y sus cambios se correspondieron con los registrados por el Sputnik. No experimentaron los mismos cambios los alumnos del grupo de control, quienes estuvieron bajo las mismas condiciones, si bien a ellos no se les puso el sonido. Tampoco registró esos cambios un tercer Sputnik, expuesto al mismo sonido de 20 Hz pero colocado en una habitación vacía.

En marzo de 2017, llevé a cabo otro experimento con el agua como protagonista con Korotkov en el que pedimos a las mil personas del público, en Miami (Florida), que enviaran una intención a una botella de agua conectada a una instalación informática en su laboratorio, en San Petersburgo. A pesar de que estábamos a más de ocho mil kilómetros de distancia, las mediciones mostraron claramente un efecto significativo sobre el Sputnik: una reducción importante de la carga alrededor del agua.

En dos talleres que impartí a los que acudió Korotkov, encendió el Sputnik y también midió a algunos de los participantes antes y después de que tomasen parte en los grupos Poder de Ocho. En ambos casos, los niveles de estrés de los asistentes habían disminuido considerablemente y se registró claramente un cambio de la carga en la sala. Los efectos de los grupos Poder de Ocho afectaban a sus miembros pero también se extendían más allá, como ondas de buena voluntad.

Ocurrió lo mismo cuando Roger Nelson encendió una máquina REG durante la actividad de nuestros grupos Poder de Ocho en Italia. Roger había estado en dos conferencias conmigo, en Bolonia y después en Roma, y en ambos casos, cuando se hubieron creado los círculos Poder de Ocho, le pedí que encendiera una máquina REG que tenía en su ordenador. En todas las ocasiones, los efectos fueron en aumento a medida que los grupos desarrollaban su actividad, y algunos movimientos extrañamente pronunciados se alejaban de la aleatoriedad para reflejar orden.

Enviar y recibir, recibir y enviar.

Los grupos del curso magistral continuaron reuniéndose semanalmente, incluso después de que el año hubo terminado, y tuvieron lugar vórtices de transformación milagrosos. Teri recibió una llamada inesperada de un antiguo cliente inmobiliario que salvó su situación económica —«pasé de estar a un paso de quedarme sin hogar a contar con un flujo estable de ingresos como corredora de bienes raíces»—; el grupo Tritón mandó la intención de que la iniciativa de Linda, llamada *Cultiva Comida, Gana Dinero*, fuese promocionada, lo cual se logró, y una universidad importante eligió enseñar los métodos de Linda; de repente, el distanciado padre de Melissa le envió un cheque por valor de diez mil dólares, y recibió otros diez mil dólares, de forma inesperada, cuando una empresa para la que había trabajado durante poco tiempo le envió la liquidación de su pensión; la relación de Yoly con su marido experimentó una gran transformación, y él pasó a apoyar más su deseo de perseguir sus intereses empresariales en lugar de centrarse en su rol de esposa y madre; Laureen había invertido en DynaCERT, una empresa dedicada a reducir las emisiones de diésel y de los grandes motores, y después de la intención de su grupo, el valor de las acciones de esta empresa subió hasta un 558% y su capitalización bursátil hasta un 677%, y se posicionó como la empresa con mejores resultados en cinco sectores industriales.

Además de los grandes éxitos, también los hubo menores, y los milagros empezaron a manifestarse con mayor frecuencia después de que insté a los participantes a dejar de centrar las intenciones en sí mismos. Julie estableció una práctica meditativa regular, «por primera vez en mi vida»; Nancy comenzó a perder los cinco o seis kilos que le sobraban; Andrea logró no tener ninguna disputa con su madre a lo largo de todas las vacaciones de Navidad; el grupo de defensa del movimiento alimentario de Judy obtuvo la ayuda que necesitaba; los problemas digestivos de Kristi desaparecieron; Marie comenzó a atraer nuevos clientes a su gestoría sin tener que hacer ningún esfuerzo; Bev se reconcilió con su hermano, con el que estaba distanciada; la congestión crónica de Iris empezó a desaparecer; el insomnio de Martha se resolvió por completo.

Familiares, amigos e incluso mascotas se beneficiaron también de las intenciones de los grupos. El marido de Barbara comenzó a trabajar en un nuevo proyecto que llevaba años sin abordar; el marido de Laureen vendió su apartamento por el precio que pedía por él; la cuñada de Elaine, que padecía insuficiencia hepática, acabó por no necesitar un trasplante de hígado, contra todos los pronósticos, y se está recuperando, y su cuñado también logró evitar la intervención quirúrgica prevista para extirparle un tumor del esófago; la madre de Karen tiene su diabetes mucho más controlada y por primera vez está comiendo según un horario; el gatito de Melissa, que nació con los pulmones subdesarrollados, se encuentra ahora en una situación de casi normalidad; el caballo de Jane, *Calypso*, se salvó varias veces de ser sacrificado. Además de que se le presentaron oportunidades de negocio de maneras especiales, Marnie experimentó «un gran cambio; una sensación, difícil de explicar, de que todo está bien. Estoy satisfecha con mi vida y el curso que está siguiendo. Siento alegría y gratitud».

Casi todas las ciento cincuenta personas que han participado en los grupos de forma regular han experimentado algún tipo de cambio importante. Muchas, por primera vez, han encontrado el propósito de su vida, han visto mejoradas sus relaciones o han descubierto cómo se estaban autosaboteando. «Me responsabilizo de la parte que a mí me toca en las interacciones y trato de recordar que "estoy equipada" con un "botón de pausa"», escribió Joan Johnson.

Mis grupos del curso magistral llevaron a cabo sus propios experimentos, a medida que les fui planteando cada vez más desafíos. El grupo Proteo estableció un experimento para incrementar el régimen de lluvias en Charlotte y el área circundante con el fin de nutrir el follaje. Melissa investigó el índice de precipitaciones mensuales del año y el déficit respecto del promedio mensual. Cuando emprendieron el experimento, Charlotte y el área circundante sufrían una fuerte sequía, un déficit anual de 36,42 centímetros cúbicos de lluvia. Tras empezar el envío de su intención en septiembre, comenzó a llover de forma suave pero constante. En el segundo mes, se había superado la media de las precipitaciones mensuales en la zona y en diciembre —en tres meses y medio— la cantidad de lluvia era de más de 30 centímetros cúbicos, lo cual compensaba en gran medida el déficit anual.

El cuñado de Marie llegó para celebrar la Navidad con una úlcera grave en la pierna y experimentando un dolor insoportable. Sin él saberlo, el grupo Morfeo decidió incorporar una intención sanadora en cierta agua, la cual Marie vertió sobre el agua que iba a beber su cuñado. Tras consumirla, no volvió a pasar ningún otro día con un dolor agudo durante el resto del período vacacional.

¿Qué ocurre en los grupos que contribuya a la manifestación de cambios tan diversos, de manera que casi el 100% de esos ciento cincuenta participantes experimentaron milagros personales en el mismo año? ¿Cuáles son las probabilidades de que todo ello se debiese a la pura casualidad, a los inevitables cambios de circunstancias que se producen con el paso del tiempo?

Ya no formulo esta pregunta. Estoy satisfecha con ser una especie de mensajera, una «apóstol reticente» de la misteriosa alquimia que se produce en los grupos.

La mayoría de nuestros participantes han hablado del apoyo inestimable que les han dado sus grupos respectivos para emprender cambios en todos los aspectos de sus vidas. Muchos lloran cuando hablan de lo mucho que significa el grupo para ellos. Ellen Bernfeld se refirió al suyo como de «mi familia de la intención»; según ella, su grupo Poder de Ocho está ahí para «ayudarme a seguir subiéndome al caballo cada vez que me caigo».

«El hecho de practicar las intenciones siempre me lleva a un espacio de receptividad interno en el que mis "sí, pero" se callan –dijo Lissa Wheeler–. Mi mente se calma y mi "confianza" consiste más en un conocimiento visceral de que la intención se está desplegando. La conexión grupal me lleva a este espacio. A veces me resistía a calmarme lo suficiente como para concentrarme y estaba ahí sentaba casi haciendo pucheros como una niña malhumorada, pero al cabo de cinco minutos de permanecer dispuesta a unirme al enfoque del grupo, mi cerebro se sentía, literalmente, como se habría sentido si yo hubiese tomado un medicamento que me hubiese conducido a un estado alterado de conciencia. Era como si todos los del grupo pasásemos a tener un solo cerebro. Sentía la concentración del grupo como una alquimia que cambiase mi cerebro poco a poco».

«El proceso de sostener una intención para alguien estando conectado al azar con un grupo de personas desconocidas tiene un componente muy profundo», añade Mitchell Dean. Al igual que la mayoría de los asistentes al curso magistral, Mitchell nunca ha conocido personalmente a los miembros de su grupo, pero se siente muy próximo a ellos; ha experimentado una afinidad especial con Robert Morales, el único miembro con el que ha mantenido el contacto desde la finalización del curso magistral. Mitchell y Robert están en contacto casi todos los días para ayudarse entre sí con todo tipo de problemas. Mitchell normalmente le manda un correo electrónico, como hizo una noche en la que estaba teniendo problemas para dormir; en ese caso, como siempre, Robert le respondió al día siguiente: «No te preocupes, te atendí a las cuatro y media». Ahora, cuando se entera de que alguien tiene un problema, el mismo Mitchell le dice a esa persona: «Trabajaré en eso para ti».

«Se trata del proceso de dar —explica Mitchell—. Me siento mejor todo el día cuando trabajo por el bien de alguien. Y no es solo que sea gratificante ver más feliz a una persona —tengo la fortuna de obtener muchos de estos resultados en mi trabajo como psicólogo—, sino que aquí está actuando algo más, que no comprendo. Mi propio sistema, mi vida, funciona mejor cuando estoy al servicio de esta manera».

Elaine Ryan, una mujer de sesenta y un años de Katonah (Nueva York), tal vez lo describió mejor: «Una tarde visualicé a los miembros de nuestro grupo como piezas separadas que empezaron a fusionarse en un núcleo, que creció y se unificó como el grupo Helios. Cada semana partimos de lo que ocurrió en la anterior y nos unimos y fortalecemos más, y estamos más comprometidos con el foco de nuestras intenciones. Pienso en los miembros del grupo o en el grupo en sí como en una unidad y una parte de mi vida, como en un campo de energía unificado a la vez que individuos que tienen sus propios caminos».

Unos años antes, en septiembre de 2012, había intentado otro gran experimento de intención para la paz en medio de las disputas subidas de tono ante las elecciones presidenciales de ese otoño. Quise hacer un «experimento de intención para la paz de sanación de los Estados Unidos», y puse como objetivo el que consideraba que era el lugar más violento de la nación: el Congreso estadounidense. Preparé el terreno en junio en el programa de entrevistas radiofónico *América de costa a costa* y posteriormente, en septiembre, en un evento de un solo día de duración retransmitido por el canal de televisión por Internet Gaiam, en el que invité a los miles de espectadores a que enviasen una intención a los dos distritos más próximos al edificio del

Capitolio que estaban experimentando niveles de delincuencia cada vez más elevados; a continuación, esperé todo un año para comparar las cifras de delincuencia que tenía la policía relativas a los veinticuatro meses anteriores al evento y los doce meses posteriores a él.

El mes de septiembre siguiente analizamos los datos: los delitos con violencia, que habían sido el objetivo de nuestra intención, habían disminuido en un 33% a partir del septiembre de nuestra intención, lo cual supuso una inversión de la tendencia de los dos años anteriores, mientras que los delitos contra la propiedad siguieron aumentando. Y el día después de la intención que mandamos en el programa *América de costa a costa*, por primera vez desde que se habían conocido, el presidente de la Cámara, el republicano John Boehner, había abrazado a la expresidenta demócrata de la Cámara, Nancy Pelosi, enemiga acérrima suya.

¿Fuimos nosotros quienes lo hicimos?

¿Tuvimos algo que ver?

La respuesta corta: ¿qué más da?

Ahora contaba con algo más que mis dos fuentes habituales —los testimonios de miles de participantes e incluso un estudio científico— para demostrar que la intención grupal tiene un efecto extraordinario tanto en quienes la envían como en quienes la reciben, pero no sé más sobre el *porqué*, sobre la causa exacta de estos milagros. ¿Se trata de la intención misma, o del mayor poder que tiene la oración grupal en comparación con la individual, o se trata solo del hecho de declarar públicamente la intención, como creía Patty Rutledge?

Puede ser que las promesas que hacemos a otros tengan más peso que las que nos hacemos a nosotros mismos. Como a los vitalistas de Guy Riekemen, nos dan el coraje que nos permite quitar las ramas que se encuentran en nuestras vías con mayor facilidad. Una declaración en presencia de un grupo pequeño es un contrato que hacemos con el universo: el de hacerlo mejor y ser mejores en adelante. También está el poder del apoyo y la conexión, una condición tan necesaria para el espíritu humano como lo es el oxígeno para el cuerpo. La promesa más fundamental que nos hacemos unos a otros, el más básico de nuestros contratos sociales, es apoyarnos en la adversidad. *Seré tu testigo.* En todos los momentos de nuestras vidas necesitamos saber que, en algún lugar, alguien nos guarda las espaldas, y este conocimiento se convierte en una certeza más grande cuando un grupo de desconocidos se conecta para sanarnos.

En mi trabajo, siguen gustándome las pruebas, pero a lo largo del estudio de este fenómeno he perdido mi escepticismo, mi necesidad de desentrañar algunas bases científicas para todo lo que no puede explicarse racionalmente. Algunas realidades de nuestras vidas están más allá de lo que podemos explicar o comprender, y cuando las personas se unen, ocurren milagros, que no pueden reducirse a la suma de ciertos hechos y datos observables, al funcionamiento del nervio vago o del cerebro. He acabado por creer que los milagros no son individuales sino el resultado de fuerzas colectivas, especialmente cuando superamos las pequeñeces del yo. He renunciado a intentar explicar la magia. Es suficiente con mostrar que está ahí, aunque sea por medio de ofrecer pequeños atisbos de ella.

He sido testigo de muchos milagros con este proyecto, los cuales constituyen la prueba de que nuestro mundo y nuestras capacidades innatas son mucho más grandes de lo que concibió Newton o de lo que han reconocido los científicos modernos. He observado por mí misma que la conciencia es una actividad colectiva que tiene la capacidad de atravesar el tiempo y el espacio, y que las mentes se conectan desde cualquier distancia cuando se centran en un solo punto. La conexión no tiene nada que ver con la proximidad y todo que ver con la capacidad colectiva de crear. Todo lo que se requiere es hacer una declaración *homothumadon*, con una sola voz emocionada, apasionada.

He visto el poder extraordinario que tienen los pequeños grupos de generar esperanza y sanación en las vidas de todos sus miembros. Y he comprendido que el estado transformador más poderoso de todos es el altruismo. Alejarse de la autoayuda es la actitud sanadora más potente. Ahora creo que la intención grupal puede sanar el mundo, pero no tal como imaginé al principio. El objeto de sanación no importa en realidad. Lo que les funcionó a Mitchell Dean y a muchos otros fue soltar cualquier apego a un resultado. Lo sanador es el hecho de participar, el deseo de orar con una sola voz.

La intención es la versión más secular de la oración, distinta de esta en sus características específicas y en su creencia en el poder individual para manifestar. En lugar de dejar las cosas en manos de Dios («Hágase tu voluntad»), reconocemos en nosotros mismos el poder que tenemos como creadores e intentamos tomar las riendas de nuestro propio destino. Nos han educado para pensar en la oración como en algo sumamente individual, por medio de lo cual hablamos a solas con nuestro creador. Pero ahora tengo claro que amplificamos esa conversación privada en todos los sentidos cuando oramos de forma comunitaria. Cuando una persona solicita una sanación, nuestra propia necesidad de sanación reverbera en lo profundo de nosotros. Nos comprometemos mutuamente a esforzarnos más al día siguiente. Cada vez que participamos en una sanación, también curamos una pequeña parte de nosotros mismos.

El antropólogo francés Laurent Denizeau, profesor de la Universidad Católica de Lyon que estudió las veladas de curación organizadas por la Asociación Internacional de Ministerios de Sanación, se refirió a los grupos de sanación ritual como «veladas de milagros», lo que sugiere que la unión de personas en grupo es un factor necesario en las curaciones milagrosas. Según la opinión de Denizeau, aunque el pastor reúna a la multitud con sus propias sanaciones y las de otros e invoque al Espíritu Santo, «no es el acto mismo el que da lugar a la sanación, sino el hecho de que tenga lugar en una asamblea de oración».[7]

En ce sens, la maladie est une épreuve de soi mais aussi une épreuve relationnelle, que ces assemblées prennent en charge. Prendre soin du corps, c'est prendre soin du lien qui le construit comme sujet. Le corps malade, espace de rupture dans la définition de soi (marquée par sa relation aux autres), s'inscrit ici dans un corps plus vaste où la maladie n'est plus l'unique espace commun. Cette sociabilité autor de la guérison agit comme issue de secours du sens.

Me permito parafrasear a Denizeau en la traducción de su texto, para arrojar mayor claridad:[*]

En este sentido, la enfermedad no es solamente una prueba para uno mismo sino también una prueba de las relaciones en el seno del grupo, que estas reuniones apoyan. Cuidar el cuerpo también significa cuidar el vínculo que lo convierte en el objetivo del grupo. El cuerpo enfermo, que es un espacio roto cuando uno se autodefine como un individuo, pasa a formar parte de un cuerpo mucho más grande cuando se contempla en relación con los demás; en este cuerpo mayor, la enfermedad ya no es el único aspecto en común. Cuando la conexión social forma parte del proceso de sanación,

---

[*] Esta traducción no escrupulosa del original es de la autora (es decir, se ha traducido su traducción al inglés). (N. del T.)

hace las veces de salida de emergencia para esa definición de poco alcance que uno hace de sí mismo y permite acceder a un significado más amplio.[8]

Denizeau está diciendo que la enfermedad forma parte de la pequeñez del yo, el cual es una entidad distinta y separada, pero que en presencia de un grupo el individuo se reconoce como parte de un todo mayor. La enfermedad se identifica esencialmente como un elemento extraño en esta unidad perfecta, como una astilla que sobresale de un dedo, y el grupo, actuando como una pinza gigante, ayuda suavemente a extraerla.

Un día en que estaba escuchando la canción *One* de U2, de pronto me llamó la atención la sencilla sabiduría de las palabras «we get to carry each other», 'vamos a llevarnos el uno al otro'. La canción, por supuesto, se centra en cómo seguimos siendo «uno» incluso si «no somos iguales», pero ahora me doy cuenta de que esta frase relativa a llevarnos unos a otros no hace referencia a una obligación, sino a un privilegio. Al tener ocasión de llevarnos unos a otros, se nos brinda la oportunidad de obtener sanación.

Cuando reflexiono sobre todo el trabajo que he realizado en torno a la intención, pienso en lo que pudo querer decirnos Jesús. Tanto si uno es religioso como si, al igual que yo, tiene un sentido de la espiritualidad más secular, sus palabras nos continúan resonando. No actúes en pequeño a la hora de sanarte a ti mismo o de sanar el mundo. Se trata de una empresa demasiado grande para que puedas acometerla solo. Encuentra tu yo más verdadero y tu mayor poder participando en un grupo.

CÓMO CREAR TU PROPIO
CÍRCULO PODER DE OCHO

22

REUNIR A LOS OCHO

H a llegado el momento de que pongas a prueba el Poder de Ocho en tu propia vida. A continuación ofrezco instrucciones relativas a cómo crear un grupo de ocho individuos que se reunirán con regularidad, en persona o virtualmente. No es necesario que los ocho os encontréis físicamente presentes en el mismo lugar; según mi experiencia, la conexión virtual es igual de efectiva. Tampoco es estrictamente necesario tener exactamente ocho participantes, si bien esta es la cantidad óptima. Sugeriría que tu grupo no contenga menos de seis miembros y no más de doce, para que contéis con una masa crítica suficiente como para sentiros como un grupo, pero que no seáis tantos como para perderos en él.

Reúne un grupo de ocho amigos con ideas afines que estén abiertos a la posibilidad de la sanación por medio de la intención. Puedes partir de un grupo de lectura o un grupo parroquial, o reunir a algunos vecinos escogidos. Sigue los siguientes pasos:

1. Pregunta a los miembros del grupo que tengan un problema de salud –de tipo emocional o físico– si les gustaría ser el objetivo de la intención sanadora. Deja que la persona elegida como destinataria describa su problema en detalle.

2. Dedicad unos minutos a hablar sobre la intención y a diseñar la declaración intencional que sostendréis todos juntos.

3. Formad un círculo. Agarraos de las manos o bien indicadle al destinatario de la intención que se ponga en medio del círculo, mientras todos los otros miembros del grupo colocáis una mano sobre él. Los brazos extendidos ofrecen una imagen análoga a los radios de una rueda.

4. Para empezar, indícales a todos los miembros del grupo que cierren los ojos y se concentren en inhalar y exhalar. Despejad la mente de cualquier distracción y sostened en ella la declaración de la intención mientras imagináis, con los cinco sentidos, que el destinatario de la intención está sano y bien en todos los aspectos. A continuación, enviad la intención a través de vuestros corazones. El destinatario de la intención debe permanecer abierto a recibir. (Seguid las instrucciones de energización que se exponen un poco más adelante. Las instrucciones completas se detallan en el libro *El Experimento de la Intención*).

5. Al cabo de diez minutos, poned fin al envío de la intención, con suavidad, y tomaos unos momentos para «regresar» a la estancia. En primer lugar, pídele al destinatario de la intención que describa cómo se siente y si ha experimentado algún cambio, positivo o negativo. A continuación, todos los otros miembros podéis compartir vuestras experiencias por turnos. Toma nota de cualquier sentimiento de unidad palpable y también de cualquier mejoría en el estado de los emisores y del receptor.

6. Con el tiempo, empezad a elegir personas-objetivo externas al grupo.
7. Que cada participante tome buena nota de cualquier progreso mensual que experimente, en cuanto a su salud, sus relaciones, su profesión, su propósito de vida, etc.

Los grupos Poder de Ocho virtuales

He aquí algunas ideas para empezar:

1. *Definid las horas y la periodicidad de los encuentros y respetad ambas.* Decidid como grupo si queréis reuniros diaria o semanalmente (recomendaría al menos una vez a la semana) y sujetaos siempre al horario establecido. A continuación, decidid si queréis encontraros *online*, como grupo de audio o como grupo de vídeo. Las tres modalidades son posibles en Google Hangouts o Skype.
2. *Elegid a una persona de vuestro equipo conocedora del entorno de Internet como aquella a la que recurrir para resolver los problemas que tengáis con las aplicaciones Skype, Google Hangouts, Zoom o alguna otra destinada a facilitar las reuniones de grupos virtuales.* Esta persona puede ayudar a cualquiera que tenga dificultades con la tecnología.
3. *Antes de la reunión, escribid cada uno vuestras intenciones principales para el mes o el año* y compartidlas por turnos durante el encuentro.
4. *Empezad la reunión compartiendo quiénes sois y qué esperáis lograr* con vuestra participación en el grupo durante el resto del año.
5. *Comenzad haciendo preguntas, compartiendo y debatiendo* sobre aspectos del trabajo que se expone en este libro y en otros, como *El Experimento de la Intención* o *El vínculo*. Esto incluye

hacerse más consciente de los propios procesos de pensamiento y de las implicaciones del hecho de que estamos enviando y recibiendo información en todo momento. ¿Qué significa esto para los miembros del grupo? ¿Cómo afecta al éxito o a los fracasos que habéis experimentado en vuestras vidas?

6. *Incluid tiempo para poder hacer preguntas*, que deben dirigirse al grupo.

7. *Incluid tiempo para efectuar las sesiones de práctica.* En las dos primeras sesiones, dividíos en parejas y practicad el envío y la recepción de la imagen mental de un objeto que tenga algún significado especial para la persona que manda la imagen, ya sea positivo o negativo. El receptor debe tratar de intuir no solo el objeto sino también lo que siente la otra persona en relación con él. (Siempre es divertido intentar «transmitir» un objeto que se detesta de vez en cuando).

8. *Escribid en vuestros cuadernos una descripción detallada de lo que habéis enviado y de lo que ha recibido el otro.* A continuación, intercambiad los papeles (que los remitentes pasen a ser los receptores y viceversa).

9. *Repetid el paso 8 tras haber intercambiado los papeles.* Conservad las descripciones y no las extraviéis, para mantener un registro de vuestro grado de precisión durante el año.

La energización

Siguen a continuación los aspectos básicos del programa que desarrollé para maximizar el uso de la intención. Para el programa completo, consulta *El Experimento de la Intención*.

Aunque el poder de la intención es tal que cualquier tipo de enfoque puede tener algún efecto, las evidencias científicas sugieren que el envío de tu intención será más efectivo si crees en el proceso, aprendes a enfocarte, aquietas tu mente, conectas con el objeto de tu intención, visualizas el resultado, recreas mentalmente dicho resultado y sueltas, confiando en el proceso. Esta es la manera de hacerlo:

1. *Elige el lugar en el que llevar a cabo la práctica de la intención.* Una serie de estudios científicos sugieren que la intención actúa más rápidamente y mejor si se envía siempre desde el mismo sitio. Elegid, tú y tu grupo, un lugar al efecto en el que os sintáis a gusto, un espacio donde podáis sentaros en silencio y meditar.

2. *Enfoca la mente.* La energización implica desarrollar la capacidad de prestar atención con intensidad máxima, momento a momento. Una de las formas más seguras de cultivar esta aptitud es la práctica del sostenimiento de la concentración en el presente y centrarse en los cinco sentidos en el curso de la actividad cotidiana. Puedes practicar el apagado del constante parloteo interno de tu mente y concentrarte en tus experiencias sensoriales mientras llevas a cabo tus actividades cotidianas, como comer tus copos de maíz, esperar en una fila, ponerte el abrigo o caminar hacia el lugar de trabajo. Una buena manera de mantener tu mente en el presente es «entrar en tu cuerpo» y estar atento a las percepciones de tus sentidos. Con el tiempo, podrás prestar la máxima atención cuando estés con tu grupo de intención.

Siéntate en una silla en una posición que te resulte cómoda. Inspira de forma lenta y rítmica por la nariz y exhala por la boca —expulsa todo el aire lentamente—, de modo que la inhalación dure lo mismo que la exhalación. Deja que el vientre se relaje para que sobresalga ligeramente y a continuación contráelo con lentitud, como si estuvieses tratando de hacer que llegue a tocar tu espalda. Con esto te asegurarás de estar ejecutando la respiración diafragmática.

Repite esta respiración cada quince segundos, pero asegúrate de no esforzarte o forzar demasiado. Continúa durante tres minutos y después sigue observándola. Sigue así hasta completar cinco o diez minutos. Empieza por enfocar tu atención en la respiración solamente, y después, poco a poco, fíjate en lo que capta cada uno de tus cinco sentidos. ¿Qué aspecto tiene el momento presente? ¿Cómo suena? ¿A qué sabe? ¿A qué huele? ¿Qué sensaciones táctiles experimentas? Practica esto repetidamente.

3. *Estableced una forma de conexión.* El contacto físico o el enfoque en el propio corazón o en los sentimientos compasivos por el otro son medios potentes de generar un «hipercerebro» entre las personas. Si vais a mandar una intención para un miembro de vuestro grupo, estableced primero una conexión empática con él o ella por medio de dedicar unos momentos a intercambiar información personal entre vosotros; incluso podéis intercambiar objetos personales o fotografías. Tomad las manos de la persona-objetivo para lograr una conexión más profunda o meditad juntos un rato.

4. *Sé compasivo.* Utiliza los métodos siguientes para fomentar un sentimiento de compasión universal en tu grupo Poder de Ocho:

- Enfocad cada uno la atención en vuestro propio corazón, como si estuvieseis mandándole luz. Observad cómo la luz se expande desde el corazón al resto del cuerpo. Que cada uno formule un pensamiento amoroso hacia sí mismo, como: «Que yo esté bien y libre de sufrimiento».

- En la exhalación, imaginad una luz blanca que irradia hacia fuera desde vuestro corazón. Mientras hacéis esto, pensad: «Aprecio la bondad y el amor de todos los seres vivientes. Que todos los demás estén bien». Como recomiendan los budistas, pensad primero, cada uno, en todos vuestros seres queridos, seguid con vuestros buenos amigos, proseguid con los conocidos y acabad con las personas que claramente os desagradan. En cada etapa, pensad: «Que estén bien y libres de sufrimiento».

5. *Dile al universo qué es lo que quieres exactamente.* Define con tanta claridad como puedas tus intenciones; cuanto más detalladas sean, mejor. Si quieres que se te cure el dedo anular de la mano izquierda, especifica que se trata de este dedo y, si es posible, el problema que tienes con él.

Establece la totalidad de tu intención, que debe incluir qué es lo que te gustaría cambiar, a quién, cuándo y dónde. Haz una lista de verificación para asegurarte de que has concretado el quién, el qué, el cuándo, el dónde, el por qué y el cómo. Refléjalo en un dibujo o haz un *collage* con fotografías (tuyas o sacadas de revistas, etc.) y colócalo en algún lugar que puedas mirar a menudo.

No tengas reparos en anunciar tu intención abiertamente a los miembros de tu grupo y deja que la sostengan para ti mientras tú sostienes intenciones para ellos. *Promete, en voz alta delante de tu grupo, que harás todo lo que esté a tu alcance para hacer realidad tu intención.* Como dicen muchos de los participantes en mi Curso Magistral de la Intención, el hecho de tener que comprometerse públicamente «con el universo» con el grupo por testigo los obliga a dedicar mayores esfuerzos, y más sostenidos, a sus intenciones.

Si pretendes mejorar tu carrera profesional, no te limites a decir algo así como «quiero empezar a ganar más dinero sin tener que esforzarme». Esta declaración es demasiado general. Hazlo de la siguiente manera:

- Si necesitas que más personas se apunten a un programa tuyo, especifica cuántas.
- Si algo no está yendo como quieres en tu vida laboral, averigua de qué se trata. ¿De las personas? ¿De la comercialización de algún producto? ¿De tu rol? Ten claro cuál es el problema y concéntrate en mandar la intención de que se solucione.
- Si quieres un trabajo en particular, descríbelo pormenorizadamente por escrito.
- Si tus ingresos no son estables, pide un trabajo o una situación muy específicos que te brinden, con toda probabilidad, una entrada de dinero constante.
- Si quieres conocer a alguien especial, describe a esa persona en detalle. Dibuja una imagen mental y física de él o ella.

6. *Lleva a cabo una recreación mental.* La mejor manera de enviar una intención es visualizar el resultado deseado con los cinco sentidos. Es posible crear imágenes mentales en relación con cualquier objetivo: una nueva casa, un nuevo trabajo, una nueva relación, un cuerpo más sano o una mente más saludable. Imagínate (o imagina el objetivo de tu intención) implicado en cualquier aspecto nuevo de la vida que desees, o que esa persona desee, crear.

Las recreaciones no tienen que ser estrictamente visuales. Algunos de nosotros somos cenestésicos y tenemos un acusado sentido del tacto; otras personas son auditivas y piensan en sonidos. Tu recreación mental dependerá de cuáles sean los sentidos que estén más desarrollados en tu cerebro.

7. *Cree en el proceso.* No dejes que tu mente racional te diga que las intenciones no van a funcionar. Mantén fijo en tu mente el resultado deseado y no te permitas pensar en el fracaso. Algunos estudios realizados sobre la intención han revelado que el poder de la creencia permitió a determinadas personas llevar a cabo actos extremos.

8. *Elige el momento.* Los hechos demuestran que los envíos de intención funcionan mejor los días en los que uno se siente bien y feliz en todos los sentidos. Pero no siempre es posible esperar; a veces uno necesita la intención para que le haga sentirse mejor. Pero si tienes la opción, espera hasta encontrarte en las mejores condiciones posibles.

9. *Hazte a un lado.* A la hora de enviar la intención con tu grupo, relaja tu sentido del yo y permítete fusionarte con el objeto de tu intención. Después de evocar la intención, formúlala claramente y después suéltala. No pienses en el resultado. Este poder no se origina en ti; tú no eres más que el vehículo.

En resumen:

- Entra en el lugar en el que vas o vais a llevar a cabo la práctica de intención.
- Energízate a través de la meditación.
- Alcanza la concentración máxima a través de la plena conciencia del presente.
- Entrad, tú y el resto del grupo, en la misma longitud de onda por medio de centraros en la compasión y establecer una conexión significativa.
- Formula la intención. Que sea muy específica.

- Recrea mentalmente cada aspecto de la intención con todos tus sentidos.
- Visualiza, detalladamente y de manera vívida, que la intención se ha manifestado como un hecho.
- Elige el momento: aquellos días en los que te sientas bien y feliz.
- Hazte a un lado: ríndete al poder del universo y desapégate del resultado.

Los experimentos Poder de Ocho

Reúne un grupo de amigos que estén interesados en experimentar con algunos ejercicios de intención grupal. Establece un lugar en el que os encontraréis en cada ocasión. Elige el objetivo de la intención.

Un mensaje en una botella

Pídele a uno de los miembros del grupo que llene un tarro con agua y que «envíe un objeto» al tarro por medio de una meditación de intención. Esta meditación durará diez minutos; en este lapso, únicamente tendrá que centrarse en el nombre del objeto e imaginarlo con los cinco sentidos. A continuación, escribirá la palabra que designe el objeto en un trozo de papel, lo doblará para que la palabra no esté visible y lo dispondrá alrededor del tarro, sujetándolo con una goma elástica.

Seguidamente, sostendrá el frasco y lo mostrará al grupo, si estáis físicamente en el mismo lugar o si estáis reunidos en una plataforma web como Google Hangouts o Skype. Si vuestro formato es un grupo de Facebook, tomará una foto del tarro y la cargará en la página del grupo.

Los otros miembros del grupo deben enfocarse en el tarro e intentar intuir la palabra que contiene.

Enviar pensamientos amorosos a las plantas

Prueba a organizar tus propios experimentos de germinación para ver si podéis hacer que las plantas crezcan con mayor rapidez y más saludables a través del poder de la intención. Hacedlo del siguiente modo:

1. Comprad dos conjuntos de semillas.
2. Plantad ambos.
3. Enviad a uno de los conjuntos de semillas la intención amorosa de que hayan crecido cierta cantidad de centímetros en una fecha concreta.
4. Al cabo de dos semanas, medid la altura de las plántulas en ambos conjuntos, y ved cuál ha experimentado el mayor crecimiento.

Pídele a un miembro del grupo que sea el responsable de comprar las semillas, plantarlas y medirlas. Incluso puede cargar imágenes de las semillas y las plántulas en Facebook o en vuestro grupo de Google Hangouts. Elegid una hora en la que enviar la intención a las semillas como grupo. La persona designada medirá las plántulas al finalizar las dos semanas para ver qué ha sucedido.

Purificar agua

La forma más fácil de demostrar cualquier modificación en el grado de pureza del agua es medir el cambio que pueda producirse en su pH. El valor neutro es siete; cuanto más bajo sea el valor que se obtenga respecto a esta referencia, más ácido es el medio, y cuanto más alto sea el valor que se obtenga por encima de siete, mayor es la alcalinidad.

Esta es la forma de proceder con el grupo:

1. Designa a alguien que ejecute el experimento.
2. Pídele que compre algunas tiras de pH en una farmacia local. Indícale que llene dos vasos con agua del grifo procedente del mismo lugar y los etiquete como A y como B. Decide cuál será el vaso-objetivo y cuál el vaso de control.
3. Indícale a la persona que mida el pH de ambos vasos de agua.
4. Indícale que tome una fotografía del vaso-objetivo y la cargue en vuestro grupo de Google Hangouts o en vuestra página de Facebook.
5. A la hora que hayáis acordado, pídeles a todos los miembros del grupo que envíen la intención de aumentar el pH del agua en una unidad completa. Imaginadla como un arroyo de montaña de pureza cristalina.
6. Cuando, al cabo de unos minutos, hayáis enviado la intención, indícale a la persona responsable que efectúe otra medición del pH del agua y compruebe si se ha producido alguna modificación. (Si parece que no ha habido ningún cambio, no te preocupes; las tiras no son tan sensibles como el equipo científico que usamos nosotros).

Envía cualquier otro experimento que lleves a cabo a www.lynnemctaggart.com.

AGRADECIMIENTOS

Este proyecto nunca habría despegado sin la voluntad de una serie de científicos de prestigio y decenas de miles de lectores de participar en lo que, para el observador de a pie, parecería ser una idea descabellada.

Todas las historias de este libro han sido cuidadosamente documentadas a partir de encuestas o de relatos de los propios participantes. En la mayoría de los casos, los nombres son reales, excepto cuando las personas mismas, por una razón u otra, solicitaron que emplease un seudónimo.

Estoy más que agradecida por la buena disposición de los participantes en mis experimentos de la intención, talleres, teleseminarios y comunidad electrónica a permitirme compartir sus historias, y especialmente a Todd Voss por aceptar participar en nuestro primer experimento de la intención realizado sobre un ser humano. Dedico un agradecimiento especial a los participantes en el Curso Magistral de la Intención de 2015 por ofrecerse como voluntarios para ser el primer grupo de conejillos de Indias bien monitorizado y a todos los estudiantes de Life

University que se apuntaron a tomar parte en nuestros experimentos.

Estaré eternamente agradecida al doctor Gary Schwartz y a quien era su asistente de laboratorio en aquel entonces, Mark Boccuzzi, así como a la doctora Melinda O'Connor, el doctor Konstantin Korotkov, el difunto doctor Rustum Roy, la doctora Jessica Utts, el doctor Robert Jahn y Brenda Dunne, el doctor Roger Nelson, el fallecido doctor Fritz-Albert Popp, el doctor Manju Rao, la doctora Tania Slawecki, la doctora Stephanie Sullivan y el doctor Jeffrey Fannin por donar generosamente su tiempo y su energía para organizar y llevar a cabo experimentos científicos en mi nombre. El fallecido doctor Masaru Emoto ocupa un lugar especial en este proyecto por su audaz sugerencia de que probásemos a sacar estos experimentos del laboratorio y los efectuásemos sobre el terreno.

Entre los muchos ángeles que facilitaron este proyecto incluyo al doctor Guy Riekeman, por poner a nuestra disposición el Departamento de Psicología de su universidad, y a Jim Walsh, por efectuar una generosa donación que ayudó a despegar a nuestro experimento de intención para la paz.

Doy también las gracias a Tani Dhamija, Joy Banerjee y Sameer Mehta por donar su tiempo, instalaciones y equipos para crear nuestros primeros sitios web de los experimentos para la paz, al doctor Paul Drouin y Alexi Drouin de la Universidad Quantum y a Jirka Rysavy de Gaia TV por proporcionar las instalaciones de radiodifusión para varios experimentos de la intención.

El doctor Salah Al-Rashed, el doctor Kumar Rupesinghe, Tzadik Greenberg y Carsten Jacobsen contribuyeron de forma decisiva a que pudiese llevar a cabo los dos principales experimentos de intención para la paz; Caitlin y Kyle Whelan colaboraron con una parte del análisis estadístico, y Anya Hubbard ayudó a seleccionar varios de nuestros objetivos experimentales.

Estoy agradecida al doctor Jeff Levin, a Klaas-Jan Bakker, al doctor Larry Dossey y al profesor Timothy Darvill por orientarme en cuanto a los efectos sanadores de la oración en diversas tradiciones, y a los doctores Andrew Newberg, Fred Travis y Mario Beauregard por instruirme acerca de la neurociencia de la meditación y varios estados de iluminación y éxtasis.

Gracias especialmente a la asistencia editorial y legal de Leslie Meredith, Peter Borland, Daniella Wexler, Mark LaFlaur y Elisa Rivlin de Atria, quienes mejoraron el libro de innumerables maneras. Como siempre, estoy en deuda con mi agente Russell Galen, cuya dedicación a mí y al bien de este proyecto ha sido asombrosa, y con Drew Gerber y todo el equipo de Wasabi por ayudarme a hablarle al mundo del Poder de Ocho.

Varios equipos de mi empresa, WDDTY Publishing Ltd., cuentan con mi gratitud por su participación en el desarrollo de este proyecto. Y, finalmente, no habría escrito este libro sin mi esposo, Bryan Hubbard, y su apoyo y guía amorosos, y sobre todo su tierna insistencia en que esta era una historia que debía ser contada.

NOTAS

Capítulo 2

1. Jahn, R. G. *et al.* (1997). «Correlations of Random Binary Sequences with Pre-stated Operator Intention: A Review of a 12-Year Program». *Journal of Scientific Exploration*, 11 (3), 345-367; Radin, D. y Nelson, R. (1989). «Evidence for Consciousness-Related Anomalies in Random Physical Systems». *Foundations of Physics*, 19 (12), 1499-1514; McTaggart, Lynne (2013). *El campo: en busca de la fuerza secreta que mueve el universo* (4.ª ed.). Málaga, España: Sirio, 166-168.

2. Braud, William y Schlitz, Marilyn (1989). «A Methodology for the Objective Study of Transpersonal Imagery». *Journal of Scientific Exploration*, 3 (1), 43-63; Braud, William *et al.* (1993). «Further Studies of Autonomic Detection of Remote Staring: Replication, New Control Procedures and Personality Correlates». *Journal of Parapsychology*, 57: 391-409; Schlitz, M. y La Berge, S. (1994). «Autonomic Detection of Remote Observation: Two Conceptual Replications». En D. Bierman (ed.), *Proceedings of Presented Papers: 37th Annual Parapsychological Association Convention*. Fairhaven (Massachusetts), EUA: Parapsychological Association, 465-478.

3. Sicher, F. *et al.* (1998). «A Randomized Double-Blind Study of the Effect of Distant Healing in a Population with Advanced AIDS: Report of a Small Scale Study». *Western Journal of Medicine*, 168 (6), 356-363. Para una descripción completa de los estudios, consulta McTaggart, *El campo*, 242-260.

4. Dillbeck, M. C. *et al.* (1981). «The Transcendental Meditation Program and Crime Rate Change in a Sample of 48 Cities». *Journal of Crime and Justice*, 4, 25-45.
5. Schwartz, G. *et al.* (2001). «Accuracy and Replicability of Anomalous After-Death Communication Across Highly Skilled Mediums». *Journal of the Society for Psychical Research*, 65, 1-25.
6. Para una descripción exhaustiva de los primeros trabajos de F. Popp, consulta McTaggart, *El campo*, capítulo 3.
7. Para una descripción detallada de este primer experimento, consulta McTaggart, Lynne (2014). *El Experimento de la Intención: cómo cambiar tu vida y cambiar el mundo con el poder del pensamiento*. Málaga, España: Sirio, 275-286.

Capítulo 3
1. Grad, B. R. (1963). «A Telekinetic Effect on Plant Growth». *International Journal of Parapsychology*, 5, 117-133; Grad, B. R. (1964). «A Telekinetic Effect on Plant Growth II. Experiments Involving Treating of Saline in Stopped Bottles». *International Journal of Parapsychology*, 6, 473-498; Roney-Dougal, S. M. y Solfvin, J. (2002). «Field Study of Enhancement Effect on Lettuce Seeds: Their Germination Rate, Growth and Health». *Journal of the Society for Psychical Research*, 66, 129-143; Roney-Dougal, S. M. y Solfvin, J. (2003). «Field Study of an Enhancement Effect on Lettuce Seeds –Replication Study». *Journal of Parapsychology*, 67 (2), 279-298.
2. Van Wijk, E. P. A. y Van Wijk, R. (2002). «The Development of a Bio-Sensor for the State of Consciousness in a Human Intentional Healing Ritual». *Journal of International Society of Life Information Science*, 20 (2), 694-702.
3. Schwartz, G. E. *et al.* «Effects of Distant Group Intention on the Growth of Seedlings». *Emerging Paradigms at the Frontiers of Consciousness and UFO Research*, en el 27º Encuentro Anual de la Society of Scientific Exploration, del 25 al 28 de junio de 2008 en Boulder (Colorado), EUA.
4. La no localidad se consideró demostrada a partir de los experimentos llevados a cabo por Alain Aspect *et al.* en París en 1982. Consulta Aspect, A. *et al.* (1982). «Experimental Tests of Bell's Inequalities Using Time-Varying Analyzers». *Physical Review Letters*, 49, 1804-1807; y Aspect, A. (1999). «Bell's Inequality Test: More Ideal Than Ever». *Nature*, 398, 189-190.
5. Consulta McTaggart, L. (2011). *El vínculo: la conexión existente entre nosotros*. Málaga, España: Sirio, capítulo 1.

Capítulo 4

1. Kirlian, S. D. y Kirlian, V. K. (1964). «Photography and Visual Observation by Means of High-Frequency Currents». *Journal of Scientific and Applied Photography*, 6, 397-403.

2. Los trabajos más importantes de Korotkov al respecto eran *Human Energy Field: Study with GDV Bioelectrography* (2002. Paramus [Nueva Jersey], EUA: Backbone Publishing Company), y *Aura and Consciousness – New Stage of Scientific Understanding* (1999. San Petersburgo, Rusia: División de San Petersburgo del Ministerio de Cultura Ruso, Unidad de Publicaciones Estatales «Kultura»).

3. Konikiewicz, L. W. y Griff, L. C. (1982). *Bioelectrography –A New Method for Detecting Cancer and Body Physiology*. Harrisburg (Pensilvania), EUA: Leonard's Associates Press; Rein, G. (1985). «Corona Discharge Photography of Human Breast Tumour Biopsies». *Acupuncture & Electro-Therapeutics Research*, 10, 305-308; Korotkov, K. (1998). «Stress Diagnosis and Monitoring with New Computerized "Crown-TV" Device». *Journal of Pathophysiology*, 5, 227; Korotkov, K. *et al.* (2004). «Assessing Biophysical Energy Transfer Mechanisms in Living Systems: The Basis of Life Processes». *Journal of Alternative and Complementary Medicine*, 10 (1), 49-57; Bundzen, P. *et al.* (1999). «New Technology of the Athletes' Psycho-Physical Readiness Evaluation Based on the Gas-Discharge Visualisation Method in Comparison with Battery of Tests». *Procedimientos «SIS-99» del Congreso Internacional de San Petersburgo* (Rusia), 19-22; Bundzen, P. V. *et al.* (2005). «Psychophysiological Correlates of Athletic Success in Athletes Training for the Olympics». *Human Physiology*, 31 (3), 316-323.

4. Francomano, C. A., Jonas, W. B. y Chez, R. A. (17 y 18 de abril de 2002). «Proceedings: Measuring the Human Energy Field: State of the Science». The Gerontology Research Center, National Institute of Aging, National Institutes of Health. Baltimore (Maryland), EUA.

5. Kolmakow, S. *et al.* (1999). «Gas Discharge Visualization Technique and Spectrophotometry in Detection of Field Efffects». Mechanisms of Adaptive Behavior. *Abstracts of International Symposium*, St. Petersburg, 79. Además de múltiples entrevistas con K. Korotkov con fecha marzo de 2006.

6. Ver Korotkov, *Aura and Consciousness*, en la nota 2 de este capítulo.

7. Del Giudice, E., Preparata, G. y Vitiello, G. (1988). «Water as a Free Electric Dipole Laser». *Physical Review Letters*, 61 (9), 1085-1088.

8. Semikhina, L. P. y Kiselev, V. F. (1988). «Effect of Weak Magnetic Fields on the Properties of Water and Ice». *Soviet Physics Journal*, 31 (5), 351-

354, traducido de Zavedenii (1988). *Fizika*, 5, 13-17; Sasaki, S. *et al.* (1992). «Changes of Water Conductivity Induced by Non-Inductive Coil». *Society for Mind-Body Science*, 1, 23.

9. Cardella, C. *et al.* (2001). «Permanent Changes in the Physico-Chemical Properties of Water Following Exposure to Resonant Circuits». *Journal of Scientific Exploration*, 15 (4), 501-518; Montagnier, L. *et al.* (2011). «DNA Waves and Water». *Journal of Physics: Conference Series*, 306 (1), 012007; Montagnier, L. *et al.* (2009). «Electromagnetic Signals Are Produced by Aqueous Nanostructures Derived from Bacterial DNA Sequences». *Interdisciplinary Sciences: Computational Life Sciences*, 1, 81-90. También Bono, I. *et al.* (2012). «Emergence of the Coherent Structure of Liquid Water». *Water*, 4, 510-532.

10. Korotkov, K. (2003). «Aura and Consciousness». *Journal of Alternative and Complementary Medicine*, 9 (1), 25-37; K. Korotkov *et al.* (2004). «The Research of the Time Dynamics of the Gas Discharge Around Drops of Liquid». *Journal of Applied Physics*, 95 (7), 3334-3338.

11. Emoto, Masaru (2003). *Mensajes del agua: la belleza oculta del agua* (11.ª ed.). Barcelona, España: La Liebre de Marzo.

12. Radin, D. I. *et al.* (septiembre/octubre de 2006). «Effect of Distant Intention on Water Crystal Formation». *Explore*, 2 (5), 408-411; Radin, D. I. *et al.* (2008). «Water Crystal Replication Study». *Journal of Scientific Exploration*, 22 (4), 481-493.

13. El título completo del mayor tratado de Newton es *Philosophiae Naturalis Principia Mathematica*. Este título ofrece un guiño a sus implicaciones filosóficas, si bien esta obra es más conocida, de forma reverente, como *Principia*.

Capítulo 5

1. Stukeley, W. *Stonehenge, a Temple Restor'd to the British Druids*. Londres: impreso para W. Innys y R. Manby, 1740. 12, tal como se cita en http://www.voicesfromthedawn.com/stonehenge/.

2. Wilson, H. (17 de febrero de 2011). «The Healing Stones: Why Was Stonehenge Built?». BBC History, http://www.bbc.co.uk/history/ancient/british_prehistory/healing_stones.shtml; también la entrevista del autor con Timothy Darvill, el 26 de enero de 2016.

3. Hall, Manly P. (2003). *The Secret Teachings of All Ages: An Encyclopedia Outline of Masonic, Hermetic, Qabbalistic and Rosicrucian Symbolical Philosophy*. Nueva York, EUA: TarcherPerigee, 584-591.

4. Entrevista con Jan-Klaas Bakker, 7 de octubre de 2016.

5. Más concretamente, estas partes: Hechos, 13: 1-23, Esdras, 8: 22-2 y Jonás, 3: 6-10, como se señala en *Seven Benefits of Praying Together*, por el doctor Jonathan Oloyede, http://www.methodist.org. uk/media/646259/dd-explore-devotion-sevenbenefitsofprayingtogether-0912.pdf.

6. Consulta Beauregard, Mario y O'Leary, Denyse. (2007). *The Spiritual Brain: A Neuroscientist's Case for the Existence of the Soul.* Londres, RU: HarperOne, 284.

7. Spurgeon, C. «The Church on Its Knees: Unleashing the Power of United Prayer», tal como se reproduce en http://www.keepbelieving. com/sermon/the-church-on-itsknees-unleashing-the-power-of-united-prayer.

8. Aquí y en todas las otras ocasiones me baso en R. Carroll y S. Prickett, eds. (2008). *The Bible: Authorized King James Version with Apocrypha*, Oxford University Press.

9. Spurgeon, C. «The Church on Its Knees». En cuanto a todas las traducciones griegas de *homothumadon*, me baso en http://biblehub.com/ greek/3661.htm.

10. Aquí y en todos los otros lugares de este capítulo me baso en http:// www.studylight.org/commentaries para este resumen tan completo de los comentarios más destacados sobre los Hechos y *homothumadon*; Barnes, Albert. (2001). «Commentary on Acts 1:14». *Notes on the New Testament.* Grand Rapids (Míchigan), EUA. http://www.studylight.org/ commentaries/acc/acts-1.html.1870.

11. Jamieson, R., Fausset, A. R. y Brown, D. (16 de febrero de 2017). Commentary on Acts 1:14. *Commentary Critical and Explanatory on the Whole Bible*, volumen 3. CreateSpace Independent Publishing Platform; http://www.studylight.org/commentaries/fju/acts-1.html.1871-1878.

12. Poole, Matthew. «Commentary on Acts 1:14». Poole, M. (2015). *Annotations upon The Holy Bible: Wherein The Sacred Text Is Inserted, and Various Readings Annexed, Together With the Parallel Scriptures.* Arkose Press. http:// www.studylight.org/commentaries/mpc/acts-1.html.1685.

13. «Commentary on Acts 1:14». Cambridge Greek Testament for Schools and Colleges. http://www.studylight.org/commentaries/cgt/acts-1.html.

14. Pett, P. «Commentary on Acts 1:4». *Peter Pett's Commentary on the Bible*, http://www.studylight.org/commentaries/pet/acts-1.html.

15. Ogilvie, Lloyd John (1976). *Drumbeat of Love.* Waco (Texas), EUA: Word Books, 19-20.

16. Ogilvie. *Drumbeat*, 20.

17. Black, Matthew (1967). *An Aramaic Approach to the Gospels and Acts*. Peabody (Massachusetts), EUA: Hendrickson Publishing, 10.
18. Lucas, 9, 1-2 y Mateo, 10, 6 y 10, 8.
19. Hechos de los Apóstoles, 5, 16.
20. Clark, A. «Commentary on Acts 2:4». *The Adam Clarke Commentary*. http://www.studylight.org/commentaries/acc/acts-2.html.
21. http://www.studylight.org/commentaries/acc/acts-2.html.
22. Carroll y Prickett, *The Bible, op. cit.*
23. Para definiciones de *ekklésia*: http://biblehub.com/greek/1577.htm.

Capítulo 6

1. Dillbeck, M. C. *et al.* (1981). «The Transcendental Meditation Program and Crime Rate Change in a Sample of 48 Cities». *Journal of Crime and Justice*, 4, 25-45.
2. Hagelin, J. *et al.* (1999). «Effects of Group Practice of the Transcendental Meditation Program on Preventing Violent Crime in Washington, DC: Results of the National Demonstration Project, June-July 1993». *Social Indicators Research*, 47 (2), 153-201.
3. Orme-Johnson, W. *et al.* (1988). «International Peace Project in the Middle East: The Effects of the Maharishi Technology of the Unified Field». *Journal of Conflict Resolution*, 32, 776-812.
4. «Sri Lanka's Return to War: Limiting the Damage» (20 de febrero de 2008). *Asia Report*, 146: http://www.refworld.org/pdfid/47bc2e5c2.pdf.

Capítulo 7

1. Tighe, Paul. (18 de septiembre de 2008). «Sri Lanka Battles Tamil Rebels in Land, Air and Sea Attacks». *Bloomberg.com*: http://ourlanka.com/srilankanews/sri-lanka-battles-tamil-rebels-in-land-air-and-sea-attacks-bloomberg.com.htm.
2. Kumara, S. (29 de septiembre de 2008). «Fighting intensifies as Sri Lankan army advances on LTTE stronghold». World Socialist Website: http://www.wsws.org/en/articles/2008/09/sril-s29.html.

Capítulo 8

1. Butler-Bowdon, Tom (2005). *50 Spiritual Classics: Timeless Wisdom from 50 Great Books of Inner Discovery, Enlightenment and Purpose*. Londres, RU: Nicolas Brealey, 255. [En español: (2007). *50 clásicos espirituales: la sabiduría eterna de 50 grandes libros sobre descubrimiento interior, iluminación y propósito vital*. Barcelona, España: Amat].

2. Beauregard, Mario, y O'Leary, Denyse (2007). *The Spiritual Brain: A Neuroscientist's Case for the Existence of the Soul*. Londres, RU: HarperOne, 191.

3. *Un curso de milagros*, 4.ª ed. (2007). Texto, cap. 15. Mill Valley (California), EUA: Foundation for Inner Peace.

4. Maslow, A. H. (2014). *Religions, Values, and Peak-Experiences*. Stellar Books, 33. [En español: (2013). *Religiones, valores y experiencias cumbre*. Barcelona, España: La Llave].

5. Newberg, A. y Waldman, M. R. (2016). *How Enlightenment Changes Your Brain: The New Science of Transformation*. Londres, RU: Hay House, 40.

6. Para una descripción completa de la revelación de Edgar Mitchell, consulta McTaggart, Lynne (2013). *El campo: en busca de la fuerza secreta que mueve el universo* (4ª ed.). Málaga, España: Sirio, 33-34.

7. James, William (1958). *The Varieties of Religious Experience*. Nueva York, EUA: New American Library, 67, citado en Greeley, A. M. (1974). *Ecstasy: A Way of Knowing*. Englewood Cliffs (Nueva Jersey), EUA: Prentice Hall, 8-9.

8. Greeley, A. (1975). *The Sociology of the Paranormal*. Beverly Hills (California), EUA: Sage Publications, tal como aparece citado en Levin, J. y Steele, L. (2005). «The Transcendent Experience: Conceptual, Theoretical, and Epidemiologic Perspectives». *Explore*, 1 (2), 89-101.

Capítulo 9

1. Newberg, A. y Waldman, M. R. (2016). *How Enlightenment Changes Your Brain: The New Science of Transformation*. Londres, RU: Hay House, 43.

2. Newberg, A. (2001). *Why God Won't Go Away*. Nueva York, EUA: Ballantine, 103.

3. Newberg y Waldman. *How Enlightenment*, 53.

4. Ibid., 52.

5. Newberg. *Why God Won't Go Away*, 118-119.

6. Newberg y Waldman. *How Enlightenment*, 94.

7. Newberg. *Why God Won't Go Away*, 121-122.

8. Ibid., 126-127.

9. Livingston, K. (2005). «Religious Practice, Brain, and Belief». *Journal of Cognition and Culture*, 5, 1-2.

10. Newberg, A. y Waldman, M. R. (2006). *Why We Believe What We Believe: Uncovering Our Biological Need for Meaning, Spirituality, and Truth*. Nueva York, EUA: Free Press, 195.

11. *Why God Won't Go Away*, 200-205.

12. Underhill, Evelyn (1912). *Mysticism*. Nueva York, EUA: E. P. Dutton.

13. Newberg y Waldman. *How Enlightenment*, 91.

Capítulo 10

1. Newberg, A. y Waldman, M. R. (2016). *How Enlightenment Changes Your Brain: The New Science of Transformation*. Londres, RU: Hay House, 91.
2. Tal como aparece citado en Levin, J. y Steele, L. (2005). «The Transcendent Experience: Conceptual, Theoretical, and Epidemiologic Perspectives». *Explore*, 1 (2), 89-101.
3. Greeley, A. M. (1974). *Ecstasy: A Way of Knowing*. Englewood Cliffs (Nueva Jersey), EUA: Prentice Hall.
4. Newberg. *Why God*, 108; Newberg y Waldman. *How Enlightenment*, 64-65.
5. Kast, E. C. (1967). «Attenuation of Anticipation: A Therapeutic Use of Lysergic Acid Diethylamide». *Psychiatry Quarterly*, 41, 646-657.
6. Levin, J. y Steele, L. *The Transcendent Experience*.

Capítulo 11

1. Levin, J. y Steele, L. (2005). «The Transcendent Experience: Conceptual, Theoretical, and Epidemiologic Perspectives». *Explore*, 1 (2), 89-101.
2. Ehrenreich, Barbara (2007). *Dancing in the Streets: A History of Collective Joy*. Londres, RU: Granta Books.
3. Harris, G. (2005). «Healing in Feminist Wicca», en Linda L. Barnes y Susan Starr Sered (eds.). *Religion and Healing in America*. Nueva York, EUA: Oxford University Press, 258-261.
4. Glik, D. C. (1988). «Symbolic, Ritual and Social Dynamics of Spiritual Healing». *Social Science & Medicine*, 27 (11), 1197-1206.
5. Kaptchuk, T. J. (2011). «Placebo Studies and Ritual Theory: A Comparative Analysis of Navajo, Acupuncture and Biomedical Healing». *Philosophical Transactions of the Royal Society B*, 366, 1849-1858.
6. Kaptchuk. «Placebo Studies».
7. Davis-Floyd, R. «Research Paper on Rituals», no publicado, citando a d'Aquili, E. G. *et al.* (1979). *The Spectrum of Ritual: A Biogenetic Structural Analysis*. Nueva York, EUA: Columbia University Press.
8. Kaptchuk. «Placebo Studies».
9. Durkheim, E. (1915). *Les Formes Élémentaires de la Vie Religieuse*. París, Francia: F. F. Alcan, tal como aparece citado en Fischer, R. *et al.* (2014). «The Fire-Walker's High: Affect and Physiological Responses in an Extreme Collective Ritual». *PLoS One*, 9 (2), e88355.
10. Según lo señalado por Haidt, J. *et al.* (junio de 2008). «Hive Psychology, Happiness, and Public Policy». *Journal of Legal Studies*, 37 (S2), S133-S156.

11. Tewari, S. *et al.* (2012). «Participation in Mass Gatherings Can Benefit Well-Being: Longitudinal and Control Data from a North Indian Hindu Pilgrimage Event». *PLoS One*, 7 (10), DOI: 10.1371/journal.pone.0047291.
12. Fischer *et al.* «The Fire-Walker's High».
13. Bittman, B. *et al.* (2001). «Composite Effects of Group Drumming Music Therapy on Modulation of Neuroendocrine-Immune Parameters in Normal Subjects». *Alternative Therapies in Health and Medicine*, 7 (1), 38-47.
14. Krippner, S. en Schlitz, M. *et al.* (2005). *Consciousness & Healing: Integral Approaches to Mind-Body Medicine*. Atlanta (Georgia), EUA: Elsevier, 179.
15. Travis, F. (2014). «Transcendental Experiences during Meditation Practice». *Annals of New York Academy of Science: Advances in Meditation Research: Neuroscience and Clinical Applications*, 1307, 1-8; Travis, F. y Shaw, J. (2010). «Focused Attention, Open Monitoring and Automatic Self-Transcending: Categories to Organize Meditations from Vedic, Buddhist and Chinese Traditions». *Consciousness and Cognition*, 19, 1110-1119.
16. Reddish, P. *et al.* (2013). «Let's Dance Together: Synchrony, Shared Intentionality and Cooperation». *PLos One*, 8, 8, DOI: 10.1371/journal.pone.0071182; Wiltermuth, S. S. y Heath, C. (2009). «Synchrony and Cooperation». *Psychological Science*, 20 (1), 1-5, DOI: 10.1111/j.1467-9280.2008.02253.x.
17. Atkinson, Q. D. y Whitehouse, H. (2011). «The Cultural Morphospace of Ritual Form». *Evolution and Human Behavior*, 32 (1), 50-62.
18. Aranda, M. P. (2008). «Relationship Between Religious Involvement and Psychological Well-Being: A Social Justice Perspective». *Health and Social Work*, 33 (1), 9-21; Aranda, M. P. *et al.* (2011). «The Protective Effect of Neighborhood Composition on Increasing Frailty Among Older Mexican Americans: A Barrio Advantage?». *Journal of Aging and Health*, 23 (7), 1189-1217.
19. Levin, J. (2009). «How Faith Heals: A Theoretical Model». *Explore*, 5 (2), 77-96.
20. Levin, J., entrevista con la autora el 2 de septiembre de 2015; Beauregard y O'Leary, *The Spiritual Brain*, 291.
21. Maslow (1964). *Religion, Values, and Peak-Experiences*. Stellar Classics.
22. Underhill, E. *Mysticism*.
23. Aurobindo, S. y Kunkolienker, K. R. (10 a 15 de agosto de 1998). «From "Mind" to "Supermind": A Statement of Aurobindonian Approach». The Paideia Project On-line, Twentieth World Congress of

Philosophy. Boston (Massachusetts), EUA: https://www.bu.edu/wcp/Papers/Mind/MindKunk.htm.

24. Meintel, D. y Mossière, G. (2011). «Reflections on Healing Rituals, Practices and Discourse in Contemporary Religious Groups». *Ethnologies*, 33 (1), 19-32.

25. Pennebaker, J. W. (1997). «Writing about Emotional Experiences as a Therapeutic Process». *Psychological Science*, 8, 162-166; Pennebaker, J. W. y Francis, M. E. (1996). «Cognitive, Emotional, and Language Processes in Disclosure». *Cognition and Emotion*, 10 (6), 601-26, tal como se menciona en Levin, J. «How Faith Heals: A Theoretical Model».

26. Dienstfrey, H. (1999). «Disclosure and Health: An Interview with James W. Pennebaker». *Advances in Mind-Body Medicine*, 15 (3), 161-163.

Capítulo 12

1. Nash, Carroll B. (1984). «Test of Psychokinetic Control of Bacterial Mutation». *Journal of the American Society for Psychical Research*, 78, 145-152.

2. Stanley, E. (1999). «Liquid Water: A Very Complex Substance». *Pramana Journal of Physics*, 53 (1), 53-83.

3. La Universidad del Banco Sur de Londres ofrece un muy buen resumen del comportamiento anárquico del agua: www.lsbu.ac.uk/water.

4. Roy, R. *et al.* (2005). «The Structure of Liquid Water: Novel Insights from Materials Research: Potential Relevance to Homeopathy». *Materials Research Innovations*, 9 (4), 1433-075X.

5. Correspondencia por correo electrónico con R. Roy, primavera de 2009.

6. Grad, B. (1979). «Dimensions in "Some Biological Effects of the Laying on of Hands" and Their Implications». En Herbert Arthur Otto y James William Knight (eds.). *Dimension in Wholistic Healing: New Frontiers in the Treatment of the Whole Person*. Chicago (Illinois), EUA: Nelson-Hall, 199-212.

7. Pyatnitsky, L. N. y Fonkin, V. A. (1995). «Human Consciousness Influence on Water Structure». *Journal of Scientific Exploration*, 9 (1), 89.

8. Zuyin, L. (1997). *Scientific Qigong Exploration*. Malvern (Pensilvania), EUA: Amber Leaf Press, tal como se menciona en Roy, R. *et al.* «The Structure of Liquid Water: Novel Insights».

Capítulo 13

1. Grad, B. (1967). «The Laying on of Hands: Implications for Psychotherapy, Gentling and the Placebo Effect». *Journal of the Society for Psychical Research*, 61 (4), 286-305.

2. El análisis estadístico de nuestros resultados indicó $p < 0,07$, lo cual estaba dentro de los límites de la significación estadística porque $p < 0,05$ es el mínimo que se considera estadísticamente significativo.
3. Tiller, W. *et al.* (2001). *Conscious Acts of Creation: The Emergence of a New Physics*. Walnut Creek (California), EUA: Pavior Publishing, 175 y 216.

Capítulo 14
1. Wheeler, L. (2017). *Engaging Resilience: Heal the Physical Impact of Emotional Trauma*. Charleston (Carolina del Sur), EUA: CreateSpace.
2. El Proyecto de Conciencia Global de Nelson ofrece un análisis completo de nuestros resultados: http://teilhard.global-mind.org/intention.110911-18.html.

Capítulo 15
1. Gandhi, M., tal como es citado en http://www.mkgandhi.org/my_religion/01definition_of_religion.htm.
2. Braunstein, R. *et al.* (agosto de 2014). «The Role of Bridging Cultural Practices in Racially and Socioeconomically Diverse Civic Organizations». *American Sociological Review*, 79 (4), 705-725.

Capítulo 17
1. Gallese, V. *et al.* (1996). «Action Recognition in the Premotor Cortex». *Brain*, 119 (2), 593-609.
2. Ricard, M. *et al.* (noviembre de 2014). «Mind of the Meditator». *Scientific American*, 39-45.
3. McTaggart, *El Experimento de la Intención*, 120-121.
4. Ibid. 121-122.
5. Lutz, A. *et al.* (2004). «Long-Term Meditators Self-Induce High-Amplitude Gamma Synchrony during Mental Practice». *Proceedings of the National Academy of Science*, 101 (46), 16369-16373.
6. Leiberg, S. *et al.* (2011). «Short-Term Compassion Training Increases Prosocial Behavior in a Newly Developed Prosocial Game». *PLoS One*, 6 (3), DOI: 10.1371/journal.pone.0017798.
7. Entrevista con Mario Beauregard, 14 de octubre de 2015.
8. Cialdini, R. B. *et al.* (1997). «Reinterpreting the Empathy-Altruism Relationship: When One into One Equals Oneness». *Journal of Personality and Social Psychology*, 73 (93), 481-494.

Capítulo 18

1. George es un seudónimo, pero su historia fue documentada por Candy Gunther Brown, profesora adjunta de estudios religiosos en la Universidad de Indiana, y publicada en su libro *Testing Prayer: Science and Healing*. (2012). Cambridge (Massachusetts), EUA: Harvard University Press.
2. Clark, R. (2010). *Changed in a Moment*. Mechanicsburg (Pensilvania), EUA: Apostolic Network of Global Awakening.
3. O'Laoire, S. (1997). «An Experimental Study of the Effects of Distant, Intercessory Prayer on Self-Esteem, Anxiety and Depression». *Alternative Therapies on Health and Medicine*, 3 (6), 19-53.
4. K. Pellimer, K. (2010). «Environmental Volunteering and Health Outcomes over a 20-Year Period». *Gerontologist*, 50, 594-602.
5. Poulin, M. J. y Holman, E. A. (2013). «Helping Hands, Healthy Body? Oxytocin Receptor Gene and Prosocial Behavior Interact to Buffer the Association between Stress and Physical Health». *Hormones and Behavior*, 63 (3), 510-517; Poulin, M. J. (2014). «Volunteering Predicts Health among Those Who Value Others: Two National Studies». *Health Psychology*, 33 (2), 120-129; Poulin, M. *et al.* (2013). «Giving to Others and the Association between Stress and Mortality». *American Journal of Public Health*, 103 (9), 1649-1655.
6. Mor, N. y Winquist, J. (2002). «Self-Focused Attention and Negative Affect: A Meta-Analysis». *Psychological Bulletin*, 128 (4), 638-662.
7. Brown, W. M. *et al.* (mayo de 2005). «Altruism Relates to Health in an Ethnically Diverse Sample of Older Adults». *Journal of Gerontology Series B: Psychological Sciences and Social Sciences*, 60 (3), P143-52.
8. Koenig, H. G. (1998). «Religious Coping and Health Status in Medically Ill Hospitalized Older Adults». *Journal of Nervous and Mental Disease*, 186, 513-521.
9. Oman, D. *et al.* (1999). «Volunteerism and Mortality among the Community-Dwelling Elderly». *Journal of Health Psychology*, 4 (3), 301-316.
10. The Saguaro Seminar: Civic Engagement in America (agosto de 2000). «Social Capital Community Benchmark Survey». Kennedy School of Government, Harvard University, https://www.hks.harvard.edu/saguaro/communitysurvey/docs/survey_instrument.pdf.
11. Luks, A. (octubre de 1988). «Helper's High: Volunteering Makes People Feel Good, Physically and Emotionally». *Psychology Today*.

Capítulo 19

1. Keltner, Dacher (2009). *Born to Be Good: The Science of a Meaningful Life*. Nueva York, EUA: W. W. Norton.
2. Keltner. *Born to Be Good*, 232-235.
3. Hutcherson, C. *et al.* (octubre de 2008). «Loving-Kindness Meditation Increases Social Connectedness». *Emotions*, 720-728.
4. Hamilton, David R. (2010). *Why Kindness Is Good for You*. Londres, RU: Hay House.
5. Clodi, M. *et al.* (2008). «Oxytocin Alleviates the Neuroendocrine and Cytokine Response to Bacterial Endotoxin in Healthy Men». *American Journal of Physiology, Endocrinology and Metabolism*, 295 (3), E686-91; también Hamilton, *Why Kindness*, 90.
6. Hamilton, *Why Kindness*, 108.
7. Gauthier, F. (2011). «Les HeeBeeGeeBee Healers au Festival Burning Man. Trois Récits de Guérison». *Ethnologies*, 33 (1), 191-217.
8. Fredrickson, B. L. *et al.* (2013). «A Functional Genomic Perspective on Human Well-Being». *Proceedings of the National Academy of Science*, 110 (33), 13684-13689.
9. Arnstein, P. *et al.* (2002). «From Chronic Pain Patient to Peer: Benefits and Risks of Volunteering». *Pain Management in Nursing*, 3 (3), 94-103.
10. Koenig, H. G. *et al.* (1998). «The Relationship between Religious Activities and Blood Pressure in Older Adults». *International Journal of Psychiatry in Medicine*, 28, 189-213.
11. Koenig, H. G. *et al.* (1997). «Attendance at Religious Services, Interleukin-6, and Other Biological Parameters of Immune Function in Older Adults». *International Journal of Psychiatry in Medicine*, 27, 233-250.
12. Koenig, H. G. y Larson, D. B. (1998). «Use of Hospital Services, Religious Attendance, and Religious Affiliation». *Southern Medical Journal*, 91, 925-932.
13. Oman, D. y Reed, D. (1998). «Religion and Mortality among the Community-Dwelling Elderly». *American Journal of Public Health*, 88, 1469-1475.
14. Hummer, R. *et al.* (1999). «Religious Involvement and U.S. Adult Mortality». *Demography*, 36, 273-285.
15. Kark, J. D. *et al.* (1996). «Does Religious Observance Promote Health? Mortality in Secular vs Religious Kibbutzim in Israel». *American Journal of Public Health*, 86, 341-346.
16. Koenig, H. G. *et al.* «Attendance at Religious Services».
17. Brown, C. G. *et al.* (2010). «Study of the Therapeutical Effects of Proximal Intercessory Prayer (STEPP) on Auditory and Visual Impairments in Rural Mozambique». *Southern Medical Journal*, 103, 864-869.

18. Hubbard, Bryan. (2014). *The Untrue Story of You*. Londres, RU: Hay House.

Capítulo 21
1. Newberg, A. y Waldman, M. R. (2016). *How Enlightenment Changes Your Brain: The New Science of Transformation*. Londres, RU: Hay House, 91.
2. Newberg y Waldman. *How Enlightenment*, 120.
3. Lindenberger, U. *et al.* (2009). «Brains Swinging in Concert: Cortical Phase Synchronization While Playing Guitar». *BMC Neuroscience*, 10 (22), DOI: 10.1186/1471-2202-10-22.
4. Müller, V. *et al.* (2013). «Intra- and Inter-Brain Synchronization during Musical Improvisation on the Guitar». *PLoS One*, 8 (9), e73852.
5. Filho, E. (2015). «The Juggling Paradigm: A Novel Social Neuroscience Approach to Identify Neuropsychophysiological Markers of Team Mental Models». *Frontiers in Psychology*, 8, 799.
6. Korotkov, K. (2015). «Electrophotonic Analysis of Complex Parameters of the Environment and Psycho-Emotional State of a Person». *WISE Journal*, 4 (3), 49-56.
7. Denizeau, L. (2011). «Soirées miracles et guérisons». *Ethnologies*, 33 (1), 75-93.
8. Doy las gracias a Jean Hudon, que trabaja con mi editora francesa Ariane, por ayudarme con la traducción de este pasaje.

BIBLIOGRAFÍA

Aknin, L., *et al.* (2013). «Prosocial Spending and Well-Being: Cross-Cultural Evidence for a Psychological Universal». *Journal of Personality and Social Psychology*, 104 (4), 635-652.

Allen, K. N., y Wozniak, D. F. (2014). «The Integration of Healing Rituals in Group Treatment for Women Survivors of Domestic Violence». *Social Work in Mental Health*, 12 (12), 52-68.

Alspach, J. G. (2014). «Harnessing the Therapeutic Power of Volunteering». *Critical Care Nurse*, 34 (6), 11-14.

Aranda, M. P. (2008). «Relationship Between Religious Involvement and Psychological Well-Being: A Social Justice Perspective». *Health and Social Work*, 33 (1), 9-21.

Aranda, M. P., *et al.* (2011). «The Protective Effect of Neighborhood Composition on Increasing Frailty Among Older Mexican Americans: A Barrio Advantage?», *Journal of Aging and Health*, 23 (7), 1189-1217.

Arnstein, P., *et al.* (2002). «From Chronic Pain Patient to Peer: Benefits and Risks of Volunteering». *Pain Management in Nursing*, 3 (3), 94-103.

Aspect, A. (1999). «Bell's Inequality Test: More Ideal Than Ever». *Nature*, 398, 189-190.

Aspect, A., *et al.* (1982). «Experimental Tests of Bell's Inequalities Using Time-Varying Analyzers». *Physical Review Letters*, 49, 1804-1807.

Atkinson, Q. D. y Whitehouse, H. (2011). «The Cultural Morphospace of Ritual Form». *Evolution and Human Behavior*, 32 (1), 50-62.

355

Barnes, Albert (2001). *Acts and Romans.* Vol. 10 de *Notes on the New Testament.* Heritage Edition. Grand Rapids (Míchigan), EUA: Baker Books.

Barnes, Linda L. y Susan Starr Sered (eds.) (2005). *Religion and Healing in America.* Nueva York, EUA: Oxford University Press.

Beauregard, Mario y O'Leary, Denyse (2007). *The Spiritual Brain: A Neuroscientist's Case for the Existence of the Soul.* Londres, RU: HarperOne.

Beischel, J. y Schwartz, G. E. (2007). «Anomalous Information Reception by Research Mediums Demonstrated Using a Novel Triple-Blind Protocol». *Explore*, 3, 23-27.

Bhat, R. K., *et al.* (6 de noviembre de 2016). «Correlation of Electrophotonic Imaging Parameters With Fasting Blood Sugar in Normal, Prediabetic, and Diabetic Study Participants». *Journal of Evidence-Based Complementary & Alternative Medicine*, 1-8.

Bittman, B., *et al.* (2001). «Composite Effects of Group Drumming Music Therapy on Modulation of Neuroendocrine-Immune Parameters in Normal Subjects». *Alternative Therapies in Health and Medicine*, 7 (1), 38-47.

Black, Matthew (1967). *An Aramaic Approach to the Gospels and Acts.* Peabody (Massachusetts), EUA: Hendrickson Publishing.

Bono, I., *et al.* (2012). «Emergence of the Coherent Structure of Liquid Water». *Water*, 4, 510-532.

Braud, William y Schlitz, Marilyn. (1989). «A Methodology for the Objective Study of Transpersonal Imagery». *Journal of Scientific Exploration*, 3 (1), 43-63.

Braud, W., Shafer, D. y Andrews, S. (1993). «Further Studies of Autonomic Detection of Remote Staring: Replication, New Control Procedures and Personality Correlates». *Journal of Parapsychology*, 57: 391-409.

Braunstein, R., *et al.* (agosto de 2014). «The Role of Bridging Cultural Practices in Racially and Socioeconomically Diverse Civic Organizations». *American Sociological Review*, 79 (4), 705-725.

Brown, C. G., *et al.* (2010). «Study of the Therapeutical Effects of Proximal Intercessory Prayer (STEPP) on Auditory and Visual Impairments in Rural Mozambique». *Southern Medical Journal*, 103, 864-869.

Brown, Candy Gunther. (2012). *Testing Prayer: Science and Healing.* Cambridge (Massachusetts), EUA: Harvard University Press.

Brown, W. M., *et al.* (2005). «Altruism Relates to Health in an Ethnically Diverse Sample of Older Adults». *Journal of Gerontology Series B: Psychological Sciences and Social Sciences*, 60 (3), P143-P152.

Bundzen, P. V., *et al.* (2005). «Psychophysiological Correlates of Athletic Success in Athletes Training for the Olympics». *Human Physiology*, 31 (3), 316-323.

Bundzen, P., *et al.* (1999). «New Technology of the Athletes' Psycho-Physical Readiness Evaluation Based on the Gas-Discharge Visualisation Method in Comparison with Battery of Tests». *Procedimientos «SIS-99» del Congreso Internacional de San Petersburgo (Rusia)*, 19-22.

Burkert, Walter. (1987). *Ancient Mystery Cults*. Cambridge (Massachusetts), EUA: Harvard University Press. [En español: (2013). *Cultos mistéricos antiguos*. Madrid, España: Trotta].

Burl, Aubrey (2005). *A Guide to the Stone Circles of Britain, Ireland and Brittany*. New Haven (Connectitut), EUA: Yale University Press.

Butler-Bowdon, Tom (2005). *50 Spiritual Classics: Timeless Wisdom from 50 Great Books of Inner Discovery, Enlightenment and Purpose*. Londres, RU: Nicolas Brealey, 255. [En español: (2007). *50 clásicos espirituales: la sabiduría eterna de 50 grandes libros sobre descubrimiento interior, iluminación y propósito vital*. Barcelona, España: Amat].

Cardella, C., *et al.* (2001). «Permanent Changes in the Physico-Chemical Properties of Water Following Exposure to Resonant Circuits». *Journal of Scientific Exploration*, 15 (4), 501-518.

Chaplin, Martin. «Water Structure and Science». www.lsbu.ac.uk/water.

Cialdini, R. B., *et al.* (1997). «Reinterpreting the Empathy-Altruism Relationship: When One into One Equals Oneness». *Journal of Personality and Social Psychology*, 73 (93), 481-494.

Clark, R. (2010). *Changed in a Moment*. Mechanicsburg (Pensilvania), EUA: Apostolic Network of Global Awakening.

Clodi, M., *et al.* (2008). «Oxytocin Alleviates the Neuroendocrine and Cytokine Response to Bacterial Endotoxin in Healthy Men». *American Journal of Physiology —Endocrinology and Metabolism*, 295: W686-91.

Coruh, B., *et al.* (2005). «Does Religious Activity Improve Health Outcomes? A Critical Review of the Recent Literature». *Explore*, 1 (3), 186-191.

Course in Miracles, A. (1985). Londres, RU: Arksana. [En español: *Un curso de milagros*, 4.ª ed. (2007). Mill Valley (California), EUA: Foundation for Inner Peace].

Crisis Group (20 de febrero de 2008). «Sri Lanka's Return to War: Limiting the Damage». *Asia Report*, 146. http://www.refworld.org/pdfid/47bc2e5c2.pdf.

Crone, N. E., *et al.* (2006). «High-Frequency Gamma Oscillations and Human Brain Mapping with Electrocorticography». *Progress in Brain Research*, 159, 275-295.

Davidson, R. J. y Harrington, A. (2002). *Visions of Compassion: Western Scientists and Tibetan Buddhists Examine Human Nature*. Nueva York, EUA: Oxford University Press.

Davis-Floyd, R. «Research Paper on Rituals», no publicado, citando a d'Aquili, E. G. *et al.* (1979). *The Spectrum of Ritual: A Biogenetic Structural Analysis*. Nueva York, EUA: Columbia University Press.

Del Giudice, E., *et al.* (1988). «Water as a Free Electric Dipole Laser». *Physical Review Letters*, 61 (9), 1085-1088.

Denizeau, L. (2011). «Soirées miracles et guérisons». *Ethnologies*, 33 (1), 75-93.

Dienstfrey, H. (1999). «Disclosure and Health: An Interview with James W. Pennebaker». *Advances in Mind-Body Medicine*, 15 (3), 161-163.

Dillbeck, M. C. *et al.* (1981). «The Transcendental Meditation Program and Crime Rate Change in a Sample of 48 Cities». *Journal of Crime and Justice*, 4, 25-45.

Dossey, L. (2008). «Healing Research: What We Know and Don't Know». *Explore*, 4 (6), 341-352.

Durkheim, E. (1915). *Les Formes Élémentaires de la Vie Religieuse*. París, Francia: Alcan.

Easterling, D., y Foy, C. G. (2006). «Social Capital Community Benchmark Report». Winston-Salem (Carolina del Norte), EUA: Wake Forest University School of Medicine, Department of Social Sciences & Health Policy.

Ehrenreich, Barbara. (2007). *Dancing in the Streets: A History of Collective Joy*. Londres, RU: Granta Books.

Eicher, D. J., y Springer, S. C. (1999). «Effects of a Prayer Circle on a Moribund Premature Infant». *Alternative Therapies in Health and Medicine*, 5 (3), 115-120.

Emoto, Masaru (2005). *The Hidden Messages in Water*. Nueva York, EUA: Atria. [En español: (2003). *Mensajes del agua: la belleza oculta del agua* (11.ª ed.). Barcelona, España: La Liebre de Marzo].

Feather, Robert (2006). *The Secret Initiation of Jesus at Qumran: The Essene Mysteries of John the Baptist*. Londres, RU: Watkins Publishing.

Filho, E. (2015). «The Juggling Paradigm: A Novel Social Neuroscience Approach to Identify Neuropsychophysiological Markers of Team Mental Models». *Frontiers in Psychology*, 8, 799.

Fischer, R., *et al.* (2014). «The Fire-Walker's High: Affect and Physiological Responses in an Extreme Collective Ritual». *PLoS One*, 9 (2), e88355.

Fjorback, L. O. y Walach, H. (2012). «Meditation Based Therapies —A Systematic Review and Some Critical Observations». *Religions*, 3, 1-18.

Francomano, C. A. y Jonas, W. B. (17 y 18 de abril de 2002). «Proceedings: Measuring the Human Energy Field: State of the Science». Editado por Ronald A. Chez. The Gerontology Research Center, National Institute of Aging, National Institutes of Health. Baltimore (Maryland), EUA.

Fredrickson, B. L. *et al.* (2013). «A Functional Genomic Perspective on Human Well-Being». *Proceedings of the National Academy of Science*, 110 (33), 13684-13689.

Full, G. E., *et al.* (2013). «Meditation-Induced Changes in Perception: An Interview Study with Expert Meditators (Sotapannas) in Burma». *Mindfulness*, 4 (1), 55-63.

Gallese, V., *et al.* (1996). «Action Recognition in the Premotor Cortex». *Brain*, 119 (2), 593-609.

Gauthier, F. (2011). «Les HeeBeeGeeBee Healers au Festival Burning Man. Trois Récits de Guérison». *Ethnologies*, 33 (1), 191-217.

Glik, D. C. (1988). «Symbolic, Ritual and Social Dynamics of Spiritual Healing». *Social Science & Medicine,* 27 (11), 1197-1206.

—— (1986). «Psychosocial Wellness among Spiritual Healing Participants». *Social Science and Medicine*, 22 (5), 579-586.

Grad, B. (1967). «The "Laying on of Hands": Implications for Psychotherapy, Gentling and the Placebo Effect». *Journal of the Society for Psychical Research*, 61 (4), 286-305.

—— (1979). «Dimensions in "Some Biological Effects of the Laying on of Hands" and Their Implications». En Herbert Arthur Otto y James William Knight (eds.). *Dimension in Wholistic Healing: New Frontiers in the Treatment of the Whole Person*. Chicago (Illinois), EUA: Nelson-Hall.

—— (1963). «A Telekinetic Effect on Plant Growth». *International Journal of Parapsychology*, 5, 117-133.

Greeley, Andrew M. (1974). *Ecstasy: A Way of Knowing*. Englewood Cliffs (Nueva Jersey), EUA: Prentice Hall.

—— (1975). *The Sociology of the Paranormal*. Beverly Hills (California), EUA: Sage Publications, tal como aparece citado en Levin, J. y Steele, L. (2005). «The Transcendent Experience: Conceptual, Theoretical, and Epidemiologic Perspectives». *Explore*, 1 (2), 89-101.

Hagelin, J. *et al.* (1999). «Effects of Group Practice of the Transcendental Meditation Program on Preventing Violent Crime in Washington, DC: Results of the National Demonstration Project, June-July 1993». *Social Indicators Research*, 47 (2), 153-201.

Haidt, J. *et al.* (junio de 2008). «Hive Psychology, Happiness, and Public Policy». *Journal of Legal Studies*, 37 (S2), S133-S156.

Hall, Manly P. (2003). *The Secret Teachings of All Ages: An Encyclopedia Outline of Masonic, Hermetic, Qabbalistic and Rosicrucian Symbolical Philosophy.* Nueva York, EUA: Tarcher/Penguin.

Hamilton, David R. (2010). *Why Kindness Is Good for You.* Londres, RU: Hay House.

Harris, G. (2005). «Healing in Feminist Wicca». En Linda L. Barnes y Susan Starr Sered (eds.). *Religion and Healing in America.* Nueva York, EUA: Oxford University Press, 258-261.

Hart, C. y Hong, S. (2013). «Trajectories of Volunteering and Self-Esteem in Later Life: Does Wealth Matter?», *Research on Aging*, 35 (5), 571-590.

Harung, H. S. y Travis, F. (2012). «Higher Mind-Brain Development in Successful Leaders: Testing a Unified Theory of Performance». *Cognitive Processing*, 113 (2), 171-181.

Heaton, D. P. y Travis, F. (2013). «Consciousness, Empathy, and the Brain». En Kathryn Pavlovich y Keiko Krahnke (eds.) *Organizing Through Empathy.* Oxford, RU: Routledge.

Hinds, Arthur. *The Complete Sayings of Jesus.* Londres, RU: Forgotten Books. Republicado en 2008.

Holy Bible: The Authorized King James Version with Apocrypha. (2008). Oxford University Press.

http://teilhard.global-mind.org/intention.110911-18.html.

http://www.studylight.org/commentaries.

Hubbard, Bryan (2014). *The Untrue Story of You.* Londres, RU: Hay House.

Hummer, R. *et al.* (1999). «Religious Involvement and U.S. Adult Mortality». *Demography*, 36, 273-285.

Hutcherson, C. *et al.* (octubre de 2008). «Loving-Kindness Meditation Increases Social Connectedness». *Emotions*, 720-728.

Hutcherson, C. A. *et al.* (2015). «The Neural Correlates of Social Connection». *Cognitive, Affective, and Behavioral Neuroscience*, 15 (1), 1-14.

Jahn, R. G., *et al.* (1997). «Correlations of Random Binary Sequences with Pre-stated Operator Intention: A Review of a 12-Year Program». *Journal of Scientific Exploration*, 11 (3), 345-367.

James, William (1902). *The Varieties of Religious Experience: A Study in Human Nature.* Nueva York, EUA: Longmans, Green and Co. [En español: (2015). *Las variedades de la experiencia religiosa: estudio de la naturaleza humana.* Villaviciosa de Odón (Madrid), España: Equipo Difusor del Libro].

Jamieson, R., *et al.* (2017). *Commentary Critical and Explanatory on the Whole Bible: The New Testament: From Matthew to Second Corinthians.* Volumen 3. Charleston (Carolina del Sur), EUA: CreateSpace.

Jantos, M. y Kiat, H. (2007). «Prayer as Medicine: How Much Have We Learned?». *Medical Journal of Australia*, 186, suplemento 10, S51-53.

Jonas, W. B. y Crawford, C. C. (2003). *Healing Intention and Energy Medicine: Science, Research Methods and Clinical Implications*. Londres, RU: Churchill Livingston.

Kaptchuk, T. J. (2011). «Placebo Studies and Ritual Theory: A Comparative Analysis of Navajo, Acupuncture and Biomedical Healing». *Philosophical Transactions of the Royal Society B*, 366, 1849-1858.

Kark, J. D., *et al.* (1996). «Does Religious Observance Promote Health? Mortality in Secular vs Religious Kibbutzim in Israel». *American Journal of Public Health*, 86, 341-346.

Kast, E. C. (1967). «Attenuation of Anticipation: A Therapeutic Use of Lysergic Acid Diethylamide». *Psychiatry Quarterly*, 41, 646-657.

Keltner, Dacher. (2009). *Born to Be Good: The Science of a Meaningful Life*. Nueva York, EUA: W. W. Norton.

Kirlian, S. D. y Kirlian, V. K. (1964). «Photography and Visual Observation by Means of High-Frequency Currents». *Journal of Scientific and Applied Photography*, 6, 397-403.

Koenig, H. G., et al. (1998). «The Relationship between Religious Activities and Blood Pressure in Older Adults». *International Journal of Psychiatry in Medicine*, 28, 189-213.

Koenig, H. G. *et al.* (1997). «Attendance at Religious Services, Interleukin-6, and Other Biological Parameters of Immune Function in Older Adults». *International Journal of Psychiatry in Medicine*, 27, 233-250.

—— (1998). «Religious Coping and Health Status in Medically Ill Hospitalized Older Adults». *Journal of Nervous and Mental Disease*, 186, 513-521.

Koenig, Harold G. (1999). *The Healing Power of Faith: How Belief and Prayer Can Help You Triumph Over Disease*. Nueva York, EUA: Simon & Schuster.

—— (2008). *Medicine, Religion and Health: Where Science and Spirituality Meet*. Conshohocken (Pensilvania), EUA: Templeton Press.

Koenig, H. G. y Larson, D. B. (1998). «Use of Hospital Services, Religious Attendance, and Religious Affiliation». *Southern Medical Journal*, 91, 925-932.

Koenig, H. G. y Al Shohaib, S. (2014). *Health and Well-Being in Islamic Societies: Background, Research, and Applications*. Suiza: Springer International Publishing.

Kok, B. E. y Fredrickson, B. L. (2010). «Upward Spirals of the Heart: Autonomic Flexibility, as Indexed by Vagal Tone, Reciprocally and Prospectively Predicts Positive Emotions and Social Connectedness». *Biological Psychology*, 85 (3), 432-436.

Kolmakow, S. *et al.* (1999). «Gas Discharge Visualisation Technique and Spectrophotometry in Detection of Field Effects». Mechanisms of Adaptive Behavior, resúmenes del Simposio Internacional de San Petersburgo (Rusia).

Konikiewicz, L. W. y Griff, L. C. (1982). *Bioelectrography –A New Method for Detecting Cancer and Body Physiology*. Harrisburg (Pensilvania), EUA: Leonard's Associates Press.

Korotkov, K. (1998). «Stress Diagnosis and Monitoring with New Computerized "Crown-TV" Device». *Journal of Pathophysiology*, 5, 227.

—— (1999). *Aura and Consciousness –New Stage of Scientific Understanding*. San Petersburgo, Rusia: División de San Petersburgo del Ministerio de Cultura Ruso, Unidad de Publicaciones Estatales «Kultura».

—— (2002). *Human Energy Field: Study with GDV Bioelectrography*. Paramus (Nueva Jersey), EUA: Backbone Publishing.

—— (1998). «New Conceptual Approach to Early Cancer Detection», *Mind and Physical Reality* (en ruso), 3 (1), 51-58; (2003). «Aura and Consciousness». *Journal of Alternative and Complementary Medicine*, 9 (1), 25-37.

—— (2014). «Experimental Research of Human Body Activity after Death». Universidad Federal de San Petersburgo SPITMO (San Petersburgo, Rusia).

—— (2015). «Science of Measuring Energy Fields: A Revolutionary Technique to Visualize Energy Fields of Humans and Nature». En Paul Rosch (ed.) *Bioelectromagnetic and Subtle Energy Medicine*. Boca Ratón (Florida), EUA: CRC Press.

—— (2015). «Electrophotonic Analysis of Complex Parameters of the Environment and Psycho-Emotional State of a Person». *WISE Journal*, 4 (3), 49-56.

Korotkov, K., *et al.* (2004). «Assessing Biophysical Energy Transfer Mechanisms in Living Systems: The Basis of Life Processes». *Journal of Alternative and Complementary Medicine*, 10 (1), 49-57.

—— (2004). «The Research of the Time Dynamics of the Gas Discharge Around Drops of Liquid». *Journal of Applied Physics*, 95, 7, 3334-3338.

Koss-Chioino, J. (2013). «Spiritual Transformation and Healing: Is Altruism Integral?». En Douglas A. Vakoch (ed.). *Altruism in Cross-Cultural Perspective*. Nueva York, EUA: Springer.

Kuldeep K., *et al.* (2016). «Effect of Yoga Based Techniques on Stress and Health Indices Using Electro Photonic Imaging Technique in Managers». *Journal of Ayurveda and Integrative Medicine*, 7, 119-123.

Kunkolienker, Kamaladevi R. (10 a 15 de agosto de 1998). «From "Mind" to "Supermind": A Statement of Aurobindonian Approach». The Paideia Project On-line, Twentieth World Congress of Philosophy. Boston (Massachusetts), EUA: https://www.bu.edu/wcp/Papers/Mind/MindKunk.htm.

Leiberg, S. *et al.* (2011). «Short-Term Compassion Training Increases Prosocial Behavior in a Newly Developed Prosocial Game». *PLoS One*, 6 (3), DOI: 10.1371/journal.pone.0017798.

Levin, J. (1996). «How Prayer Heals: A Theoretical Model». *Alternative Therapies in Health and Medicine*, 2 (1), 66-73.

— (2003). «Spiritual Determinants of Health and Healing: An Epidemiologic Perspective on Salutogenic Mechanisms». *Alternative Therapies*, 9 (6), 48-57.

— (2008). «Esoteric Healing Traditions: A Conceptual Overview». *Explore*, 4 (2), 101-12.

— (2008). «Bioenergy Healing: A Theoretical Model and Case Series». *Explore*, 4 (3), 201-209.

— (2009). «How Faith Heals: A Theoretical Model». *Explore*, 5 (2), 77-96.

Levin, J. S. y Vanderpool, H. Y. (1987). «Is Frequent Religious Attendance Really Conducive to Better Health? Toward an Epidemiology of Religion». *Social Science & Medicine*, 24 (7), 589-600.

Levin, J. y Steele, L. (2005). «The Transcendent Experience: Conceptual, Theoretical, and Epidemiologic Perspectives». *Explore*, 1 (2), 89-101.

— (2001). «On the Epidemiology of "Mysterious" Phenomena». *Alternative Therapies in Health and Medicine*, 7 (1), 64-66.

Lewis, H. Spencer (2006). *The Mystical Life of Jesus*. San José (California), EUA: Grand Lodge of the English Language Jurisdiction, AMORC.

— (2006). *The Secret Doctrines of Jesus*. San José (California), EUA: Grand Lodge of the English Language Jurisdiction, AMORC.

Lindenberger, U., *et al.* (2009). «Brains Swinging in Concert: Cortical Phase Synchronization While Playing Guitar». *BMC Neuroscience*, 10, 22, DOI: 10.1186/1471-2202-10-22.

Livingston, K. (2005). «Religious Practice, Brain, and Belief». *Journal of Cognition and Culture*, 5, 1-2.

Luks, A. (octubre de 1988). «Helper's High: Volunteering Makes People Feel Good, Physically and Emotionally». *Psychology Today*.

Lutz, A. *et al.* (2004). «Long-Term Meditators Self-Induce High-Amplitude Gamma Synchrony during Mental Practice». *Proceedings of the National Academy of Science*, 101 (46), 16369-16373.

—— (2008). «Attention Regulation and Monitoring in Meditation». *Trends in Cognitive Sciences*, 12 (4), 163-169.

—— (2008). «Regulation of the Neural Circuitry of Emotion by Compassion Meditation: Effects of Meditative Expertise». *PLoS One*, 3 (3).

Maslow, Abraham H. (2014). *Religions, Values, and Peak-Experiences*. Stellar Books.

McDonough-Means, Sharon I. *et al.* (2004). «Fostering a Healing Presence and Investigating Its Mediators». *Journal of Alternative and Complementary Medicine*, 10, suplemento 1, S25-41.

McTaggart, Lynne (2002). *The Field: The Quest for the Secret Force of the Universe*. Nueva York, EUA: HarperCollins. [En español: (2013). *El campo: en busca de la fuerza secreta que mueve el universo* (4.ª ed.). Málaga, España: Sirio].

—— (2007). *The Intention Experiment: Using Your Thoughts to Change Your Life and the World*. Nueva York, EUA: Free Press. [En español: (2014). *El experimento de la intención: cómo cambiar tu vida y cambiar el mundo con el poder del pensamiento*. Málaga, España: Sirio].

—— (2011). *The Bond: Connecting Through the Space Between Us*. Nueva York, EUA: Free Press. [En español: (2011). *El vínculo: la conexión existente entre nosotros*. Málaga, España: Sirio].

Meintel, D. y Mossière, G. (2011). «Reflections on Healing Rituals, Practices and Discourse in Contemporary Religious Groups». *Ethnologies*, 33 (1), 19-32.

Meyer, Marvin Wayne (1987). *The Ancient Mysteries: A Sourcebook of Sacred Texts*. Nueva York, EUA: HarperCollins.

Moll, J., *et al.* (2006). «Human Fronto-Mesolimbic Networks Guide Decisions about Charitable Donation». *Proceedings of the National Academy of Sciences*, 103 (42), 15623-15628.

Monroe, Kristen Renwick. (1996). *The Heart of Altruism: Perceptions of a Common Humanity*. Princeton (Nueva Jersey), EUA: Princeton University Press.

Montagnier, L., *et al.* (2011). «DNA Waves and Water». *Journal of Physics: Conference Series*, 306 (1), 012007.

—— (2015). «Transduction of DNA Information through Water and Electromagnetic Waves». *Electromagnetic Biology and Medicine*, 34 (2), 106-112.

—— (2009). «Electromagnetic Signals Are Produced by Aqueous Nanostructures Derived from Bacterial DNA Sequences». *Interdisciplinary Sciences: Computational Life Sciences*, 1, 81-90.

Mor, N. y Winquist, J. (2002). «Self-Focused Attention and Negative Affect: A Meta-Analysis». *Psychological Bulletin*, 128 (4), 638-662.

Müller, V., *et al.* (2013). «Intra- and Inter-Brain Synchronization during Musical Improvisation on the Guitar». *PLoS One*, 8 (9), e73852.

Nash, Carroll B. (1984). «Test of Psychokinetic Control of Bacterial Mutation». *Journal of the American Society for Psychical Research*, 78 (2), 145-152.

Newberg, Andrew (2006). *Why We Believe What We Believe: Uncovering Our Biological Need for Meaning, Spirituality, and Truth*. Nueva York, EUA: Free Press.

—— (2001). *Why God Won't Go Away*. Nueva York, EUA: Ballantine.

Newberg, A. y Waldman, M. R. (2016). *How Enlightenment Changes Your Brain: The New Science of Transformation*. Londres, RU: Hay House.

O'Laoire, S. (1997). «An Experimental Study of the Effects of Distant, Intercessory Prayer on Self-Esteem, Anxiety and Depression». *Alternative Therapies on Health and Medicine*, 3 (6), 19-53.

Ogilvie, Lloyd John (1976). *Drumbeat of Love: The Unlimited Power of the Spirit as Revealed in the Book of Acts*. Waco (Texas), EUA: Word Books.

Oliner, Samuel P. (2003). *Do Unto Others: How Altruism Inspires True Acts of Courage*. Boulder (Colorado), EUA: Westview Press.

Oloyede, Jonathan (sin fecha). *Seven Benefits of Praying Together*. Londres, RU: The Methodist Church in Britain. http://www.methodist.org.uk/media/646259/ddexplore-devotion-sevenbenefitsofprayingtogether-0912.pdf

Oman, D. y Reed, D. (1998). «Religion and Mortality among the Community-Dwelling Elderly». *American Journal of Public Health*, 88, 1469-1475.

Oman, D. *et al.* (1999). «Volunteerism and Mortality among the Community-Dwelling Elderly». *Journal of Health Psychology*, 4 (3), 301-316.

Orme-Johnson, W. *et al.* (1988). «International Peace Project in the Middle East: The Effects of the Maharishi Technology of the Unified Field». *Journal of Conflict Resolution*, 32, 776-812.

Panneck, J. (2015). «The Ritual Use of Ayahuasca: The Healing Effects of Symbolic and Mythological Participation». http://psypressuk.com/2015/01/16/theritual-use-of-ayahuasca-the-healing-effects-of-symbolic-and-mythologicalparticipation. Publicado originalmente en *Psychedelic Press Journal*.

Pearce, Joseph Chilton (2002). *The Biology of Transcendence: A Blueprint of the Human Spirit*. Rochester (Vermont), EUA: Park Street Press.

—— (2007). *The Death of Religion and the Rebirth of Spirit: A Return to the Intelligence of the Heart*. Rochester (Vermont), EUA: Park Street Press.

Pellimer, K., *et al.* (2010). «Environmental Volunteering and Health Outcomes over a 20-Year Period». *Gerontologist*, 50, 594-602.

Pennebaker, J. W. (1997). «Writing about Emotional Experiences as a Therapeutic Process». *Psychological Science*, 8, 162-166.

Pennebaker, J. W. y Francis, M. E. (1996). «Cognitive, Emotional, and Language Processes in Disclosure». *Cognition and Emotion*, 10 (6), 601-626.

Piliavin, J. A. y Sieg, E. (2007). «Health Benefits of Volunteering in the Wisconsin Longitudinal Study». *Journal of Health and Social Behavior*, 48 (4), 450-564.

Poole, Matthew (2015). *Annotations upon The Holy Bible: Wherein the Sacred Text Is Inserted, and Various Readings Annexed, Together with the Parallel Scriptures*. Welwyn (Hertfordshire), RU: Arkose Press.

Poulin, M. J. (2014). «Volunteering Predicts Health among Those Who Value Others: Two National Studies». *Health Psychology*, 33 (2), 120-129.

Poulin, M., *et al.* (2013). «Giving to Others and the Association between Stress and Mortality». *American Journal of Public Health*, 103 (9), 1649-1655.

Poulin, M. J. y Holman, E. A. (2013). «Helping Hands, Healthy Body? Oxytocin Receptor Gene and Prosocial Behavior Interact to Buffer the Association between Stress and Physical Health». *Hormones and Behavior*, 63 (3), 510-551.

Pyatnitsky, L. N. y Fonkin, V. A. (1995). «Human Consciousness Influence on Water Structure». *Journal of Scientific Exploration*, 9 (1), 89-105.

Radin, D. y Nelson, R. (1989). «Evidence for Consciousness-Related Anomalies in Random Physical Systems». *Foundations of Physics*, 19 (12), 1499-1514.

Radin, D. I., *et al.* (septiembre/octubre de 2006). «Double-Blind Test of the Effects of Distant Intention on Water Crystal Formation». *Explore*, 2 (5), 408-411.

—— (2008). «Water Crystal Replication Study». *Journal of Scientific Exploration*, 22 (4), 481-493.

Reddish, P. *et al.* (2013). «Let's Dance Together: Synchrony, Shared Intentionality and Cooperation». *PLos One*, 8 (8), DOI: 10.1371/journal.pone.0071182.

Rein, G. (1985). «Corona Discharge Photography of Human Breast Tumour Biopsies». *Acupuncture & Electro-Therapeutics Research*, 10, 305-308.

Ricard, Matthieu (2013). *Altruisim: The Power of Compassion to Change Yourself and the World*. Londres, RU: Atlantic Books.

Ricard, M. *et al.* (noviembre de 2014). «Mind of the Meditator». *Scientific American*, 39-45.

—— (noviembre de 2014). «Neuroscience Reveals the Secrets of Meditation's Benefits». *Scientific American*.

Roney-Dougal, S. M. y Solfvin, J. (2003). «Field Study of an Enhancement Effect on Lettuce Seeds –Replication Study». *Journal of Parapsychology*, 67 (2), 279-298.

—— (2002). «Field Study of Enhancement Effect on Lettuce Seeds: Their Germination Rate, Growth and Health». *Journal of the Society for Psychical Research*, 66, 129-143.

Roy, R. (28 de noviembre de 2004). «A Contemporary Materials Science View of the Structure of Water». Symposium on Living Systems / Materials Research, en Boston (Massachusetts), EUA.

Roy, R. *et al.* (2005). «The Structure of Liquid Water; Novel Insights from Materials Research; Potential Relevance to Homeopathy». *Material Research Innovations*, 9 (4), 1433-075X.

Saguaro Seminar: Civic Engagement in America (agosto de 2000). «Social Capital Community Benchmark Survey». Kennedy School of Government, Harvard University, https://www.hks.harvard.edu/saguaro/communitysurvey/docs/survey_instrument.pdf.

Sänger, J. *et al.* (2013). «Directionality in Hyperbrain Networks Discriminates Between Leaders and Followers in Guitar Duets». *Frontiers of Human Neuroscience*, 4 (7), 234.

Sasaki, S. *et al.* (1992). «Changes of Water Conductivity Induced by Non-Inductive Coil». *Society for Mind-Body Science*, 1, 23.

Sauer, S. *et al.* (2011). «Spirituality: An Overlooked Predictor of Placebo Effects?». *Philosophical Transactions of the Royal Society of London. Series B, Biological Sciences*, 366 (1572), 1838-1848.

Schlitz, M. y Braud, W. (1997). «Distant Intentionality and Healing: Assessing the Evidence». *Alternative Therapies in Health and Medicine*, 3 (6), 62-73.

Schlitz, M. y Lewis, N. (2002). «Directed Prayer & Conscious Intention: Demonstrating the Power of Distant Healing». En Mary Tagliaferri, Isaac Cohen y Debu Tripathy (eds.). *Breast Cancer Beyond Convention: The World's Foremost Authorities on Complementary and Alternative Medicine Offer Advice on Healing*. Nueva York, EUA: Atria Books.

Schlitz, M. y Amorok, T. (2005). *Consciousness & Healing: Integral Approaches to Mind-Body Medicine*. Atlanta (Georgia), EUA: Churchill Livingstone/Elsevier.

Schlitz, M. y La Berge, S. (1994). «Autonomic Detection of Remote Observation: Two Conceptual Replications». En D. Bierman (ed). *Proceedings of Presented Papers: 37th Annual Parapsychological Association Convention* [Ámsterdam]. Fairhaven (Massachusetts), EUA: Parapsychological Association, 465-478.

Schwartz, G. *et al.* (2001). «Accuracy and Replicability of Anomalous After-Death Communication Across Highly Skilled Mediums». *Journal of the Society for Psychical Research*, 65, 1-25.

—— «Effects of Distant Group Intention on the Growth of Seedlings». *Emerging Paradigms at the Frontiers of Consciousness and UFO Research*, en el 27.º Encuentro Anual de la Society of Scientific Exploration, del 25 al 28 de junio de 2008 en Boulder (Colorado), EUA.

—— (2011). «Consciousness, Spirituality and Post-Materialist Science: An Empirical and Experiential Approach». En Lisa J. Miller (ed.) *The Oxford Handbook of Psychology and Spirituality*. Nueva York, EUA: Oxford University Press.

Schwartz, S. y Dossey, L. (2010). «Nonlocality, Intention, and Observer Effects in Healing Studies: Laying a Foundation for the Future». *Explore*, 5 (5), 295-307.

Semikhina, L. P. y Kiselev, V. F. (1988). «Effect of Weak Magnetic Fields on the Properties of Water and Ice». *Soviet Physics Journal*, 31 (5), 351-354, traducido de Zabedenii (1988). *Fizika* (5), 13-17.

Seppala, E. (24 de julio de 2013). «Compassionate Mind, Healthy Body». *Greater Good: The Science of a Meaningful Life*.

Sicher, F. *et al.* (1998). «A Randomized Double-Blind Study of the Effect of Distant Healing in a Population with Advanced AIDS: Report of a Small Scale Study». *Western Journal of Medicine*, 168 (6), 356-363.

Siegel, Daniel J. (2007). *The Mindful Brain: Reflection and Attunement in the Cultivation of Well-Being*. Nueva York, EUA: W. W. Norton. [En español: (2010). *Cerebro y mindfulness: la reflexión y la atención plena para cultivar el bienestar*. Barcelona, España: Paidós Ibérica].

Simmonds-Moore, Christine (ed.) (2012). *Exceptional Experience and Health: Essays on Mind, Body and Human Potential*. Jefferson (Carolina del Norte), EUA: McFarland & Company.

Spurgeon, C. «The Church on Its Knees: Unleashing the Power of United Prayer», tal como se reproduce en http://www.keepbelieving.com/sermon/the-church-onits-knees-unleashing-the-power-of-united-prayer.

Stanley, E. (1999). «Liquid Water: A Very Complex Substance». *Pramana Journal of Physics*, 53 (1), 53-83.

Surowiecki, James (2004). *The Wisdom of Crowds: Why the Many Are Smarter Than the Few and How Collective Wisdom Shapes Business, Economies, Societies, and Nations*. Londres, RU: Abacus.

Szekely, Edmond Bordeaux, trad. (2002). *The Gospel of the Essenes: The Unknown Book of the Essenes/Lost Scrolls of the Essene Brotherhood*. Saffron Walden, RU: C. W. Daniel Co.

Tewari, S., *et al.* (2012). «Participation in Mass Gatherings Can Benefit Well-Being: Longitudinal and Control Data from a North Indian Hindu Pilgrimage Event». *PLoS One*, 7 (10), DOI: 10.1371/journal.pone.0047291.

Thaut, M. H., *et al.* (2005). «Temporal Entrainment of Cognitive Functions: Musical Mnemonics Induce Brain Plasticity and Oscillatory Synchrony in Neural Networks Underlying Memory». *Annals of the New York Academy of Sciences*, 1060, 243-254.

Thomas, Keith (1971). *Religion and the Decline of Magic*. Londres, RU: Penguin.

Tighe, Paul (18 de septiembre de 2008). «Sri Lanka Battles Tamil Rebels in Land, Air and Sea Attacks». Bloomberg.com: http://www.bloomberg.com/apps/news?pid=newsarchive&sid=aq0MUmQ01f6o/.

Tiller, W. *et al.* (2001). *Conscious Acts of Creation: The Emergence of a New Physics*. Walnut Creek (California), EUA: Pavior Publishing.

Tiller, W. A. y Dibble Jr, W. E. (2001). «New Experimental Data Revealing an Unexpected Dimension to Materials Science and Engineering». *Materials Research Innovations*, 5, 21-34.

Travis, F. (2014). «Transcendental Experiences during Meditation Practice». *Annals of New York Academy of Science: Advances in Meditation Research: Neuroscience and Clinical Applications*, 1307, 1-8.

Travis, F. y Shaw, J. (2010). «Focused Attention, Open Monitoring and Automatic Self-Transcending: Categories to Organize Meditations from Vedic, Buddhist and Chinese Traditions». *Consciousness and Cognition*, 19, 1110-1119.

Travis, F. *et al.* (2011). «Moral Development, Executive Functioning, Peak Experiences and Brain Patterns in Professional and Amateur Classical Musicians: Interpreted in Light of a Unified Theory of Performance». *Consciousness and Cognition*, 20 (4), 1256-1264.

Underhill, Evelyn (1912). *Mysticism: A Study in Nature and Development of Spiritual Consciousness*. Nueva York, EUA: E. P. Dutton.

Van Wijk, E. P. A. y Van Wijk, R. (2002). «The Development of a Bio-Sensor for the State of Consciousness in a Human Intentional Healing Ritual». *Journal of the International Society of Life Information Science (IS-LIS)*, 20 (2), 694-702.

Van Wijk, R. y Van Wijk, E. (2003). «The Search for a Biosensor as a Witness of a Human Laying on of Hands Ritual». *Alternative Therapies in Health and Medicine*, 9 (2), 48-55.

Van Willigen, M. (2000). «Differential Benefits of Volunteering Across the Life Course». *Journal of Gerontology Series B: Psychological Science and Social Science*, 55 (5), S308-18.

Williams, D. R. y Sternthal, M. J. (2007). «Spirituality, Religion and Health: Evidence and Research Directions». *Medical Journal of Australia*, suplemento 10, S47-50.

Wilson, H. (17 de febrero de 2011). «The Healing Stones: Why Was Stonehenge Built?». *BBC History*. http://www.bbc.co.uk/history/ancient/british_prehistory/healing_stones.shtml.

Wiltermuth, S. S. y Heath, C. (2009). «Synchrony and Cooperation». *Psychological Science*, 20 (1), 1-5.

Wootton, David (2015). *The Invention of Science: A New History of the Scientific Revolution*. Londres, UK: Penguin.

Yakovleva, E. G., *et al.* (2015). «Identifying Patients with Colon Neoplasias with Gas Discharge Visualization Technique». *Journal of Alternative and Complementary Medicine*, 21 (11), 720-724.

—— (2016). «Engineering Approach to Identifying Patients with Colon Tumors on the Basis of Electrophotonic Imaging Technique Data». *Open Biomedical Engineering Journal*, 2, 72-80.

ÍNDICE TEMÁTICO

SOBRE LA AUTORA

Lynne McTaggart, una de las principales autoridades en el ámbito de la nueva ciencia en relación con la conciencia, es autora galardonada de siete libros, incluidos los éxitos de ventas internacionales *El Experimento de la Intención* y *El campo*. También es cofundadora y directora editorial de *What Doctors Don't Tell You* (www.wddty.com), una de las revistas de salud más prestigiosas del mundo, y es la diseñadora del Experimento de la Intención (un «laboratorio mundial» con base en Internet). Conferenciante internacional muy solicitada, Lynne ha participado también en numerosos documentales, incluidos *What the Bleep?! Down the Rabbit Hole*, *I Am*, y *The Abundance Factor*, y aparece continuamente en la lista de las cien personas más influyentes del mundo en el ámbito de la espiritualidad. Lynne vive en Londres con su marido, Bryan Hubbard, autor y cofundador de *What Doctors Don't Tell You*. Tienen dos hijas adultas.

www.lynnemctaggart.com